国家卫生和计划生育委员会"十二五"规划教材

全国高等医药教材建设研究会"十二五"规划教材
全国高等学校教材

供卫生管理及相关专业用

卫生管理科研方法

Scientific Research Method of Health Service Management

U0285008

主　编　王　健

副主编　林建华　钱东福

编　者（以姓氏笔画为序）

王　健（山东大学）　　　　　张　俐（福建中医药大学）

刘洪庆（潍坊医学院）　　　　林建华（福建医科大学）

齐　英（哈尔滨医科大学）　　赵　莉（四川大学）

李晓枫（大连医科大学）　　　袁蓓蓓（北京大学）

李家伟（成都中医药大学）　　钱东福（南京医科大学）

李跃平（福建医科大学）　　　唐根富（安徽医科大学）

汪　胜（杭州师范大学）　　　蔡　乐（昆明医学院）

张　柠（首都医科大学）　　　黎燕宁（广西医科大学）

秘　书　李静静（山东大学）

人民卫生出版社

图书在版编目（CIP）数据

卫生管理科研方法/王健主编． —北京：人民卫生
出版社，2013.9

ISBN 978-7-117-17976-8

Ⅰ．①卫…　Ⅱ．①王…　Ⅲ．①卫生管理–研究方
法–医学院校–教材　Ⅳ．①R19-3

中国版本图书馆 CIP 数据核字（2013）第 203157 号

人卫智网	www.ipmph.com	医学教育、学术、考试、健康，
		购书智慧智能综合服务平台
人卫官网	www.pmph.com	人卫官方资讯发布平台

卫生管理科研方法

主　　编：王　健
出版发行：人民卫生出版社（中继线 010-59780011）
地　　址：北京市朝阳区潘家园南里 19 号
邮　　编：100021
E‑mail: pmph @ pmph.com
购书热线：010-59787592　010-59787584　010-65264830
印　　刷：三河市延风印装有限公司
经　　销：新华书店
开　　本：787×1092　1/16　印张：20　插页：8
字　　数：424 千字
版　　次：2013 年 9 月第 1 版　　2022 年 7 月第 1 版第 4 次印刷
标准书号：ISBN 978-7-117-17976-8
定价（含光盘）：48.00 元

打击盗版举报电话：010-59787491　E-mail：WQ @ pmph.com
（凡属印装质量问题请与本社市场营销中心联系退换）

全国高等学校卫生管理专业
第二轮规划教材修订说明

　　我国卫生管理专业创办于1985年，第一本卫生管理专业教材出版于1987年，时至今日已有26年的时间。随着我国卫生事业的快速发展，卫生管理专业人才队伍逐步壮大，卫生管理专业教材从无到有，从少到多。为适应我国卫生管理专业的发展和教学需要，人民卫生出版社于2005年2月出版了第1轮全国高等学校卫生管理专业规划教材，其中单独编写教材10种，与其他专业共用教材5种，共计15种。这套教材出版八年来，为我国卫生管理人才的培养，以及医疗卫生管理事业科学化、规范化管理做出了重要的贡献。

　　当前，随着我国医疗卫生体制改革的不断深入，国家对卫生管理专业人才的需求量增加，卫生管理专业有了日新月异的发展，知识更新越来越快速，专业设置越来越细化，使得第1轮的教材已不能适应目前国内卫生管理专业发展和人才培养的需要。2012年在原卫生部领导的支持和关心下，全国高等医药教材建设研究会、人民卫生出版社开始组织第二轮规划教材的编写工作。全国高等医药教材建设研究会在2011年9月成立了"第二届全国高等学校卫生管理专业教材评审委员会"，经过会上及会后的反复论证最终确定本次修订工作出版31种教材，并计划作为2013年秋季教材和2014年春季教材在全国出版发行。此次教材的修订工作是在贯彻党的十八大关于"深化教育领域综合改革"精神的背景下，在落实教育部、原卫生部联合下发的《关于实施临床医学教育综合改革的若干意见》的前提下，根据《国家医药卫生中长期人才发展规划（2011—2020年）》的任务要求，并结合国家卫生和计划生育委员会的总体要求，坚持"三基、五性、三特定"的原则，组织全国各大院校卫生管理专业的专家一起编写。

　　第二轮教材的修订工作从2012年7月开始，其修订和编写特点如下：

　　1. 教材编写修订工作是在教育部、国家卫生和计划生育委员会的领导和支持下，由全国高等医药教材建设研究会规划，卫生管理专业教材评审委员会审定，院士专家把关，全国各医学院校知名专家教授编写，人民卫生出版社高质量出版。

2. 教材编写修订工作是根据教育部培养目标、卫生管理部门行业要求、社会用人需求,在全国进行科学调研的基础上,借鉴国内外医学人才培养模式和教材建设经验,充分研究论证本专业人才素质要求、学科体系构成、课程体系设计和教材体系规划后,科学进行的。

3. 在全国广泛、深入调研基础上,总结和汲取了第一轮教材的编写经验和成果,尤其是对一些不足之处进行了大量的修改和完善,并在充分体现科学性、权威性的基础上,更考虑其全国范围的代表性和适用性。

4. 教材编写修订工作着力进行课程体系的优化改革和教材体系的建设创新——科学整合课程、淡化学科意识、实现整体优化、注重系统科学、保证点面结合。继续坚持"三基、五性、三特定"和"多级论证"的教材编写原则,以确保教材质量。

5. 教材内部各环节合理设置,含有丰富的内容和活跃的版式设计。包含章前案例、知识拓展、知识链接、本章小结、关键术语、习题、教学建议等,从多方面、多角度给予知识的讲授,促进知识的理解,深化内容的记忆。

6. 为适应教学资源的多样化,实现教材系列化、立体化建设,每种教材都配有配套光盘,方便老师教学和学生自主学习。

本轮卫生管理专业规划教材共计31种,全部为核心课程,单独编写教材,不再与其他专业共用。其中"管理基础课程部分"7种,"专业课程部分"20种,"选择性课程部分"4种。

本套教材所有31种书均为国家卫生和计划生育委员会"十二五"规划教材,计划于2013年秋季和2014年春季全部出版发行。

说明:2013年2月本套教材基本完稿,2013年3月"中华人民共和国卫生部"(简称"卫生部")更名为"中华人民共和国国家卫生和计划生育委员会"(简称"国家卫生和计生委")。本套教材的编委会已经考虑到此类问题,并把教材中相关名称作了修改,但是许多法规和文件还在沿用以前的名称,为了保持学术的严谨性,此类地方出现的名称不做修改。由于时间紧张,如有修改不到位的地方还请广大师生批评指正!

全国高等学校卫生管理专业
第二轮规划教材目录

书　名	版次	主　编
1. 管理学基础	第2版	冯占春　吕　军
2. 经济学原理		刘国恩　李　玲
3. 组织行为学	第2版	刘　毅
4. 公共事业管理概论		殷　俊
5. 公共关系学		王　悦
6. 人际沟通及礼仪		隋树杰
7. 公文写作与处理	第2版	邱心镜
8. 管理流行病学		毛宗福　姜　潮
9. 卫生管理统计及软件应用		贺　佳
10. 卫生管理运筹学	第2版	秦　侠
11. 卫生管理科研方法		王　健
12. 社会医学		卢祖洵　姜润生
13. 卫生事业管理学		张　亮　胡　志
14. 卫生服务营销管理	第2版	梁万年
15. 卫生经济学		孟庆跃
16. 卫生法学		黎东生
17. 医疗保障学	第2版	姚　岚　熊先军
18. 卫生政策学	第2版	郝　模
19. 药品管理学		张新平　刘兰茹
20. 卫生监督学	第2版	樊立华
21. 医院管理学	第2版	张鹭鹭　王　羽
22. 卫生保健伦理学		佟子林
23. 卫生财务管理		程　薇
24. 卫生人力资源管理		毛静馥
25. 卫生信息管理学	第2版	胡西厚
26. 卫生项目管理		王亚东
27. 卫生技术评估		陈　洁　于德志
28. 卫生应急管理		吴群红　杨维中
29. 国际卫生保健		马　进
30. 健康管理学		郭　清
31. 公共卫生概论		姜庆五

全国高等学校卫生管理专业
第二届教材评审委员会名单

顾 问
王陇德　文历阳　陈贤义

主任委员
张 亮

副主任委员
郝 模　孟庆跃　胡 志　杜 贤

委 员
（以姓氏笔画为序）

马 进　王 羽　王 悦　毛宗福　孔军辉
申俊龙　任 苒　杨 晋　李士雪　吴群红
邱鸿钟　张新平　张鹭鹭　高建民　郭 岩
郭 清　梁万年　景 琳　曾 诚

秘 书
王 静　戴薇薇

主编简介

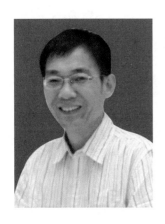

王　健

　　男，1966年8月出生，山东大学卫生管理与政策研究中心教授，博士生导师，研究方向为卫生经济学、卫生政策、应用微观经济学、医疗保险学。1995年6月至1997年5月菲律宾国立大学经济系获经济学硕士学位；1997年7月至2001年1月澳大利亚纽卡尔斯大学商学院获经济学博士学位；2001年2月至2004年6月北京大学中国经济研究中心博士后研究员、世界银行访问学者；2004年7月至2007年1月澳大利亚纽卡斯尔大学经济系讲师；2007年2月至今在山东大学任教授、博导。

　　担任中国健康2020公共政策专家（2008—2009年）；欧盟医疗保障项目中方顾问（2009年）；山东省卫生系统实施国家基本药物制度专家评估委员会委员（2011—2013年）；中山大学流动人口卫生政策研究中心顾问（2011—2012年）；中华医学百科全书《卫生经济学》分卷编委会委员；全国高等学校卫生管理专业第二轮规划教材《卫生管理科研方法》主编；中华预防医学杂志第十届通讯编委（2012年）；中国卫生政策研究杂志第二届编委（2012—2015年）。近年来承担的课题主要有挪威研究委员会资助的"使用者付费对中国乙肝疫苗覆盖率影响程度的研究"、教育部重大攻关项目——子项目"深化医药卫生体制改革研究"、卫生部"艾滋病和病毒性肝炎等重大传染病防治"专项"山东省乙型病毒性肝炎防治综合示范区规模化现场流行病学和干预研究"等重大科研项目。

副主编简介

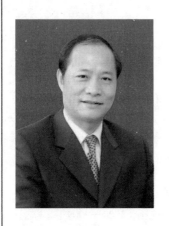

林建华

男，1955年9月出生，教授、主任医师，博（硕）士研究生导师，享受国务院政府特殊津贴。现任福建医科大学副校长、福建医科大学附属第一医院院长、福建省骨科研究所所长、省医学会副会长、省医学会骨科学分会主任委员等职务。担任中华医学会骨科学分会常务委员等10余个全国学会副主任委员、常委或委员以及《中华骨科杂志》等十余本国家级杂志副主编、常务编委、编委。

从事临床医疗、教学、科研工作30年，对骨肿瘤、脊柱外科疾病等有较深入的研究。近5年先后承担国家自然基金等各级各类科研项目10余项，发表论文150余篇，其中SCI收录18篇。主编（副主编）或参编 *Vasculature of Skin Flaps*、全国高等院校"十二五"国家规划教材、卫生部住院医师规范化培训规划教材《外科学》、全国高等院校"十一五"规划教材《外科学》（第7版）、《骨与软组织肿瘤学》、《医院安全与风险管理》等专著17本。获省卫生科技进步奖、省科技进步奖11项，其中省科技进步二等奖4项、三等奖3项。先后获"卫生部有突出贡献中青年专家"、"全国优秀医院院长"、"全国首届百名优秀医生"、"福州市劳动模范"、"福建省医德标兵"、"全国优秀科技工作者"、"福建省先进工作者"、"福建省杰出科技人才"等多项荣誉。

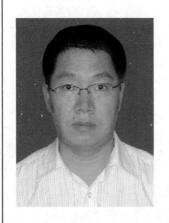

钱东福

男，1973年4月出生，副教授，南京医科大学医政学院副院长，硕士生导师，研究方向为卫生服务体系、卫生政策、卫生经济学评估、慢性病管理。兼任中华预防医学会卫生事业管理分会青年委员会成员；世界卫生体系协会成员；世界银行贷款/英国赠款卫XI项目江苏省技术指导专家组成员；江苏省卫生经济学会理事等。

近年来承担的课题主要有国家自然科学基金面上项目"医院和社区协作模式下慢性病医疗服务提供整合评估与改进策略研究"，教育部人文社科基金资助"城市医疗服务体系整合的协作服务效果研究：以江苏镇江市的试点为例"，卫生部资助"社区卫生服务发展背景下城市病人就医流向及其影响因素研究"，CMB（美国中华医学基金会）资助项目等共10余项课题。

前　言

卫生事业承担着预防控制疾病,促进全民身体健康的使命,是我国社会主义事业的重要组成部分。近年来,我国的卫生事业在不断探索中取得巨大的进步,围绕卫生事业及其发展规律进行的科研活动也取得了长足进步。

本教材根据科研方法的一般规律,在笔者们多年的教学和科研实践的基础上,整理出适用于卫生管理专业的科学研究方法。本教材所包含的十五章内容,从头到尾是系统衔接的关系,根据卫生管理科学研究工作的特点,紧密结合科研实际,对典型的科研方法和基本技能做了比较系统详细的介绍和说明,论述了有关卫生管理科研方法的实践和思维技巧,并结合实例阐述了科研工作的一些经验和教训,具有较强的实用性和引导性。

本教材的适用对象是社会医学与卫生事业管理、预防医学专业的本科生,也可以作为研究生的参考用书,以及各级各类卫生管理人员在职培训的教材。尤其是对于刚刚踏进科研大门的初学者,为他们尽快进入本专业领域的科研工作、开展科学研究提供了基本的科研方法和研究技巧,帮助他们尽快入门,并在今后的实际科研活动中学以致用。弗兰西斯·培根指出:"读史致明智,读诗致聪慧,演算致精密,哲理致深刻,伦理学致修养,逻辑修辞致善辩。"在此,笔者希望本书能为那些勇攀科研高峰的勇者登顶助一臂之力。

方法正确,事半功倍;方法错误,功亏一篑。正确的科学研究方法对科研工作成功与否起着至关重要的作用。望广大读者能够吸取前辈的经验教训,掌握正确的科研方法,抓住机遇早日取得成就。敏于思辨,成于方略。广大读者通过对本书的学习,能够更好地应用科研方法解决本领域的科研问题,增强在科研工作中的自觉性,减少盲目性,提高研究的效率,获得高质量的研究成果。

在撰写本书的过程中,笔者参考了一些国内外有关的文献,对参加本课程学习的本科生也提供了有益的建议。对在百忙之中参加本书撰写的作者们表示由衷的感谢。

　　限于笔者水平,本教材中难免有缺陷甚至错误,诚恳地希望业内同仁及使用本书的教师与同学提出宝贵意见,供再版时进一步修订和完善。

王　健

2013年5月

目 录

第一章 概 论

第二章 研究的理论要素

第三章 选题与立题

第四章 文献的检索

第五章 文献综述的撰写

第六章 研究标书的撰写

第七章 定性研究方法

第八章 定性资料整理与分析

第九章 定 量 研 究

第十章 问卷的设计与评估

第十一章 抽 样 方 法

第十二章 卫生统计方法在卫生管理科研中的应用

概　论

通过本章的学习,你应该能够:

掌握　卫生管理科研方法的概念、特点、分类;卫生管理科研的过程与步骤

熟悉　多学科交叉的卫生管理科学研究

了解　本科生学习科研方法的必要性

章前案例

认识一位天才的研究方法,对于科学的进步并不比发现本身所具有的用处更少,科学研究的方法经常是极富兴趣的部分。

—— [法] 拉普拉斯

探索自然科学的奥秘是一项艰苦而又光荣的事业,既无现成的答案可循,亦无平坦的大路可走,它需要研究者以坚定的信念、顽强的意志和不懈的努力去探索和追求;同时,这一项工作也要有正确的科研方法做指导,才能有效地进行。

科学研究是人类一种具有创造性的活动。方法问题是科研工作中的一个重要问题,事关科研工作的成效。方法正确,事半功倍;方法错误,事倍功半,甚至造成严重损失乃至失败。科研方法是历代科研工作者集体智慧的结晶,是从事科学研究及技术发明的有效工具。俄国生理学家巴浦洛夫(Pavlov,1849—1936年)曾指出:"初期研究的障碍,乃在于缺乏研究法。无怪乎人们常说,科学是随着研究法所获得的成就而前进的。研究法每前进一步,我们就更提高了一步,随之在我们面前也就开拓了一个充满着种种新鲜事物思维、更辽阔的远景。因此,我们头等重要的任务乃是制定研究法。"

科研方法属于科学认识的"软件",是科学认识活动中长期积累的、科学有效的研究方式、规则以及程序等。由于科学技术发展迅速,各个学科相互交叉、融合,导致各种新的理论不断被提出,诸多新的技术不断被应用,与之相适应的科研新方法也在不断被提炼。于是,科研方法因此而呈现出多元化的趋势。所以,适时地对科研方法进行归纳总结,对于科研工作具有重要的指导意义。

具体到卫生管理领域也不例外,正因为人们对卫生事业及其规律的研究探索从未停止,从而促使人类的卫生事业不断的发展。在对卫生事业及其规律的不断研究探索过程中,又形成了适用于卫生事业管理领域的科学研究方法。让我们在一起学习本章的过程中,深化对卫生管理科研方法的理解和掌握。

笔记

第一节 卫生管理科研方法的内涵

一、基本概念

1. 卫生事业管理（health service management） 是指政府卫生行政部门及有关行政部门根据卫生事业的规律和特点，将卫生资源进行优化配置、及时合理地提供给全体人民，并对维护和增进人民健康的组织体系、系统活动和社会措施进行管理。

2. 科研方法（scientific research method） 是从事科学研究所遵循的科学、有效的研究方式、规则及程序，也是广大科研工作者及科学理论工作者长期积累的智慧结晶，是从事科学研究的有效工具。在科学发展历程中，不同的历史阶段有着不同的科研方法。即使是在同一时代、同一学科中，不同的科学家及科研工作者所创立或应用的科研方法也不尽相同。科学发展和技术进步是科研方法形成的基础，而新的科研方法的创立，又使科研工作得以有效的进行，从而促进科学和技术的发展。

> **知识拓展**
>
> 就研究对象的层次而言，科研方法一般可分为三个层次，即哲学方法、一般方法和特殊方法。
>
> 第一个层次：哲学方法是指以哲学理论为基础，对各类事实材料进行处理的方法（包括自然科学、社会科学和思维科学），具有最普遍的指导意义，处于研究方法体系中的最高境界。与哲学方法密切相关的逻辑方法，是加工研究材料、论证科学问题等普遍适用于各门学科的具体思维工具，包括抽象与具体、归纳与演绎、分析与综合等分析方法。
>
> 第二个层次：一般方法是特殊方法的归纳与综合，它以哲学方法为指导，对各门学科研究具有较普遍的指导意义。如逻辑方法（包括抽象与具体、归纳与演绎、分析与综合等方法）、经验方法（包括观察、实验、类比、测量、统计等方法）、数理方法（包括数学、模拟、理想化和假说等方法）和现代方法（包括系统论、控制论和信息论等方法）等。一般方法是架设在哲学方法与特殊方法之间的纽带与桥梁，它是将各门学科中的特殊方法加以归纳和提炼，形成适用于诸多学科的一般的科研方法。一般方法吸纳了特殊方法中具有普遍意义的研究方式和手段，在促进自身发展的同时，又为哲学方法提供了有益思想和分析工具，使哲学的内容不断得到充实和提高。
>
> 第三个层次：特殊方法是指适用于某个领域、某类自然科学或社会科学的专门的研究方法。由于各门学科具有自身的研究对象和特点，因此其科研方法也就各有不用。如临床医学中的核磁共振成像监测法，生物学研究中的解剖方法，粒子物理中的核-核碰撞实验方法，仪器分析中的气象色谱-质谱联用法，固体物理中的X射线晶体衍射方法等。特殊方法是各门学科的研究者从事本专业科研工作的基本方法。

笔记

3. 卫生管理科研方法（health management and scientific research method） 是指在探索卫生事业与发展规律及在管理卫生事业活动的过程中所形成的科学研究方法。

二、特点

1. 专业性　卫生管理科研的研究对象是卫生事业及规律、卫生事业管理活动决定了其研究方法具有较强的专业性，既不同于临床医学的实验方法，也不同于理学的数量方法。

2. 复杂性　卫生管理本身属于社会学范畴，因此研究也并非同生物学一样为单因素的研究。在卫生管理研究中常常会从不同的侧面、不同的层次进行探讨，所涉及的因素和变量非常多，而且因素之间的相互关系错综复杂。加之卫生管理研究是以生物医学知识为基础，探讨与疾病及人的健康有关的社会心理因素，不仅包括政治、经济、文化等方面，而且涉及与疾病和健康相关的各个方面，因此由于卫生管理研究对象的复杂性和研究因素的多样性，需要综合运用各种研究方法。

3. 开放性　科研方法本身就是一个开放、发展的体系，它通过科研人员的灵活运用而贯穿于研究工作的全过程。时代在进步，科学在发展，科研方法也需要相应的改革与发展。科研方法的开放性主要表现在借鉴和传承上。在卫生管理领域，由于环境和政策的多变性，科研方法也应与时俱进，不断满足新的研究需求，不断促进科研方法的创新与发展。

三、分类

卫生管理领域的科学研究方法主要分为定性研究和定量研究，这两种研究方法都很科学实用，因此掌握两种研究方法，明确两种方法的优缺点，学会具体问题采用适当的方法具体分析，对于今后的学习和科研有着重要的意义。

1. 定性研究（qualitative research） 定性研究是探索性研究的一种主要方法。它依赖于研究者个人的直觉和哲学的思辨思想，然后根据主观经验判断，相应地提出一些看法，最终用演绎的方法对自己的设想进行验证的社会学研究方法。目前，在卫生事业管理的调查研究中，定性研究常被用来收集、得到可靠的第一手调查资料。

从数据收集和处理的方法来看，定性研究既可以充分采用访问、观察、案例研究和文本分析等传统资料收集方式，也可利用照片、录音、录像等比较先进的手段。在资料分析上，既可采用传统的编码方式也可利用现代化的定性分析软件。在卫生管理中，主要的定性研究方法有观察法、访谈法、专题小组讨论、选题小组讨论、文献分析、德尔菲法等。在卫生管理研究领域，定性研究方法越来越被广泛地使用，其科学性也得到了认可与肯定，同时对定性研究也有了一些新的探索和尝试，如SWOT分析法（SWOT analysis）、利益相关者分析法（stakeholder analysis）、循证政策分析（evidence-based policy analysis）、政策研究情景分析（scenario analysis）等。

2. 定量研究(study on measurement, quantitative research) 定量研究是指运用概率论以及统计学原理对社会中的一些现象的数量特征,数量关系和事物发展过程中的数量变化等方面进行的研究。定量研究这种客观描述事物及现象的研究方法,在卫生管理中亦被广泛地应用。在卫生管理领域,主要的定量研究方法有投入–产出分析预测法(input–output analysis)、关键路径/临床路径(clinical pathway)等。

知识链接

在实际的科研工作中,首先要明确研究目的和研究问题,针对不同的研究问题选择适当的研究方法。这里我们摘录了马歇尔(Marshall)和罗斯曼(Rossman)对研究目的和研究问题类型的分类(表1–1)。

表1–1 研究问题类型

研究目的	研究问题
探索性	·这里发生了什么?
·调查不易理解的现象	·在参与者有意义的构建中,显著的主题、
·识别/发现重要的变量	类型、类别是什么?
·产生假设以便将来研究	·这些类型的相互关联是什么?
解释性	·什么事件、信念、态度和政策在影响该
·解释问题中导致现象的作用力	现象?
·识别导致现象发生的可能因果关系	·这些力量是如何导致现象的产生?
批判性	
·发现占主导地位的论证(叙述)所依	关于人类属性、社会、现实、知识类型的
赖的内在假设和偏见	假设是什么?他们如何影响了对该现象的现
	有见解?这些见解正确吗?公平吗?
描述型	该现象发生过程中显著的行为、事件、信
·记录感兴趣的现象	仰、态度、结构和过程是什么?
行动导向	什么事件、信念、态度和政策在影响该现
·通过教育和调动卷入事件而又受事件	象?目标集团(需要帮助的人群)是如何看
影响的群众来改变现象	待该现象?他们如何改变该现象?
预测性	·该现象出现后将要发生什么?
·预测现象的结果	·谁会受到影响?
·预测现象导致的事件和行为	·以什么方式?

四、原则

1. 客观性原则 由科研方法的概念可以得出,科研方法是在科学研究的过程中对各种具体的研究方法进行归纳、演绎、分析和综合形成的研究范式、规则以及程序,是客观分析和总结规律而形成的产物。卫生管理领域的科研方法,亦是在研究卫生事业及其规律的过程中,对各种具体的研究方法进行客观整合而形成的。

2. 条件性原则　针对不同的研究问题,选择不同的研究方法。在卫生管理中定性研究的开展主要采用非概率抽样方法,根据某一研究目的,寻找具有某种特征的小样本目标人群进行调查。它是一个发现问题的过程,主要回答事件"为什么"会发生的问题,常常用于制定假设或是确定研究中应包括的变量,对潜在的理由、信念、动机和行为求得一个定型的理解。在实际操作中,如果面临的研究问题是信念、动机、态度和想法等问题时,则根据这些现象自身的性质条件使用定性研究。而当研究问题面临的一些现象具有鲜明的数量特征,且数量关系与此种现象有关联时,则考虑使用定量研究来定义问题或寻求处理问题的途径。

3. 综合性原则　在实际的卫生管理科研过程中,学者们对两种方法经历反复研究、总结和理性分析后,两种方法的结合成为研究方法运用的趋势。例如,美国著名社会学家艾尔·巴比认为,深入的定性研究结果,通常可以借助一些数字化的检验来确认。例如,当希尔费曼(David Silverman)想比较病人分别在私人诊所和国家卫生部门(National Health Service, NHS)接受癌症治疗的效果时,他的做法便是深入分析医生与病人的互动,希尔费曼以定性观察为基础的数据资料,以及他对情况的深入了解,都使得他能够采取更适当的定量分析,这个例子进一步显示了社会研究中方法结合的特殊力量。定性与定量分析的结合特别具有潜力。

五、作用

作为卫生管理领域的科研方法,其作用在于能够引导科研工作者沿着正确的方向从事相关的科研活动而不至于误入歧途。作为科研者个人,一旦掌握了正确的科研方法,才能提高科研工作的效率。

1. 决定科研的成败　正确的科研方法对科研工作的成功起着至关重要的作用,它是构建卫生管理知识体系必不可少的要素,而且能够扩展和深化人们对卫生事业及规律、卫生事业管理活动的认知能力和辨识水平。正确的科研方法,不仅可以确保正确的研究方向,节省科研经费、时间,而且可以促进本学科研究发现的进程。错误的研究方法,则往往会导致谬论,阻碍本学科的发展进程。可以说,科研方法贯穿于科研工作的始终,对科研工作的重要性不言而喻。

2. 关系学科的进程　科研方法在一定程度上决定着研究者能否在科研工作中取得创新的成就,在科学史上相应的事例不胜枚举。在卫生管理研究的发展过程中,各国的专家和学者都在不断尝试将其他相关社会学领域内的研究方法运用于卫生管理这个特殊的领域,并且他们也不断地探索着能够反映出更深层次的问题,得到更有价值的结果,为政府决策以及政策的制定提供更为合理、科学的依据。因此,也促进卫生管理科研方法的不断创新与发展。卫生管理发展至今,也涌现出越来越多更为实用的、科学的研究方法。

六、本科生学习卫生管理科研方法的重要性

本科生在校学习阶段,学习方式正处在由教师传授为主到自我学习为主的转化阶段,该阶段主要以知识学习为目的。在此阶段,要求本科生能够逐渐获得探索世界、独立解决问题的能力。学习科研方法,能够给本科生提供一些非常必要的研究方法和基本技能,为本科生尽快了解科研工作进程及今后从事科研工作做好方法上的准备。

作为卫生管理专业的本科生,要注意在学习专业知识的同时,多注意观察,包括直接观察(凭借人的感官感知事物)和间接观察(借助方法技术对事物进行考察),以及总结前人从事本学科科学研究所采用的成功方法。在本科学习阶段,要尽量多的参加相关的课外科学活动,从中寻找到提高自己本学科科研能力的结合点。对于有志在科研方面发展的本科生而言,应当尽早为自己定好位,从大学初始阶段就要设计并把握好未来的科研之旅。

第二节　卫生管理科研的过程与步骤

"在世界的进步中,起作用的不是我们的才能,而是我们如何运用才能。"

—— [美]罗伯逊

科学研究是一个探索性的艰苦劳动,也是一段复杂的实践过程和认识过程。科研最大的特点在于创新,科研过程绝不拘泥于固定不变的步骤。在一般情况下,科研过程往往在大的方面包括几个互相衔接的环节,由此构成科研的基本过程。

任何类型的科学研究都必须经过一个规范的科研过程。期间需历经诸如发现问题、梳理问题、确定选题、定义概念、抽取变量、构建理论、测量指标、收集数据、分析讨论、获得结论等科研过程。科研过程是由上述一些相对固定的环节所组成,这些环节一般称为科研步骤。由科研过程阐述可知,科研过程具有基本的环节和步骤。实际上,科学研究没有绝对的起点,也没有绝对的终点。具体的科研工作可以从科研基本过程当中的任何一点(环节或步骤)开始,亦可在任何一点结束。科学的基本过程只是说明了科学研究中一般的、共同的步骤,即科学研究必经的几个步骤或阶段。然而,科研中的各项具体研究并不一定与基本过程相一致,也并非一定要经历一个完整的研究过程。例如,有些研究课题仅仅停留在理论探索阶段,这些研究主要致力于探讨和澄清一些理论方面的概念;再如,有些研究从观察入手,直接进行实验或实地调查,或者不直接去进行实验或实地调查,而是利用他人提供的实验数据、统计信息及文献资料进行分析和概括;等等。这类研究并非是不科学的,而恰恰反映出各种具体的科研过程中,因课题的研究任务和研究方式不同,其具体的科研步骤亦有所差异。一般的科学研究有10个流程,如图1-1所示。

在此,我们将卫生管理科学研究过程概括为选择研究课题、建立假设,设计研究方案,收集数据,整理分析数据和解释结果、撰写报告这五个步骤。

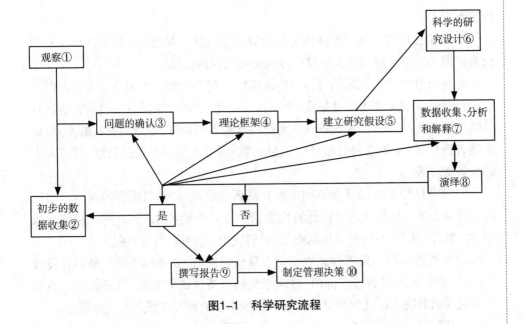

图1-1 科学研究流程

一、选择研究课题,建立假设

选定研究课题,需要经历下面的过程(图1-2)。

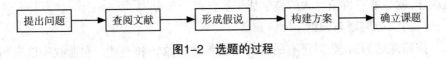

图1-2 选题的过程

(一)选择研究课题

选择研究课题是进行科研的第一步,决定着科研工作的方向,具有战略性和全局性特点。物理学家爱因斯坦说过:"提出一个问题往往比解决一个问题更重要。"因此,能否提出有创见、合适的科研课题,对于科研工作的顺利开展并获取有价值的成果至关重要。正确选题,需要在遵循一定的原则基础上,发现和界定研究问题。作者根据科研实践归纳、提炼出以下六大原则:

1. 需要性原则 在实际工作中发现的对人群健康状况影响最大的问题,即社会实践的需要;或是出现一些事实与现有理论之间有矛盾的问题,即科学发展的需要。需要性体现科学研究的目的。

2. 创新性原则 科学研究活动具有探索性质,是前人未做或未完成的而预期能出新成果的研究工作,体现了科研的价值。要使课题具有创造性应注意两点:一是要详尽占有资料,充分了解人们已做的同类研究,从中寻找空白点及薄弱环节,发现新问题;二是要有科学思维,要敢于冲破传统观念的束缚。科学创新需要怀疑精神,它是通向新理论的阶梯。目前,有关国家基金等纵向课题的申报,评价的关键指标之一就是课题是否具有创新性。

如何理解创新?其具体指标是什么?简言之,科研中提出的新概念、新方法、建立的新理论、新机制的发现,新技术等等都属于创新的范畴。并且,这种创新也有程度的高低之分。而是否有原创性工作,则是衡量科研成果水平高低的决定性因素。

3. 科学性原则　科学性体现了科学研究的根据。课题必须以客观事实和理论为依据。科学性原则是保证科研方向正确无误的前提。

4. 可行性原则　课题的可行性论证实际上就是判断一个课题是否有条件开展。再好的课题无法实施也是没有用的。可行性论证要从进行一项研究应该具备的主客观条件判断。客观条件主要指科学发展的程度、各方面资料的积累，调查能否进行等；主观条件是指研究人员的数量、专业知识及各种技能，有关人力的配备状况等。

5. 经济性原则　经济性原则是指在科研选题时，必须对课题的投入产出比进行经济分析，力求做到以较低的代价获得较高科研成果，努力使课题的投入（人力、物力、财力）与研究目标的产出（科研成果）达到恰当的平衡。

6. 发展性原则　发展性原则是指在科研选题时，要考虑该课题是否有发展前途，即课题是否具有推广价值、普遍意义和可持续的创造性，可否促进一系列相关问题的解决。以此为基础是否能够衍生出新的研究领域和相关新课题。

某项科研课题的完成，只是一个科研周期的结束。坚持发展性原则，就是要使该课题在完成之时，能够开辟出新的研究方向，或者衍生出诸多以之为基础的新课题。如此，课题组的研究工作才能愈做愈大，研究工作才能步步深入，待积累成熟，就会取得价值巨大的科学成果。

（二）文献整理与归纳

按照课题的需求，对已有的事实或资料进行收集和整理。对所收集的资料，要分门别类地登记、存档。对于那些待验证的资料，一方面要运用所学专业知识和理性思维对其进行分析和研究，去粗取精；另一方面若条件许可，应设计相关的实验对其进行检验，以确定所获资料的可信程度。经过文献整理和初步探索，明确课题研究的目的、意义和具体要求。

（三）提出研究假设

在获得关于研究对象大量、重要的感性材料和实验事实之后，首先要运用逻辑思维、形象思维、直觉思维等方法对其进行科学抽象，形成科学假说或提出技术设计；然后，对在研究过程中所发现的现象及其变化规律给出假设性的解释和说明，或对技术进行原理性的设计。这是从经验上升到理论、由感性上升到理性的飞跃阶段，也是方法改进和技术创新的关键阶段。该阶段的工作至关重要，直接决定了课题研究是否具有创新性。

（四）建立理论框架

理论框架是一项科研最直观的解释。通过理论框架的陈述，不仅可以对提出的研究假设进行理论证明，确定课题的指导思想和理论基础，而且可以保持研究方向的正确性、研究路线和思维的逻辑性。理论框架既要展现出已有的理论和实践支持，还应展现出该项研究的思维创新点。

知识拓展

根据研究内容或经费来源的不同,研究课题有着不同的分类方式。

一、一般分类

科研课题的一般分类有理论性研究课题、实验性研究课题和综合性研究课题三大类。

二、基本类型

科研课题的基本类型有基础性研究课题、应用性研究课题和发展性研究课题三大类,也可将其分为指令性课题和指导性课题两大类。

指令性课题是指各级政府主管部门考虑全局或本地区公共事业中迫切需要解决的科研问题,指定有关单位或专家必须在某一时段完成某一针对性很强的科研任务,这类课题具有行政命令性质,故称之为指令性课题。该类课题的经费额度较大,时效性强,但是要获得指令性课题,必须具有雄厚的研究实力。同时也具有一定的风险。如抗击非典(SARS)和禽流感(H5N1)疫苗和新药的研制开发、血吸虫病防治等课题。

指导性课题也称之为纵向课题,是指国家有关部门根据科学发展的需要,规划若干课题,通过引入竞争机制,采取公开招标方式落实项目。在招标中,实行自由申报,同时专家评议,择优资助。指导性课题申请者的职称要求副高以上,若有两名具有高级职称的同行专家推荐,副高以下职称者也可获得申报资格。指导性课题主要有国家自然科学基金、科技部专项计划课题、国际协作课题、政府管理部门科研基金、单位科研基金等。

三、特殊类型　科研课题的特殊类型是指针对某些特殊要求提出并确立的课题,如专项研究课题、委托课题、自选课题等。

二、设计研究方案

研究方案设计包含的内容很多,可归纳为技术路线、实施计划、资料整理与分析计划等三个方面。技术路线是对研究方案做出的统筹安排,使研究按计划、分步骤、有条不紊地进行,以保证课题科学、经济、可行;实施计划包括确定研究对象与范围、抽样方法及样本大小、研究工具的设计、资料收集方法、质量控制措施等;资料整理与分析计划包括设计分组、设计整理表、归组方法等。

三、收集数据

根据不同的科研类型,选择收集数据的可靠方式。卫生管理领域的科研多属于综合性课题,这就需要研究者在收集整理现有数据资料的基础上,收集通过研究工具所得到的数据。收集数据时要注意保证所收集数据的针对性、代表性、可靠性和完整性。

四、整理和分析数据

根据所掌握的专业知识,将收集到的数据(包括实验、观察或其他方式所得

笔记

到的结果）进行整理、归纳，然后根据数据特征（定量、定性）选择适当的研究方法，围绕研究假设进行数据的分析。

五、解释结果，撰写报告

将经过数据收集、整理和分析所得的科研成果，对研究假设进行验证，并针对相应的研究问题分别提出相关的政策建议，最后撰写成科研论文或书面报告等。

第三节 多学科交叉的卫生管理科研方法

卫生管理科学研究既运用了社会科学的研究方法，又充分运用了自然科学的研究方法，是多学科交叉的科学研究。在因地制宜，具体问题具体分析的基础上，合理科学的运用各种研究方法，不断地促进自身发展，使此领域的研究更具有实践意义和政策意义。

一、数学与卫生管理科学研究

数学作为数学思想的本源和认识的客体，它是研究现实世界空间形式和数量关系的一门科学。随着计算机技术、数据处理技术、数学建模技术等现代数学技术的发展，使得数学更具有威力和渗透力。现代数学技术不仅改变了数学研究方法、应用模式和学习方法等，更重要的是改变了数学的基本理论，产生了一项新的数学学科分支和方向，如运筹优化、数理统计等。其中，由于现代数学技术的出现，导致计算方法的研究空前活跃和兴盛，最终形成了一门以原来分散在数学各分支的计算方法为基础的新的数学分支，即计算数学。计算数学不仅设计、改进各种数值方法，同时还研究与这些设计方法有关的误差分析、收敛性、稳定性等问题，奠定了它在其他学科中的应用基础。

数学科学的一门重要的分支学科就是统计学（statistics），它是一门处理数据中变异性的科学与艺术，内容包括收集、分析、解释和表达数据，目的是求得可靠的结果。统计学中的统计描述、统计推断、调查设计等思维和方法学已经渗透到医学研究和卫生决策之中。卫生管理科研过程中，数据的收集、整理和分析以及调查工具的设计等，都离不开数理统计及其分析方法。

二、医学与卫生管理科学研究

当今世界医学领域最重要、最活跃、最前沿的新兴学科就是循证医学（evidence-based medicine，EBM）。循证医学的形成和发展对医学研究、临床实践、卫生事业决策管理产生了巨大的影响。循证医学短短二十几年时间发展至今，不仅仅成为一门关于如何遵循证据进行医学实践的科学，更发展为如何让遵循证据进行医疗卫生决策的学问，为各国摆脱医疗卫生服务的困境提供了新的出路。发展循证医学已成为21世纪世界各国提高医疗卫生服务质量的重要举措。

1999年英国政府白皮书《现代化政府》中写到：政策的制定应该是基于已有的最佳证据，而不是为了应对短期的外界压力；治标而非治本；看结果，而不只是

笔记

看采取了什么行动；应该是灵活、创新的，而不是封闭、官僚的对待民众，应该是促进依从，而非回避或欺骗。政府应该将政策的制定视作是一个连续的学习过程，而不是一系列的一次性行为。我们要加强对证据和研究的利用，以便更好的理解我们有待解决的问题。

循证医学思想应用到卫生管理领域就产生了循证政策分析这一定性研究方法。循证政策研究的内容主要包括：医疗卫生领域的相关法规和政策的制定、公共卫生策略的制定、卫生服务的组织和管理、医疗卫生技术的准入、医疗保险计划的制定、病人对服务项目的选择等一切与卫生事业相关的活动和行为。

在运用循证政策研究，进行政策制定的过程中，对科学证据的利用可分为三种情况。一是政策的制定完全基于科学证据，保证是无偏差的、客观的；二是证据告知（evidence informed），政策制定过程中，现有最好的科学证据都摆了出来，作为政策者重要的、但非唯一的参考，运作过程透明、诚实，政策制定者对使用了哪些证据，如何利用的，证据为什么被采纳，为什么没有被采纳，都有清晰、合理的解释；三是证据支持（evidence supported）。这种政策制定过程可谓是虚伪的，打着"循证"的旗号，有选择性的利用证据，只有支持自己观点的证据才会被考虑，用有偏的证据证明当前的决策是正确的。

知识拓展

循证医学（evidence-based medicine，EBM）

循证医学是20世纪90年代初兴起的一门新兴交叉学科，首次问世距今不过短短几十年时间，即风靡全世界，是当今世界医学领域最重要、最活跃、最前沿的新兴学科。《The Lancet》将其誉为医学实践领域的人类基因组计划，美国《The New York Times》将它称为80个震荡世界的伟大思想之一，《The Washington Post》称之为医学史上又一最杰出的成就。它的形成和发展对医学研究、临床实践、医学教育、卫生事业决策管理产生了巨大的影响。被誉为21世纪的临床医学。

循证医学即遵循证据的医学，是遵循最佳科学依据的医学实践过程。其核心思想是临床医生对患者的诊断和治疗基于当前可得的最佳研究证据，结合自己的临床实践经验和专业知识技能，并尊重患者的选择和意愿做出临床诊治决策，从而保证患者获得当前最好的治疗效果。

循证医学是最好的研究证据与医生的临床实践经验和患者的意愿三者之间的有机结合。最好的研究证据来源于医学基础研究成果、系统评价和产生于最少选择性偏倚、实施偏倚、测量性偏倚及减员偏倚的高质量临床随机对照试验；临床实践经验是指医生在对患者进行仔细的病史采集和认真的体格检查基础上，充分应用自己的专业知识及临床技能和经验，卓有成效地解决患者的问题；患者的意愿指患者为获得最好的医疗服务而恢复健康的期望、需求和选择。循证医学强调证据在临床决策中的重要性和必要性，但证据本身不是决策，它更加提倡的是个人的临床实践技能和实践与临床证据

笔记

的结合,在尊重患者意愿的前提下做出最佳诊治决策。忽视临床实践技能和经验的医生即使掌握了最好的证据也可能用错,因为最好的临床证据在用于每一个具体病人时,必须结合临床第一手资料,并根据病人的期望、需求和选择,因人而异决定取舍。

两千多年前,希波克拉底就提出了"医生全部医术的首要目标是治好有病的人"的誓言。古今中外,临床医学的实践过程就是收集证据、医生利用其专业知识和临床经验对患者进行诊治决策的过程。循证医学作为一种新的临床医学模式,当前可得最佳临床研究证据是核心,医师的专业技能和经验为技术保证,患者的利益和需求为最高目标,这是循证医学必须遵循的三原则。循证医学这一崭新的模式,适用于临床医学的各个领域和专业,是临床医生从事临床医疗实践的行为科学规范。

三、管理学与卫生管理科学研究

SWOT分析法(SWOT analysis)又称为态势分析法,是管理学领域应用广泛的分析方法。它是由旧金山大学的管理学教授于20世纪80年代初提出来的,常用来做企业内部的分析法,但随着卫生管理事业的发展和管理观念的不断更新,SWOT分析法已经被卫生领域的专家和行政部门广泛认可和接受,被用于通过对卫生事业自身的既定内在条件进行分析,找出当前的主要问题,遭遇了哪些主要的挑战,面临着怎么样的机遇,为未来的卫生规划及改革提供一定的基础。

SWOT四个英文字母分别代表: 优势(strength)、劣势(weakness)、机会(opportunity)、威胁(threats)。所谓SWOT分析,即态势分析,就是将与研究对象密切相关的各种主要内部优势、劣势、机会和威胁等,其中S、W是内部因素,O、T是外部因素。运用SWOT分析方法,对研究对象所处的情景进行全面、系统、准确的研究,从而根据研究结果制定相应的发展战略、计划以及对策等。SWOT分析法常常被用于制定卫生领域的发展战略和未来工作计划,在卫生战略分析中,它是最常用的方法之一。

1. SWOT分析法主要步骤

（1）运用各种调查研究方法,诸如观察法、情报分析法等分析目前的环境因素、清晰地认识到研究相关主体,大到可以是整个卫生领域,小到一家医院,其所处的各种环境因素,即外部环境因素和内部能力因素。

（2）将调查所得出的各种因素根据轻重缓急或影响程度等排序方式,构造SWOT矩阵。在构造SWOT矩阵过程中,可以通过选题小组讨论或是专家访谈等方法,将那些对研究主体发展有直接的、重要的、长远的影响因素优先排列出来,而将那些次要的、可以暂缓的、短期的影响因素排列在后面。

（3）在完成环境因素分析和SWOT矩阵的构建后,便可以制定出相应的行动计划。计划应注意优势因素,重点克服弱点因素,及时把握机会因素,善于化解威胁因素; 考虑过去,立足当前,着眼未来。运用系统分析的综合分析方法,将排

笔记

列与考虑的各种环境因素相互匹配起来加以组合,得出一系列卫生领域相关主体的未来发展的可选对策。

2. SWOT分析的一般方法　SWOT分析主要用于卫生事业管理领域内的相关研究主体存在的优势、劣势、机会和威胁分析,在分析时,应把所有的内部因素集中在一起,然后用外部的力量来对这些因素进行评估。这些外部力量包括机会和威胁,他们是由于竞争力量或企业环境中的趋势所造成的。这些因素的平衡决定了公司应做什么以及什么时候去做(图1-3)。

(1)把通过调研分析所识别的所有优势分成两组,分的时候应遵循他们是否与行业中潜在的机会有关,还是与潜在的威胁有关。

(2)用同样的方法把所有劣势分成两组。一组与机会有关,另一组与威胁有关。

(3)构建一个表格,各占1/4。

(4)把优势和劣势与机会或威胁配对,分别放在每个格子中。SWOT表格表明内部的优势和劣势与外部的机会和威胁的平衡。

3. SWOT分析法的框架　在卫生领域内常常需面临着重大的战略决策和计划的制定,这一切将与卫生领域的改革紧密相连,更与全体居民的健康息息相关,因此在运用SWOT分析法进行战略决策选择,为将来做计划时,确定其能力和资源代表是可利用的优势还是劣势,这一点是很重要的。成功的决定因素指的是那些成功所必须具备的能力和资源。把这些与成功的决定因素放在一起,就可以形成一个表格,它也可用于比较,所具备的这些能力和资源与行业中重要的能力和资源的比较,将有助于识别出目前研究主题所面临的优势和劣势。

SWOT分析法提供了分析的框架,注重三个要素:目标、外部环境、内部条件,是一种非常简捷明了的方法。通过内部和外部之间的比较,确定企业实施什么样的战略。内部、外部条件都非常好,宜大力发展,属于增长型战略;扭转型战略是一种外部条件很好,内部有问题,但是只要把握有力的机遇,调整发展方向,就能取得成功;外部、内部条件均不如意,不能进攻,也无力扭转多属防御型战略;多元经营战略是内部资源丰富,外部有威胁,为分散风险而实施多元化的战略(图1-3)。

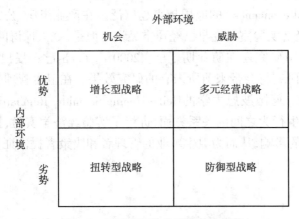

图1-3　SWOT矩阵分析的基本框架

四、经济学与卫生管理科学研究

由于卫生资源的有限性和卫生需求的无限性，以及在管理医疗卫生活动的过程中本身就存在着各种各样的经济关系和经济活动，这些直接关系到卫生事业能否健康发展。因此，学习和研究医疗和卫生服务过程中的经济问题，探索其客观规律，结合各国国情，寻求解决问题的理论、方法、政策和措施，成为世界各国面临的任务。卫生经济学正是在这样的背景下产生的。20世纪90年代以来，卫生经济学已被越来越广泛地应用于卫生领域的各个方面，对各国卫生事业的发展发挥了巨大的积极作用。

> **知识链接**
>
> 国外最早涉及卫生领域经济问题的研究者是17世纪中叶英国古典经济学家威廉·配第和19世纪英国的爱德文·查特维克，他们被称为卫生经济研究的先驱者。
>
> 威廉·配第（Petty William，1623—1687年），英国古典经济学创始人，著名的经济学家和统计学家，一生著作颇丰，主要著作有《赋税论》《货币略论》《政治算数》等。他认为一个人劳动对生产的贡献应作为评价一个人价值的依据。并在这种思想的指导下，他计算了拯救生命的支出，并认为这些支出是一种很好的投资，因为效益大于成本。1667年威廉·配第在伦敦发现用于防治瘟疫的公共卫生费用取得了84∶1的效益费用率。
>
> 爱德文·查特维克（Edwin Chadwick）在19世纪前半叶对公共卫生法案有一定的影响。他认为经济学家在发展经济学的时候，应该将对人的投资看成是对资本的投资，是对生产力的投资。查特维克认为，改善卫生条件是一项很好的投资，预防疾病带来的效益大于建设医院以及治疗这些疾病所带来的效益。以后，又有不少人谈到卫生方面的经济问题，如欧文·费歇（Irving Fisher）等。

近年来，随着经济学的发展，一种更为科学有效的研究方法——实验经济学（experimental economics）的应用越来越广泛。在产业组织、公共选择等研究领域中，进行经济实验室研究早已经司空见惯。但是，令人惊讶的是，卫生经济学领域的实验室研究还在萌芽期。早在2000年，Fuchs已经提出：把实验运用于卫生经济学研究将会带来前所未有的研究效果。在卫生管理领域已有相关的实验经济学。德国波恩大学的Heike Hennig Schmidt，Reinhard Selten等人就支付方式和医生行为之间的关系方面，进行了实验经济学实验，探讨了支付方式对医生行为的影响，从而为卫生事业的管理者和决策者提供证据支持和政策建议。

笔记

知识拓展

实验经济学（experimental economics）

一、概念和基本特征

实验经济学的研究是在可控制的实验环境下对某一经济现象,通过控制实验条件、观察实验者行为和分析实验结果,以检验、比较和完善经济理论或提供决策依据的一门学科。实验经济学的主要优势集中体现在实验方法的基本特征上,即"可重复性"和"可控制性"。

二、研究方法

（一）模拟和仿真方法

实验经济学通过一些仿真技巧来提高实验结果的可信度和可重复性。一是采取"随机化"方法,被实验者的选取、角色的分配均随机产生;二是保密实验意图,十分小心地讲解实验,不出现暗示性术语,以防止被实验者在实验前对行为对错已有判断;三是使用"价值诱导理论",诱导被实验者发挥被指定角色的特性,使其个人先天的特性尽可能与实验无关。

（二）比较和评估方法

通过比较和评估,判断实验本身的好坏,分析实验失败的原因,验证理论的真实性。首先,将"效率"作为比较标准,并把"效率"作为比较分析相互竞争理论的依据,探讨如何改进理论模型。甚至在没有现成理论的情况下,根据效率来提出和验证新的理论。其次,方法上采取独立变动自变量。实验关系到两个或两个以上变量时,容易出现变量之间的混合作用。因此实验中应独立地变动每个自变量,获得每个自变量对因变量作用的最确切的数据,为比较和评估提供非偶发事件资料。第三,评估的结论建立在概率分布基础上。现实生活中的人并不始终处于理性状态,非理性就会使人的行为出现变异,因而经济理论的实验数据呈概率分布状态。

（三）行为分析和心理研究方法

经济理论的实验是把社会中的人作为被实验者,所要验证的是人的行为命题,自然就需要借助行为和心理分析的方法。一是运用行为理论来完善和改进实验。例如针对行为人对重复行为有厌烦的心理,在实验设计中运用价值诱导方法,并把实验时间控制在一定的时间内。二是运用行为理论来解释实验结果。许多实验结果与理论预测出现差异,其原因是理论假设行为人是理性的,而被实验者的行为却是理性和非理性的统一。因此只有运用了诸如展望理论、后悔和认知失协理论、心理间隔理论等行为理论,来分析被实验者的非理性行为,才能很好地解释实验结果。

五、社会学与卫生管理科学研究

卫生管理本身就属于社会科学的内容,对其进行的研究亦属于社会科学研究的内容之一。社会学常用的科研方法有定性和定量研究,尤其是定性研究,它是源自社会学领域的研究方法，可以帮助研究者发现问题的关键所在，是社会学最常用的研究方法。而定量研究则能够让研究者去确认问题的客观性内容以及检验已经出现的理论的可信度。尽管在研究理论基础、研究者与被研究者关系、研究方法手段和目的上有很大不同，但是定性研究和定量研究的互补性已成为不可争辩的事实。在长期的发展过程中，定性和定量研究得到广泛应用。

在卫生管理科研领域，定性研究和定量研究是卫生管理科研工作的基本研究方法，卫生管理科学研究遵循社会科学研究的范式，是社会科学的研究方法在卫生管理领域的应用和发展。定性和定量相结合的研究方法可以更加全面的满足卫生管理科研工作的需要。

本 章 小 结

卫生管理科研方法是指在探索卫生事业及发展规律及在管理卫生事业活动的过程中所形成的科学研究方法。

卫生管理科研方法分为定性研究和定量研究。定性研究是探索性研究的主要方法之一。它依赖于研究者个人的直觉和哲学思辨思想，然后根据主观经验判断，相应地提出一些看法，最终用演绎的方法对自己的设想进行验证的社会学研究方法。目前，在卫生事业管理的调查研究中，定性研究常被用来收集得到可靠的第一手调查资料的研究方法。定量研究是指运用概率论以及统计学原理对社会中的一些现象的数量特征，数量关系和事物发展过程中的数量变化等方面进行的研究。定量研究这种客观描述事物及现象的研究方法，在卫生管理中亦被广泛地应用。卫生管理科研方法具有专业性、复杂性和开放性的特点。其基本原则有客观性、条件性、综合性原则。

卫生管理科研的基本过程分为五个基本步骤：第一步，选择研究课题，建立假设；第二步，设计研究方案；第三步，收集数据；第四步，整理分析数据；第五步，解释结果，撰写报告。

卫生管理科学研究涉及数学、医学、管理学、经济学、社会学等多个学科的交叉，并随着其他科学的发展不断吸取其精华，促进自身发展，使自身更具有科学性、合理性。

本章节是学习卫生管理科研方法的入门章节，能够给本科生提供一些非常必要的研究方法和基本技能，为本科生尽快了解科研工作进程及今后从事科研工作做好方法上的准备。

关键术语

卫生事业管理
health service management
科研方法
scientific research method

卫生管理科研方法
health management and scientific research
method
定性研究

笔记

qualitative research	统　计　学
定量研究	statistics
study on measurement, quantitative research	循证医学
SWOT分析法	evidence-based medicine, EBM
SWOT analysis	证据告知的
利益相关者分析法	evidence informed
stakeholder analysis	证据支持的
循证政策分析	evidence supported
evidence-based policy analysis	优　　势
政策研究情景分析	strength
scenario analysis	劣　　势
投入-产出分析预测法	weakness
input-output analysis	机　　会
关键路径/临床路径	opportunity
clinical pathway	威　　胁
卫生管理科研过程	threats
health management scientific research process	实验经济学
国家卫生部门	experimental economics
national health service	

讨论题

1. 就你所熟知的学科,探讨其与卫生管理科学研究之间有无相互关系,如果有关联则讨论是如何交叉的。

2. 结合实际,阅读相关的文献资料,探讨定性研究和定量研究的优缺点以及两者之间的联系与区别。

思考题

1. 卫生管理科研方法是指在探索____及在____中所形成的科学研究方法。

2. 卫生管理科研方法具有____、____、____的特点;遵循____、____、____的原则。

3. 科研选题的基本原则有____、____、____、____、____、____。

4. 简述卫生管理科研的基本过程。

（王　健）

笔记

第二章

研究的理论要素

通过本章的学习,你应该能够:

掌握 科学研究构成的理论要素;研究各要素的含义、原则、方法、运用

熟悉 范式的含义、分类和作用;研究各要素的分类、作用

了解 范式的提出与发展;概念化过程

　　Lindsay等人对通过MEDLINE数据库搜集的371篇文章进行了横断面分析,以评估这些研究所应用的研究方法和统计方法。所有文章均来自于6种医学期刊,发表时间为2006年1月至6月。这371篇文章有17%来自于《新英格兰医学杂志》(IF=44.0)、19%来自于《柳叶刀》(IF=23.4)、16%来自于《美国医学会杂志》(IF=23.3)、18%来自于《妇产科学杂志》(IF=4.2)、15%来自于《美国妇产科学杂志》(IF=3.1)和16%来自于《英国妇产科学杂志》(IF=2.1)。研究结果显示:只有21%的文章清晰地阐述了研究假设,35%的文章介绍了样本量的计算方法。根据CONSORT和STROBE说明,规范的研究应该清楚地阐述研究假设、科学地计算样本量、简要地总结包括估计影响规模和精度在内的研究结果,并且报告回归分析。

　　作者认为清晰的研究假设是衡量一项研究质量的重要标准。但是通过对371篇文献的研究发现,无论是高影响因子的杂志还是低影响因子的杂志,清楚地阐述研究假设并不常见。但是这些公开发表的文章只有清楚地阐述了研究假设、研究方法、样本量测算和统计方法,才能够让读者们更好地评估这些研究结果是否能够影响临床工作指南和政策,即对实践是否有指导意义。因此,作者认为这些杂志还应该继续为高水平的方法设计和高质量的统计报告而努力。

第一节　研究的范式

　　范式是一种世界观,是最高层次的方法论,任何一门学科都是在一定的范式指导下观察对象、收集并分析资料、检验假设、发展知识的过程。在管理学中,范式包含管理学家对他们所研究主题的基本意向,用以描述和分析这一主题的概

念选择,为观察和调查而对具体现象和问题的挑选,以及在分析过程中所运用的策略。

一、范式的提出与发展

范式概念的产生、形成和发展是一个从客观主义逐渐走向相对主义的过程。"范式"的英文单词Paradigm源于古希腊Paradeiknunai,其原意是共同显示(show side by side),到15世纪引申出多个含义相近的名词,包括规范、模型、模范、模式、范例等。柏拉图曾在一篇题为《蒂迈欧篇》的对话中将形式描写为范式,认为形式是具有神性的工匠凭借范式构建感觉世界。

美国科学社会学家、科学哲学家、科学史学家托马斯·库恩(Thomas·Kuhn)首次将"范式"一词应用于科学研究。1959年,他在《必要的张力:科学的传统和创新》一文中首次使用了这一概念,随后分别在《科学发现的历史结构》(1961年)和《科学革命的结构》(1962年)两本书中深化了范式的内涵。此后,范式成为了库恩整个科学观和科学发展的核心概念。但是,由于库恩在《科学革命的结构》一书中赋予了范式多种含义,引来了学界诸多的批评与质疑,以至于库恩曾一度放弃使用"范式"这一概念,而改用"专业母体"(也译作"专业基质"),但范式还是被广泛应用于学术研究中,并且从不同角度进行了释义。

或许正是这种概念界定的模糊性,孕育出突破这一概念的理性边界的清晰性,范式边界戏剧性地外延。学者们提出了多种表达范式的相似术语,如哲学假定、认识论及本体论,或被视为研究方法论,其哲学化表述是:研究者们把知识观界定为什么是知识(本体论),如何认识它(认识论),它有何价值(价值论),如何撰写它(修辞学),以及研究它的程序步骤。作为一种系统性思维和认知模式,范式起着越来越重要的思维升级的作用。

二、范式的含义

库恩对范式概念的论述非常丰富,他将"范式"系统阐述为:"一种公认的模型或模式","在科学实际活动中某些被公认的范例——包括定律、理论、应用以及仪器设备统统在内的范例——为某种科学研究传统的出现提供了模型。"综合多种论述,可将范式定义为:一个科学共同体在某一专业或学科中所具有的共同信念,这种信念规定了他们的共同体的基本观点、基本理论和基本方法,为他们提供了共同的理论模式和解决问题的方向,从而形成该学科的一种信念系统,并为该学科的发展规定了共同的趋向。

库恩所定义的范式是集科学理论、方法和研究主体的心理特质三个层面于一体的多层次、多功能的概念,具体可以从三个方面来把握:

第一,"范式"可被归结为"科学共同体"。库恩所说的"科学共同体",就是指在科学发展的某一特定历史时期,某一特定研究领域中持有共同的基本观点、基本理论和基本方法的科学家集团。而集团成员所经历的相同的教育和业务传授、吸取的相同的技术文献,以及所获得的相同的学科训练等因素,都与集团的形成有着必然的联系。

笔记

第二，"范式"是指某一科学技术发展时代的科学理论系统。具体包括三方面内容：①用文字或符号表述的科学定律、定理等的概括；②解题的模式，包括把基本的定律、定理和假设应用到各种不同情况的标准方法和典范；③将基本定律运用于实际研究的实验技术以及仪器的制造和使用仪器的技术。

第三，"范式"还包含了世界观。用范式作指导进行科学研究，包含一些或明或暗的前提：什么是构成宇宙的基本实体？它们之间如何相互作用？又如何作用于我们的感官？等等。这样一幅总的世界图景，作为世界观影响着科学家们。

三、范式的分类

根据研究者在进行研究设计时的知识观陈述，可将其分为四大思想流派，也即四类范式：后实证主义（post positivism）、建构主义（constructivism）、辩护或参与主义（advocacy/participatory）以及实用主义（pragmatism）。

（一）"后实证主义"范式

"后实证主义"是指在思想上渊源于实证主义，但在"知识的绝对真理性"这一观念上挑战传统，认为当我们研究人类的行为和行动时，我们的知识观是无法"实证"的。由于实证主义在方法论上的局限，在经受众多批评后，后实证主义者承认研究者不能"证实"一个理论或因果命题，但可以通过消除其他解释来增强这一理论，承认对于同一组数据可以用不同的理论来解释，研究的过程中掺杂着主观因素，但仍然坚持客观性是研究的努力方向，研究者应该尽可能地保持中立。后实证主义还针对某些严格的科学方法不适合于社会科学研究的问题，提出了准实验研究。

后实证主义主张一种决定论哲学，在这种哲学中，他们认为原因很可能影响结果，因此，就像实验中的结果检验那样，后实证主义者在研究中往往需要检查影响结果的原因。这种方法也是一种简化的方法，实验者的意图就是把某一理念演绎为以备测试的一组更小的、相对独立的观点。那些经过后实证主义者透析而发展起来的知识是基于对那些外在于这个世界的客观真实的仔细观察和测量得来的，因此，对后实证主义者而言，开展量化观测和进行个体行为研究至关重要。他们认为，世界是由规律或者理论统治着。这些规律和理论需要我们去查证、核实、提炼，以使我们能更好地了解这个世界。因此，在科学的方法中（在此仅指后实证主义者认可的科研方法），每一研究往往都始于理论，研究者为此所收集的资料，要么视为支撑这个理论，要么是为否定这个理论，然后在进行另外的实验前对这一理论作必要的修正。

（二）建构主义

建构主义的内容很丰富，但概括起来，其核心思想是：知识是在主客体相互作用的活动中建构起来的。

研究者认识到对对象的理解是与自己的人生背景紧密相关的，因此，他们在研究中进行"自我定位"，以弄清个人的文化和历史经验如何影响了他们对研究的解释。研究者的意图就是要弄懂其他人对这个世界的认识。这类研究是要创造或归纳性地发展一项理论或意义模式，而不是像后实证主义那样从某个理论出发进行研究。

笔记

建构主义的提出与发展

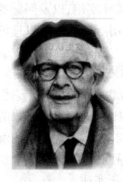

建构主义最早是由瑞士的心理学家皮亚杰(J. Piaget)提出的,他的理论充满唯物辩证法,并坚持从内因和外因相互作用的观点来研究儿童的认知发展。他认为,儿童在与周围环境相互作用的过程中,逐步建构起关于外部世界的知识,从而使自身认知结构得到发展。

皮亚杰认为,儿童与环境的相互作用涉及两个基本过程:"同化"与"顺应"。"同化"是指把外部环境中的有关信息吸收进来并结合到儿童已有的认知结构中,即个体把外界刺激所提供的信息整合到自己原有认知结构内的过程;"顺应"是指外部环境发生变化,而原有认知结构无法同化新环境提供的信息时所引起的儿童认知结构发生重组与改造的过程,即个体的认知结构因外部刺激的影响而发生改变的过程。可见,同化是认知结构数量的扩充,而顺应则是认知结构性质的改变。

在皮亚杰的上述理论基础上,科尔伯格在认知结构的性质与认知结构的发展条件等方面作了进一步的研究;斯滕伯格和卡茨等人则强调了个体的主动性在建构认知结构过程中的关键作用,并对认知过程中如何发挥个体的主动性作了认真的探索;维果斯基创立的"文化历史发展理论"则强调认知过程中学习者所处社会文化历史背景的作用,在此基础上以维果斯基为首的维列鲁学派深入地研究了"活动"和"社会交往"在人的高级心理功能发展中的重要作用。

(三)辩护或参与主义

辩护主义者认为研究应当包括一个可能会改变参与者的生活、人们生存和工作的环境以及研究者的人生等内容的改革行动议程。不仅如此,还应当关注当今社会的一些重要问题诸如强权、不公、压迫、专制、镇压和隔离等。辩护主义研究者通常把其中某一论题作为研究的焦点开始自己的研究。这种研究同样假定研究者会以合作的方式进行研究,以避免使参与者由于研究结果的影响而更边缘化。在这种意义上,参与者可以帮助设计问题、收集数据、分析信息或因研究中的参与协作而获得报酬。这种为参与者而发出的"呼吁"逐渐变成要求改革与改变的统一呼声。这种辩护方法或许就意味着为参与者说话,提升他们的觉悟,或者为提升参与者的生活水平而提出变革的行动议程。

凯米斯和威尔金森在研究中总结了有关辩护或参与主义的关键性特征:①参与性行动是循环或辩证的,它强调研究要给实践带来变化;②它重点帮助个体从大众传媒、语言、工作程序以及教育背景中的权力关系所形成的约束下解放出来;③参与性研究帮助人们从那些限制了自我发展和自我决策的不理性和不公正的社会结构中解放出来;④它是一种实践性的和合作性的研究,因为它完全是"同"别人的而不是"外在"别人的或"对"别人的研究。

笔记

（四）实用主义

实用主义有多种形式，其中一些认为，知识观源于行动、情境和结果，而不是源于后实证主义者认为的那种先行条件。实用主义者关注实用，以及问题的解决方法。与方法相比，问题才是最重要的，研究者要使用所有的方法以理解问题。

实用主义的主要论点有：①知识是控制现实的工具，现实是可以改变的；②实际经验是最重要的，原则和推理是次要的；③信仰和观念是否真实在于它们是否能带来实际效果；④真理是思想的有成就的活动；⑤理论只是对行为结果的假定总结，是一种工具，是否有价值取决于是否能使行动成功；⑥人对现实的解释，完全取决于现实对他的利益有什么效果；⑦强调行动优于教条，经验优于僵化的原则；⑧主张概念的意义来自其结果，真理的意义来自于实证。

四、范式的功能

库恩认为，科学活动及其发展不仅要有"发散式思维"，而且必须具有"收敛式思维"。范式的历史作用正在于这种"收敛性"，使科学界"集中注意狭小范围中比较深奥的问题，……，使科学家仔细而深入地研究自然界的某一部分"，从而取得最大限度的成就。总的来说，范式理论对科学研究具有规范、指导并且引发科学研究发生革命的力量。

1. 范式是开展科学研究的准则　库恩指出："规则源于范式"，而且"范式比能从其中明白地抽象出来进行研究的任何一组规则更优先，更具有约束力，更加完善。"因此，基于同一范式进行研究的人，在开展科学研究的过程中，都遵守同样的规则和标准。

2. 范式是开展科学研究的指南　范式是任何领域的研究者开展科学研究的指导思想。在范式的指导下，研究者可以有效地设计研究方案、搜集并分析资料、检验假设和发展知识，并且在研究进程中"调节方向"。因此可以认为，没有范式就"不会有严格意义上的学术积累和进步。"

3. 范式能促进科学研究革命　库恩认为，"科学革命是指科学发展中的非积累性事件，其中旧范式全部或部分地为一个与其完全不能并立的崭新的范式所取代。"那么可以理解为，成熟科学的发展模式就是一种范式向另一种范式的过渡，在新的范式下，研究者们关注新的领域，应用新的理论工具。

4. 范式能唤醒研究者的主体意识　范式理论是对科学共同体群体主体性反思的结果，是对研究主题的理论思维和价值取向等的抽象和概括，并运用概念体系和理论假设等予以表现。通过范式的建构，使我们明了主体的内在精神世界和外在社会因素对科学研究的影响及其结果，从而更有力地激发科学研究共同体的主体意识和知识自觉，增强共同体的理论承诺和科学信念。

第二节　研究的构成要素

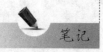

科学研究如同建造房屋需要基石、砖块、支柱和连接件等基本构件一样，其

是由概念、变量、定义、假设、理论和模型等基本要素构成,对这些要素层次的细节描述间接反映了研究者的研究水平与能力。

一、概念

(一)概念的含义

人类在从感性认识上升到理性认识的过程中,把所感知事物的共同本质特点抽象出来,加以概括就形成了概念(concept)。德国工业标准2342将概念定义为"采用抽象化的方式,从一群事物中提取出来的,反映这些事物之共同特性的思维单元。"以"医院"为例,当人们说到医院时,不同的人头脑里会出现具有不同特征的医院:从规模上,有大型的、中型的、小型的;从所有制上,有公立的、民营的、外资的;从业务范围上,有综合性的和专科性的。尽管这些医院不完全一样,但是它们却具有某些共同的特征:能为公众提供医疗服务的组织机构,以向人们提供医疗护理服务为主要目的。医院这一名词正是对这些具体的且各不相同的医院进行抽象,最终形成的概念。概念具有内涵和外延两个属性,内涵是对事物本质的反映,外延是对事物范围的反映。

概念可以被用来表示各种有形或无形的事物和现象,但由于不同的事物和现象的类型不同、结构不同、复杂程度不同,因此概念的抽象程度也不一样。例如,医生、病房、药品这些概念,其抽象程度要比满意度、胜任力、态度等概念低。一般来说,越是抽象的概念就越难进行直接观察和描述。相反,越是具体的概念,其内涵和外延就越明确,方便进行直接观察和描述。

表达概念的语言形式是词或词组,有时也可以以数字的或者符号的形式来指明和限定概念所指称的现象,因此有学者将概念定义为"表达某种思想的字或者符号"。此外,概念需要借助于定义来阐述其内涵,研究者正是根据定义来理解和想象概念所指的现象的。定义的形式通常是语言的,有时也可能是数字的或者符号的形式。

(二)概念形成的过程

概念形成的过程也称为概念化(conceptualization)过程。概念化是清楚地定义名词的含义的过程,使一般的概念成为经过系统处理的、有秩序和结构的概念。虽然概念是共性的,但由于人们的知识背景和经历不同,概念化过程是个性的。概括而言,我们可以将概念化过程划分为五个步骤(图2-1)。

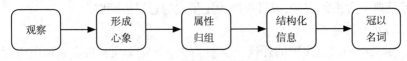

图2-1 概念化过程的步骤

1. 观察　人们运用不同的感官去感觉特定的现象或事物,主要内容是现象或事物的外观、行为和思维过程等。

2. 形成心象　当人们听到某个概念时,大脑中自觉不自觉地会涌现出与此概念相关的一组具体现象,心理学将其称为思维心象(mental image)。一般说来,由于人们的经历与经验不同,每个人在脑海中就此概念形成的思维心象也不尽相同。

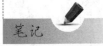

3. 属性归组 人们在对不同的现象或事物形成了思维心象后,会将具有相同属性的部分进行判断并归类。

4. 构成概念的结构化信息 针对相同属性的思维心象,还需要用结构化的语言或符号进行描述,以便于自己和他人理解。

5. 给心象的共性冠以名词 名词是概念的正名,因此必须贴切表达概念的内涵。概念一旦形成并被赋予了名词之后,人们就可以用名词进行沟通,但这不能否认人们对同一概念形成不同心象的客观事实。也正是由于心象因人而异,而科学方法强调实证性,因此有必要为概念设置一组规范的可观测的心象(可测的指标),以反映此概念的特征。规范心象并非是绝对的、适用于任何场合的,但是,在同一项研究中必须保持前后一致。

(三)构想与概念

构想(construct),或称概念,是研究者基于研究的需要,所想象创造的抽象概念,其目的在于建立理论的基础,使现象关系可以更精确地表达出来。构念多是一组简单概念的结合,因此无法直接测量。如患者满意度(构念)是由一系列可以直接感觉的概念(医疗服务价格、医疗服务环境、医疗服务质量、医疗服务效果和医务人员服务态度等)综合形成的。

二、定义

(一)定义的含义

概念是由术语(名词)和定义(definition)两部分组成的。术语是概念的正名,也是在概念形成之后人们用来表达和沟通的媒介。定义也称为界说,是通过列出一个事物或者一个物件的基本属性来描述或者规范一个词或者一个概念的意义。被定义的事物或者物件叫做被定义项,其定义叫做定义项。

在一项科学研究中,对关键概念或名词赋予定义至关重要,因为它们总是和研究的创新点或贡献相联系。一般来说,研究者对关键名词的定义是基于已有的诠释,结合自己的认识和理解而形成的。因此,对某一名词的定义并不是唯一、绝对的,适用于既定问题研究的定义就是好定义,尽管有时不能完全得到读者的认可,但可以在此基础上进行沟通。如果能够清晰且准确地定义关键名词,也就说明研究者对此项研究的思考比较成熟。一项研究涉及的概念和名词往往很多,但研究者不需要对所有的进行界定,对于那些非关键性的概念和名词,可以采用辞海或辞典中常用的定义,或者按照约定俗成的意思去理解。

(二)定义的原则

1. 定义项和被定义项的外延是全同关系 即定义项和被定义项所包含的内容是一样的。例如"外科医生是指医生",这个定义的外延就过于宽泛,因为有的医生(定义项)不是外科医生;又如"医疗保险是指城镇医疗保险",这个定义过于狭窄,因为医疗保险还包括新农村合作医疗等。

2. 定义项中不能有含混或比喻的词语 例如"生命就是内在关系对外在关系的不断适应",其定义项的意义不明确。

3. 定义项中不能直接或间接包括被定义项 例如"传染病就是会传染给他

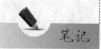
笔记

人的疾病",其定义项中就直接包括了被定义项。又如"病因就是导致疾病的原因,疾病是由病因引起的",其定义项"导致疾病的原因"就间接包括了被定义项"病因",违反这条规则的错误叫做循环定义。

4. 除非必要,定义项不应包括负词项　　例如"住院患者不是门诊就诊的患者",在此定义项中就包括了负词项"不是门诊就诊患者",它并未说明住院患者具有什么特征。但被定义项的本质或特征就是缺乏某些属性时,定义项中则可以包括负词项,如医疗保险未覆盖人群就是"没有购买医疗保险的人群"。

(三)定义的方法

对概念或者名词进行定义的方法很多,比如运用大家比较熟悉的同义词来界定陌生的名词,或者运用数学表达式来界定名词。但是,在科学研究中最适用且运用最多的是语义定义(semantical definition),也即逻辑学中的"属加种差"定义方法。

属加种差定义又称为真实定义或实质定义,被定义项是由被定义概念的邻近的属和种差所组成的,公式表达为:被定义项=种差+邻近的属。用属加种差方法下定义时,首先应找出被定义项邻近的属概念,即确定它属于哪一个类,然后,把被定义项所反映的对象同该属概念下的其他并列种概念进行比较,找出被定义项所反映的对象不同于其他种概念所反映的对象的特有属性,即种差,最后把属和种差有机地结合起来。例如给"内科医生"这个概念下定义,首先需要找到与这一概念最近的"属概念"——医生,那么"内科医生是一类医生"。这里,"医生"就是相对高一个层次的属,亦称母项,"内科医生"就是相对低一个层次的子项。所谓种差,也就是与属概念"医生"之下的其他并列的种概念(如外科医生)所反映的对象的差别,具体而言,内科医生"为患者提供内科疾病的诊断与非手术治疗",外科医生"为患者提供外科疾病的诊断和手术治疗"。最后我们可以将内科医生定义为"为患者提供内科疾病的诊断与非手术治疗的医生"。

三、变量

(一)变量的含义

变量(variable)是概念的一种类型,是赋予那些包含若干个子范畴或属性的概念的数学术语,其反映概念所指内容在类别、规模、数量、程度等方面的变异情况。比如"医院"是一个包括综合医院、专科医院等多个取值的变量;"护理"是一个包括特级护理、一级护理、二级护理、三级护理四个取值的变量。与变量相对立的术语是常量,其是只有一个固定不变的取值的概念。比如"地球"、"中医"、"西医"。

"社会学,正像一切科学那样,也要运用这么一种语言:其基本词汇由变项(即变量)构成,而其句法则在于确定这些变项之间的关系。"也就是说,在社会研究中,理论可看作是由变量语言构成的,其目的是描述不同变量机器不同属性之间所存在的某种逻辑关系。那么,卫生管理研究者也需要运用,即变量之间的相互影响和相互关系来分析事物产生的原因和结果。

在卫生管理研究的众要素中,概念、名词和定义对于变量起到铺垫作用,而

笔记

之后的假设、理论与模型等研究要素都是以变量为出发点，表述变量之间各类关系的。因此，变量是卫生管理研究中的核心要素。

（二）变量的操作性定义

1. 操作性定义（operational definition）的内涵

在科学研究中，研究者需要对研究所涉及的变量进行定义。变量的定义包括真实定义、名义定义和操作性定义三种，其中真实定义和名义定义相对于科学研究而言都过于模糊而无法使用，因此具有指导意义的操作性定义尤为重要，它是研究是否有价值的重要前提。具体而言，操作性定义就是根据可观察、可测量、可操作的特征来界定变量含义的方法。即从具体的行为、特征、指标上对变量的操作进行描述，将抽象的概念转换成可观测、可检验的项目。从本质上说，下操作性定义就是详细描述研究变量的操作程序和测量指标。

> **知识链接**
>
> **操作性定义的提出**
>
> 操作性定义最早是由美国物理学家布里奇曼（P. W. Bridgman）于1923年提出的。他认为：一个概念的真正定义不能用属性，而只能用实际操作来给出。一个领域的"内容"只能根据作为方法的一整套有序操作来定义。他认为科学上的名词或概念，如果要想避免模糊不清，最好能以我们"所采用的测量它的操作方法"来界定。他举例说明物理学领域的三个基本概念：长度、时间、重量，都可以采用测量它们的操作方法来界定，如可以界定"1米"的长度为测量从赤道到北极直线距离的1/10000000；"1小时"的时间长度为测量地球自转一周所需时间的1/24；"1克"的重量为测量1立方厘米纯水在摄氏4度时的重量。布里奇曼的操作性定义的观点和思想在20世纪30~40年代被物理学界普遍接受，1971年被美国的《科学》杂志列为世界五大哲学成就之一。

2. 操作性定义的作用

（1）有利于提高研究的客观性，有助于控制研究者的任意性和主观性；

（2）有助于研究假设的检验，检验研究假设就要看它对变量间关系的预测是否正确；

（3）有利于提高研究的统一性；

（4）有利于提高研究结果的可比性。

3. 操作性定义的方法

（1）条件描述法：条件描述法通过描述测量的操作程序来界定概念，也即描述所解释对象的特征或可能产生的现象，规定达到某种结果所需的特定条件，明确借助于何种操作以达到何种状态，简言之就是规定某种条件，并观察产生的结果。这种方法常被用于给自变量下操作性定义。例如，要给"饥饿"下一个操作性定义，饥饿是一种自身感受，那么怎样才算饥饿了呢？心理学家用条件描述法给饥饿下了一个操作性定义："饥饿"，指连续24小时没有进食物的状态。这样，每

笔记

个人都能对饥饿进行实际操作了。

（2）指标描述法: 指标描述法是通过描述测量操作标准来界定概念,也就是明确规定对所解释变量进行测量的手段、指标和判断标准。通常情况下,这些测量质量能够量化处理,常被用于给因变量下操作性定义。例如,"青少年"可以界定为"年龄在7岁以上,18岁以下的人"。

（3）行为描述法: 行为描述法通过描述测量结果来界定概念,也即对所解释对象的动作特征和可观测的行为结果进行描述。这种方法常被用于对因变量下操作性定义。例如,心理学家为了用饥饿的小白鼠做实验,给"饥饿"下了一个行为描述的操作性定义: 一分钟内压低杠杆10次以上而获取食物的小白鼠。只有达到这样行为频率的小白鼠才属于饥饿状态。

4. 给变量下操作性定义的注意事项　给变量下操作性定义的关键在于提供观察或测量的标准,并描述操作程序,使抽象的概念可观察、可测量和可检验。一个好的操作性定义往往容易被理解,并且清晰地指导如何操作和测量。因此,给变量下操作性定义需要注意以下几点:

（1）对研究中所有关键变量下操作性定义: 研究中的关键变量,例如研究假设中的变量,以及在整个研究中发挥重要作用的新概念、新名词等都需要下操作性定义。以某医院的病人安全研究为例,病人安全就是本研究的关键变量,因此研究者需要明确病人安全的具体指标是什么,如何测量,用什么工具测量,衡量的标准是什么。

（2）根据研究目的、内容以及变量的性质来下操作性定义: 对一个变量定义可以基于不同角度和不同水平,但在同一项研究中,操作性定义与抽象性定义的内涵和外延应该是一致的,且都是对变量原意的详细阐述,这样才能保证研究结果真实可靠。

（3）操作性定义的设计要具体、明确: 所谓具体,是指操作性定义描述的测量或操作是可行的,也即操作内容和过程能够被理解且重复验证,将用于衡量被解释事物的指标分解到能直接观测。所谓明确,是指操作性定义能满足研究需要,与抽象性定义吻合。

（4）操作性定义在使用过程中应该是独特的: 操作性定义不同于抽象性定义,其是研究者为了研究需要而对变量做出的特殊释义,一般不能对变量作全面的解释。操作性定义比较灵活,研究者可以根据研究需要来界定变量,因此变量的操作性定义不是唯一的。

（5）操作性定义需要兼顾排他性与普遍性: 排他性和普遍性是两个对立的概念。对于操作性定义而言,如果普遍性太低,那么解释的范围有限,研究结果容易偏狭; 但如果排他性太低,解释过于笼统,则很难把握操作测量的本义。为了兼顾排他性和普遍性,基本策略是: 尽量用多种特征作为操作或测量的标准,以增加取舍的弹性。

（三）变量的分类

按照不同的标准可将变量划分为不同的类型,最常用的是根据变量间相互影响关系划分为自变量(independent variable)、因变量(dependent variable)、中介

笔记

变量（intervening variable）。

自变量是指那些影响或决定其他变量变化的变量。在变量分析中，自变量的属性值不受其他变量影响而独立给定。因变量是由其他变量变化导致或引起变化的变量，它也是研究者企图解释或探索属性变化原因的变量。例如，对"卫生投入与卫生服务能力的关系"进行研究，在其他条件不变的前提下，"卫生投入"的多少决定了"卫生服务能力"的高低，其中"卫生投入"是自变量，"卫生服务能力"是因变量。

在多项研究中，根据理论框架设计和理论分析结果，一个变量既可能被看作自变量，也可能作为因变量出现。比如在"社会人口老龄化程度越高倾向于需要更多的卫生投入"这一关系中，"卫生投入"是因变量。但是，在同一项研究中，自变量与因变量的位置是相对固定的。

中介变量也称控制变量，是遏制或调节自变量对因变量影响程度的变量。再以"社会人口老龄化程度越高倾向于需要更多的卫生投入"这一关系为例，对"卫生投入"的需求量取决于社会人口老龄化程度（即中介变量）。在变量分析中，中介变量作为一种状态或条件存在，其属性保持不变。

（四）变量之间的关联性质

研究者开展研究工作的最终目的是为了探索科学知识库中未知的某些现象或者因素间的关系，即辨明变量之间的关联关系。概括而言，变量间关联的性质可分为三类：相关关系、因果关系和虚无关系。

1. 相关关系（correlational relationship） 在相关关系中，变量间的变化是相伴随的，但不能确定某变量的变化是否是由另一个变量引起或相反，因为有可能两个变量的变化是由其他变量引起的。在具体的研究中，问题通常是由多个因素相互作用的结果，因此研究者需要弄清楚变量间的相关关系或因果关系。

根据变量间变化方向相同或相反，可将他们之间的相关关系界定为正相关和负相关。此外，若变量间变化的比率是一致的，那么称为线性相关，否则为非线性相关。

2. 因果关系（causal relationship） 相对于相关关系，因果关系是一种非对称关系。根据Lazarsfeld（1959年）提出的变量之间呈因果关系的3个必要条件：第一，在时间顺序上先有因后有果；第二，变量之间是真实相关的；第三，变量之间的真实相关性不因为第三个变量存在而存在。那么，因果关系可以被描述为当变量X发生变化，变量Y也相应发生变化，反之则不然，即变量Y的变化明显是由变量X的变化所导致的。在这组关系中，变量X是自变量，变量Y是因变量。

在管理科学研究中，变量间的因果关系大致可分为四类：

（1）刺激–反应关系："反应起于刺激，思考启自疑难"。但实践证明，给予不同内容和不同程度的刺激，受体在行为层面和思想层面的反应也不相同。如：医疗服务价格与医疗服务需求之间的关系，绩效工资与医疗服务行为之间的关系。

（2）属性–倾向关系：属性指隶属于某事物的持久特性，倾向指事物对情境的反应（如态度、意见、价值观等）。这组关系认为，不同事物对相同事物或情境的反应存在差异的根本原因在于属性不同，如：年龄、性别与保健意识的关系。

（3）倾向–行为关系：行为哲学认为人的行为是在意识指导下的、主动自觉

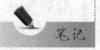
笔记

的行为,而人的意识是由意向和认知两大因素构成的。例如:患者对医院级别的看法与医疗服务购买行为的关系。

(4)属性–行为关系:这组关系强调事物属性不同,其行为方式和内容也不相同。如:医院所有制与纳税行为、组织文化和决策行为的关系。

3. 虚无关系(null relationship) 虚无关系是指两个变量之间不存在互动关系,或者即使出现互动现象,也是由偶然事件或样本随机误差所导致的。

四、命题与假设

(一)命题

1. 命题的定义 命题(proposition)是对某概念的描述,这种描述可根据观察现象,判别真伪。在现代哲学、逻辑学、语言学中,命题是指一个判断的语义,而不是判断句本身,当不同的判断句具有相同的语义时候,它们表达相同的命题。例如“医生为患者治疗疾病”和“医生向患者提供医疗服务”是相同的命题。在一般情况下,我们只对命题进行陈述式或数学式的推演,并不做实证。因此,命题不存在疑问句、感叹句或命令句的形式,因为它们无法表达肯定或否定的意义,也无从判断其真伪。

2. 命题的类型 按照命题的作用可以将其划分为假设、公理、设定、定理四种类别。

(1)假设(hypothesis):假设是一种有关变量间关系的陈述。研究者在研究开始时提出待检验的命题,整个研究工作的主线就是对假设的验证。

(2)公理(axiom):公理是经过人类长期反复实践检验的,不需要由其他判断加以证明的命题,而且它们是推导出其他命题的基本命题。例如,视西蒙的有限理性理论为公理,那么在管理活动中,管理者获得的决策支持信息都是有限的,那么需求满意解而非最优解应该是进行管理决策的准则。

(3)设定(postulate):与假设不一样,设定并不是研究的主题,但它是作为一种前提条件和约束条件存在的。这类命题一般不在研究工作中被验证,但从逻辑上可以承认这种自行设定的假设。针对一项研究,如果不接受其设定,也就可以完全拒绝其结论,但可以承认研究工作的意义。

(4)定理(theorem):定理是用逻辑的方法判断为正确并作为推理的根据的真命题,因此可以由经验检验和证实。例如,新制度经济学家罗纳德·哈里·科斯(Ronald H. Coase)提出的科斯定理(Coase Theorem):只要财产权是明确的,并且交易成本为零或者很小,那么,无论在开始时将财产权赋予谁,市场均衡的最终结果都是有效率的,实现资源配置的帕累托最优(表2–1)。

表2–1 命题的类型及其产生与测度

命题的类型	如何产生	可测度性
假设	演绎或资料收集与分析	可直接测度
公理	定义为真实	不可直接测度
设定	假设为真实	不可直接测度
定理	从公理或原理演绎而来	可直接测度

笔记

(二)假设

1. 假设的定义 假设是命题的一种特殊形式,是研究实施之前,研究者对变量间特定关系的尝试性陈述。确切地说,研究者在提出科学问题后,基于相关理论,或者是知识、经验和事实,结合收集到的资料与数据,运用自身的想象力和创造力,对所研究的事物的本质和规律提出某些初步的设想,这些初步的设想就是假设。假设是理论与研究的连接桥梁,一旦假设被研究者提出,那么对假设的检验过程也即研究的展开过程。研究者可以从假设的一般关系推论到具体关系,并通过收集数据和事实来检验,验证结果可能支持也可能不支持假设,但无论如何,研究工作都是有意义的,因为证实和证伪都是对管理理论和实践的贡献。

绝大部分的社会研究,研究目标通常表现为探索两个变量之间或多个变量与其他变量之间的关系。与问题相对应,假设通常也表现为变量之间"如何"关联,以及"为什么"关联。例如,"患者满意度与就医环境、诊疗流程以及医务人员服务态度呈正相关"。对于科学研究而言,假设具有四方面的作用:①指导研究的方向;②确认哪些事实是研究相关的,哪些不是;③指出怎样进行研究设计更恰当;④提供了一个结果讨论框架。

2. 假设的类型 根据不同的标准可以将假设划分为不同的类型。

(1)按照假设提出的思维方式分类:根据研究者提出假设的思维方式,可将假设分为归纳型假设和演绎型假设。归纳型假设是研究者通过对观测资料的整理分析,基于自己的知识结构,可能发现某些变量之间有关联,于是对事实给予初步概括。例如,研究者通过对诊疗过程的观察和对诊疗结果的分析,可能会提出"良好的医患沟通能降低医患纠纷"的假设。归纳方法在卫生管理研究中非常重要,但是归纳型假设的价值不仅在于解释已有的全部观测资料,还要求其能够适用于更大范围的实践。

演绎型假设是从原理、公理或学说出发,运用逻辑推理提出的。例如,基于劳伦斯·彼得(Laurence J.Peter)"在一个等级制度中,每个雇员都倾向于上升到不能称职的地位"的原理,研究者可推导出"临床医生不适合担任医院管理者"的假设。在运用演绎法提出假设时,应该要避免假设和所依据的理论之间出现逻辑缺陷。

(2)按照假设的陈述形式分类:假设是以一个可检验的命题形式陈述的,陈述的方式主要有三种:

1)条件式陈述:形式是"如果A,则B"。例如,"高的受教育程度倾向于低的吸烟率"、"收入水平提高与健康状况改善相伴随"等等。

2)差异式陈述:形式是"A不同,B亦不同"或者"A不同,B相同"。例如,"不同地区的居民,卫生服务的可及程度也不同"或者"不同等级的医院,治疗单纯性阑尾炎的效果没有差异"。

3)函数式陈述:形式是"A是B的函数",或写作A=f(B)。这种形式的假设常见于自然科学研究,在社会科学研究中,与这种形式的假设相对应的说法是"本研究目的在于探讨A与B之间的关系"。

(3)按照假设的陈述内容是否存在指向分类:根据假设内容是否有明确的

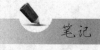
笔记

方向指向,可分为定向假设(directional hypotheses)和非定向假设(nondirectional hypotheses)。定向假设对结果做出了相关的假设(如:更高、更多),假设语句中一般包括方向性的或者比较性的词语(多于、高于、大于等),例如"工作本身比物质对医生的激励作用更大"。非定向假设虽然也对结果做出相关的预设,但由于不能从已有文献中得出确定的假设,因此并没有确切地说明其中的差别,研究者也就只能指出两者之间是"有差别的",但并不能确定差别何在。例如,"医生的医疗技术水平与其职称相关"。

(三)合理性假设的判断标准

提出假设先行于其他研究工作,研究对象、研究程序和步骤、数据收集和分析技术等的选择都取决于假设。因此,假设的质量直接决定了研究的最终结果,但是不能为了得到结论而设定假设,这样的假设很可能与现实差别很大。概括而言,以下四个标准可用于判断假设是否成立且具有价值。

1. 合理的假设有可靠的理论基础 任何假设都是现有理论的扩展和延续,虽然由假设引出的研究可能会扩展某种理论或发现新的知识领域,但是它的基础都是原有的理论研究成果。那么,提出有价值的假设需要充分地掌握和利用现有理论,并在此基础上进行创新,特别注意不要与业已证实的科学原理相违背。

2. 合理的假设能清晰、具体地表述变量之间的关系 假设是一项研究展开的前提与基线,如果假设模糊不清,那么整个研究过程将会且很难得出有意义的结论。假设是对变量关系的尝试性描述,因此清晰地界定变量是关键,一般假设先描述自变量,其被视为主动的原因变量,然后再界定因变量。

3. 合理的假设必须可被验证 开展一项科学研究的目的在于通过观测、试验等方法对所提出的假设证实或证伪,如果假设不能被验证,这就意味着没有必要开展这项研究。

若经验证,假设和事实相符合,也即假设被证实。在实际研究中,假设很少被全部证实或全部证伪,较多的情况是一部分在一定情况、范围和条件下被证实,而另一部分被否定。因此,即使被证实的假设适用范围也要慎重地设定,这就是研究结果的有效性问题。管理问题中已被证实的假设,对其范围延伸更要谨慎。

4. 合理的假设应符合常识 一项假设是否合理首先可以通过人们的常识和知识结构来初步判断,也即研究者在提出假设时能够给出自圆其说的定性解释,以说明其是合理的,并且具有研究价值。例如,"年长的医生要比年轻医生的诊疗水平高",该假设在一般情况下不能成立,而"临床经验越丰富诊疗水平越高"有可能成为合理假设。

五、理论

(一)理论的含义

理论(theory)是对客观事物的本质和规律的概括性说明,表现为一种能解释某些现象的具有逻辑关系的肯定陈述,是由一定的科学概念、概念间的关系及其

笔记

论证所组成的知识体系。在这个定义里,理论被看成为一套相互联系的概念或变量,它们说明了变量间的关系,其系统性观点可能就是一个论点,一个论述或者一个基本原理,它有助于解释所发生的现象。具体而言,可以从以下三方面进一步理解理论的内涵。

1. 理论是由多个而不是一个命题组成的 以"马斯洛需求层次理论"为例,它是由多个命题和概念组成的,具体包括"人的需要由低到高分为生理需要、安全需要、社交需要、尊重需要和自我实现需要五个层次"、"人的需要是从低级到高级的"、"人在每一个时期都有一种需要占主导地位"等。

2. 理论是一套演绎体系,即理论在形式上是由多层次的不同抽象等级的命题构成。例如根据"马斯洛需求层次理论"中关于"未得到满足的需要具有激励价值"的命题,可以推演出"需要满足程度"度量的一套标准和规则,根据不同的标准和规则又可以演绎出更接近实用的命题。此外,一般来说,理论的概括性和抽象性越强,它的演绎能力就越强,价值也就越大。

3. 理论能够解释现实 理论的最终目的是为了揭示事物情况发生的原因、机制,不论如何抽象的命题,都要经受实践的检验。

(二)理论的作用

理论既是科学研究的起点,也是科学研究的终点。这可以借助于美国社会学家华莱士在其名著《社会学中的科学逻辑》一书中所阐述的社会研究逻辑过程,也即"科学环"来说明,见图2-2:

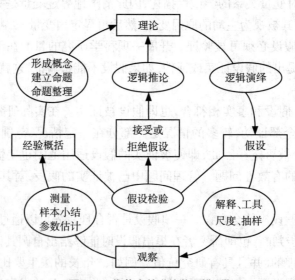

图2-2 华莱士的"科学环模型"

根据该图示,理论对科学研究的作用可归纳为两个方面:

1. 理论为科学研究提供解释 在"科学环"中,研究者的一个入口是从具体观察入手,通过经验概括和归纳推理,得出理论,并用这一理论对最初的观察进行说明和解释。在资料分析过程中,理论能够将基本过程相似的分散结果有机地联系起来,并且能对所观察到的现象提供一种解释。如果缺乏理论,那么研究者

笔记

32

往往只能描述这种现象的存在和特征,而不能阐述"为什么会有这种现象发生"。

2. 理论指导科学研究的方向 在"科学环"中,研究者的另一个人口是从现有理论出发,运用演绎推理得出假设,再通过经验的观察来检验(证实或证伪)最初的理论。在这种模式中,理论为研究者指出了哪些事物与研究相关,并且指导研究者如何去收集资料和数据。那么,针对同一研究问题,若研究者基于不同的理论,那么他们所观测到的资料也不一样,研究结果也会存在差异。例如,同样是对医疗服务质量问题进行研究,我们可以基于"制度的"视角和"激励的"视角。前者理论视角下,研究者的兴趣在于发现导致医疗服务质量问题的管理制度和临床制度设计与执行上的不足;后者理论视角下,研究者将从激励机制的设计上去探讨如何影响医务人员的行为,并提高医疗服务质量。

(三)理论在科学研究中的运用

在不同类型的研究中,理论运用的方式也不尽相同,在研究中出现的位置也有差异。以下以定量和定性研究为例,分别阐述理论的运用模式。

1. 理论在定量研究中的运用 在定量研究中,研究者常常出于测试或者证实理论,而非完善理论的想法,进而提出理论,并基于要验证的理论来确定假设和问题,然后在理论的指导下收集数据进行测试,并通过测试的结果来证实或证伪该理论。因此,理论成为定量研究的框架,是设计研究问题或假设以及进行数据收集的组织模型,研究者一般需要先对所依据的理论全面地进行阐述。定量研究中,理论演绎模型的设计思路如图2-3。

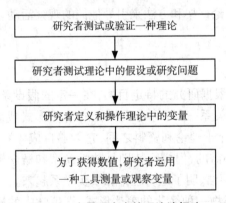

研究者测试或验证一种理论

↓

研究者测试理论中的假设或研究问题

↓

研究者定义和操作理论中的变量

↓

为了获得数值,研究者运用
一种工具测量或观察变量

图2-3 定量研究中的理论演绎法

根据上图的理论演绎研究过程,在定量研究计划或方案中应该较早地介绍相关理论,那么,理论可以被置入研究方案的导言、文献综述以及假设和研究问题等部分,或者以独立的章节出现。每一种位置都有优缺点,研究者应该根据需要进行选择。

2. 理论在定性研究中的运用 在定性研究中,研究者们运用理论的方式灵活多样。一部分的定性研究与定量研究的理论运用很相似,即研究者从一开始就提出研究所依据的理论,并且用它引导整个研究,这些理论决定着研究过程中的研究问题,并且可能完整地涵盖了变量、概念和假设。例如,民族志研究者把文化主题或者"文化体"这一概念运用于定性研究中。还有部分定性研究首先

笔记

收集数据与信息,然后根据这些信息归纳出范畴或主题,再根据这些主题或范畴得出一般范式、理论或原理,然后再将其与个人经验或现有文献进行比较。因此,理论在这些定性研究中的应用遵循的是从数据到普遍的主题再到概括模式或理论的归纳过程,见图2-4,这也意味着最后阶段的理论是不确定的。

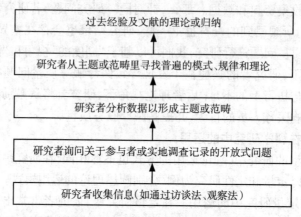

图2-4 定性研究中的理论归纳法

由此可知,理论在定性研究中的定位不同于定量研究,理论通常被置于研究的结尾,且以一个总结性的理论(如扎根理论)、一个模式或一个概念的形式呈现出来。基于以上分析,尽管一些定性研究并不运用任何确定的理论形式,但是,没有任何定性研究始于纯粹的观察性研究,即在研究的开始阶段,观察者就不自觉地运用了早先的理论框架和方法来引导他们的观察活动。

六、模型

(一)模型的含义

模型(model)是根据研究的特定目的,在一定的假设条件下,再现原型客体的结构、功能、属性、关系、过程等本质特征的物质形式或思维形式。Morgan和Morrison认为模型是介于理论和资料之间,它能够自成体系,因此模型并不是卫生管理实证研究中必需的,但模型特别是数学模型和概念模型又是极有用的工具,因为其往往能够简洁、明了地将理论和事实联系起来。

模型是对复杂事物一种简化的表达形式,管理学中的模型特别是概念模型是理论的一种特殊表达形式。在管理学中,比较著名的概念模型有:用于分析宏观环境的PEST模型;用于分析行业(中观)环境的五力模型;用于分析宏观环境的钻石模型;用于对内外部环境进行综合分析的SWOT模型;用于绩效管理的平衡计分卡模型等。

模型揭示了原型的形态、特征和本质,是逻辑方法的一种特有形式。模型具有三个基本特点:(1)是对实际对象的模仿和抽象;(2)组成体现认识对象系统中的主要因素;(3)反映主要因素之间的关系。

(二)模型的分类

模型的形式很多,包括物理模型、数学模型和概念模型等。其中,数学模型和概念模型在管理学研究中应用比较普遍。

1. 数学模型　数学模型（mathematical model）是参照某种事物系统的特征或数量依存关系,采用数学语言,概括地或近似地表述出的一种数学结构,这种数学结构是借助于数学符号刻画出来的某种系统的纯关系结构。从广义上看,数学模型包括数学中的所有概念、公式和理论,因为它们都是对现实世界原型的抽象表述。从狭义上看,数学模型特指那些反映了特定问题或具体事物系统的数学关系结构,这个意义上可理解为联系一个系统中各变量间的关系的数学表达。

数学模型所表达的内容可以是定量的,也可以是定性的,但必须以定量的方式体现出来。因此,数学模型的操作方式偏向于定量形式。

构建数学模型的步骤:①提出问题并用准确的语言加以表述;②分析各种因素,做出理论假设;③建立数学模型;④按数学模型进行数学推导,得出有意义的数学结果;⑤对数学结论进行分析,若符合要求,可以将数学模型进行一般化和体系化,此解决问题若不符合,则进一步探讨,修改假设,重建模型,直止符合要求为止;⑥对一个问题的假设和数学模型不断加以修改,进行最优化处理。因为对一个问题或一类问题也可能有几个模型,对它们要进行比较,直到找到最优模型。

2. 概念模型　概念模型（conceptual model）主要被应用于信息技术领域,具体指将现实世界中的具体事物抽象、组织为某一数据库管理系统支持的数据模型。那么针对卫生管理领域,可将概念模型引申为用来描述卫生系统内要素逻辑关系的概念阐述模型。以郝模教授提出的制定卫生政策的科学程序模型为例,用简单的图形表述了制定政策的步骤,以及这些环节间的相互关系,见图2-5。

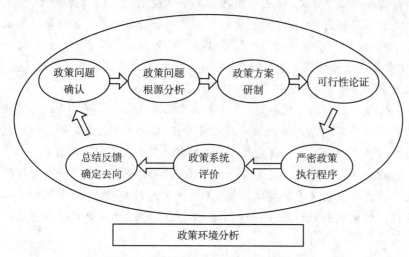

图2-5　制定卫生政策的科学程序

（三）模型的构建与评价

Boland指出,模型构建与评价的标准是由目的决定的。对模型而言,规范研究与实证研究之间存在差别,规范研究建立模型是为了帮助理解问题,而实证研究建立模型是为了说明实际问题。由于理论中的大量内容不具有经验对应物,所以不能用理论直接检验模型。模型的检验,首先要找到模型的简化形式,并且只能对模型的简化形式进行间接检验。

用数据检验理论的理念导致了把原理转变为数学表达形式。由理论所产生的观点必须是完全正确的，而且是完全可检验的，而数学可以达到这种精确性。理论越复杂，数学作为表达的语言方式越有用。数学对管理理论的建立、假设的检验有很大的帮助，这是显而易见的，管理科学的发展也充分说明了这一点。然而，数学表达所带来的解释的普遍性会因其精确性所带来的高度抽象而抵消。因为如果这种精确性与管理现实不符，那么我们得出的理论或结论都是无用的。

本 章 小 结

1. 范式是一个科学共同体在某一专业或学科中所具有的共同信念，这种信念规定了他们的共同体的基本观点、基本理论和基本方法，为他们提供了共同的理论模式和解决问题的方向，从而形成该学科的一种信念系统，并为该学科的发展规定了共同的趋向。根据研究者在进行研究设计时的知识观陈述，可将范式分为四类：后实证主义、建构主义、辩护或参与主义、实用主义。

2. 科学研究是由概念、变量、定义、假设、理论和模型等基本要素构成。

3. 概念是人类从感性认识上升到理性认识的过程中，把所感知事物的共同本质特点抽象出来，加以概括而形成的。概念具有内涵和外延两个属性，其形成的过程也称为概念化过程。概念是共性的，但概念化过程是个性的。

4. 定义是通过列出一个事物或者一个物件的基本属性来描述或者规范一个词或者一个概念的意义。在科学研究中，研究者需要对关键概念或名词赋予定义和操作性定义，最适用且运用最多的定义方法是"属加种差"法。

5. 变量是概念的一种类型，是赋予那些包含若干个子范畴或属性的概念的数学术语，其反映概念所指内容在类别、规模、数量、程度等方面的变异情况。变量是卫生管理研究中的核心要素。变量之间的关联性质分为相关关系、因果关系和虚无关系三种。

6. 命题是对某概念的描述，这种描述可根据观察现象判别真伪。按照命题的作用可将其划分为假设、公理、设定和定理四种。假设是命题的一种特殊形式，是研究实施之前，研究者对变量间特定关系的尝试性陈述。

7. 理论是对客观事物的本质和规律的概括性说明，表现为一种能解释某些现象的具有逻辑关系的肯定陈述，是由一定的科学概念、概念间的关系及其论证所组成的知识体系。理论在定量研究和定性研究中的运用方式和位置不同。

关键术语

范　　式	paradigm	操作性定义	operational definition
概　　念	concept	命　　题	proposition
概 念 化	conceptualization	假　　设	hypothesis
定　　义	definition	理　　论	theory
变　　量	variable	模　　型	model

笔记

讨论题

1. 你如何理解范式?

提示: 根据库恩对范式的多种含义,结合自己的研究经验,界定范式的内涵。

2. 请运用"属加种差"的方法对"医疗保险"进行定义。

提示:"属加种差"定义方法的公式表达为: 被定义项=种差+邻近的属。那么,"医疗保险"的"属"是保险,"种差"是"医疗"。

3. 指出"医疗保险覆盖率与医疗总费用的关系"研究中的变量及其关系类型,并尝试界定其内涵。

提示: 该关系中涉及的变量为"医疗保险覆盖率"和"卫生总费用",两者的关系为因果关系。"医疗保险覆盖率"是参加医疗保险的人数占人群总数的比例;"卫生总费用"是指一个国家或地区在一定时期内(通常是一年)全社会用于医疗卫生服务所消耗的资金总额。

思考题

1. 概念化过程包括哪些步骤?

2. 在科学研究中,如何判断假设的合理性?

(齐 英)

笔记

选题与立题

通过本章的学习,你应该能够:

掌握 科研选题的原则、选题的方法、题目的确定、选题的注意事项

熟悉 科研的定义、科研问题的产生

了解 科研的重要性

第一节 医学科研选题的概述

一、医学科研选题的定义、原则及重要性

1. 医学科研选题的定义 医学科学研究(medical science research)是以人体为研究对象,揭示生命奥秘和疾病发生与变化的规律,探索有效防治疾病,提高生命质量的技术与方法实践活动。科研选题包括确定研究方向和选择具体研究课题。所谓研究方向(research area),是指研究人员在一个较长时期从事研究活动的工作方向,它规定了研究者在一个时期内的研究领域和内容。所谓研究课题则是指科学领域中尚未认识和尚未解决的具体问题。

一个医学科学研究程序主要包括科研选题、课题设计、实验观察及调查、资料加工整理、总结分析并提出研究结论、撰写论文与研究报告、结题、鉴定验收或申请专利与成果推广应用等。

2. 医学科研选题原则 医学科研选题基本要求就是要提出一个有科学价值、又适合研究者个人能力与客观条件的课题。由于每项选题都具有因一部分创新成分而带来的不确定性,从而具有一定的风险。为了提高选题的成功率,避免造成人力、物力的浪费,研究者在选题时应注意把握以下几个原则:

(1)创新性原则: 创新是科学研究的重要特点,是科研选题得以成立的基本条件和价值所在。在医学科研中,只有研究思想和技术的不断创新,使医学研究在揭示生命和生命现象演变的过程中,发现健康与疾病的本质及其发展规律,才能建立起相应的、科学的、更为有效的干预措施。创新可分为两大类: 一类为原始性创新,即开展前人没有研究过的课题; 另一类是进展性创新,是在前人科研的基础上进行探索研究,补充前人研究的不足。基础研究的重点,应立足于原始性创新,同时积极开展进展性创新,而应用研究的重点,应立足于进展性创新,同时积极开展原始性创新。

笔记

知识拓展

创新人才应具备的特征

1. 丰富的知识基础。创新的灵感来源于坚实的基础理论知识和广博的知识面。科学的发展,使各学科之间的界限越来越模糊,各个学科之间相互渗透,产生了许多新的边缘学科,只有博览群书,善于运用现代化信息技术手段,积极思考,才能抓住不同学科之间的新的交叉点、创新点。

2. 敢于冒险,不随大流。墨守成规,只会使人变得机械,只会重复前人的成果。积极创新的人应该勇于突破,不拘泥于前人的成果。

3. 善于使用类比推理。类比推理是根据两个或两类对象有部分属性相同,从而推出它们的其他属性也相同的推理。在科学史上有很多重大发现发明,都源于类比,类比被誉为科学活动中的"伟大的引路人"。

4. 好奇心。好奇心具有强大的推动力,能使人发挥超常的创造力,能够使人发现被他人忽视的现象,并进行刨根问底的探索,从而创新。

5. 良好素质。创新是一个漫长而又艰难的过程,挫折和失败是不可避免的,因此一个创新型人才需要有强大的敬业精神,坚持到底,不怕失败,具有克服困难的恒心和毅力。

(2)科学性原则 科学性是指选题要"有理、有据",必须深刻掌握科学理论、充分了解拟选课题的国内外研究现状和发展趋势,避免选题误入歧途或低水平重复。可以说科学性是医学科研的生命,它要求选题必须符合客观事实与规律,合乎逻辑推理,其学术思想新颖,立论依据充分,研究目标明确,研究内容具体,研究方法及技术路线可行。主要表现在:专业设计上规范严谨,内容真实具体,技术路线清晰,研究因素、研究对象及观察指标的选择合乎研究要求,方案切实可行;实验设计上,方法先进,试剂选择正确,步骤明确合理,统计学设计合理。同时,研究者最好要掌握一定的流行病学知识,因为它对课题设计的科学性有极其重要的理论指导作用。

(3)可行性原则 医学科研课题无论是基础理论探讨还是医疗技术应用,只有在现实可能条件下才能进行研究和解决,如果课题根本没有实现的可能,选题就失去了意义。课题的可行性主要从以下几方面考虑:一是自己是否具备足够的科研技术水平和能力去开展该课题研究,关键技术需要有经验积累和预实验;二是课题经费来源是否有保障;三是是否有实验场所和从事课题研究的设备、仪器等;四是材料与实验性资源是否满足实验需要等。而临床科研选题的可行性条件主要看是否有足够的样本(如病人)和研究方法是否能为病人所接受。可行性是完成科研课题的基本条件。

(4)实用性原则 又称为需求性或效益性原则。科学研究强调研究成果的实用价值,科研课题的选题应具有实用性。医学科研选题首先必须符合我国医药卫生科技工作的方针:"医药科学技术必须为防病治病、保护人民健康服务",选择在医疗卫生保健事业中有重大意义或首先需要解决的重大或主要问题。研究

笔记

者应当针对当前国内、外医学发展前沿设计课题,每一个学科应有明确的研究方向及核心课题,同时课题的选择在理论上应具有一定的学术价值,在临床实践中应有一定的现实意义,具有一定的社会效益。从而由理论带动实践,同时带动经济效益,真正能在临床上推广应用。

3. 医学科研选题的重要性 医学科研选题是医学科研工作的起点和关键环节,是贯穿于全部科研工作的主题思想,是指导科学研究各项工作设计安排的主线。选题恰当与否,关系到整个科研工作的成败与成果水平的高低,关系到国家目标能否得到体现,关系到科技人员的成长与成才,关系到科研管理活动的效能。科研选题的确立是否正确恰当,即所选的课题有理论意义和较广阔的应用前景,或者有显著的经济效益和社会效益,而且可行性论证充分,其研究过程就顺利,见效也快;反之,选题不当,不仅研究过程困难重重,甚至半途而废,造成严重的人力、物力和财力的浪费。

正确选题的前提是科学地提出问题。通常提出问题往往比解决问题更重要。一个有价值的问题首先来源于实践。医学科研工作任重而道远,我们要在不断的临床实践中开动脑筋、积累经验、寻求技巧,通过高水平的科研选题为医学进步和人类健康做出应有的贡献。

二、研究问题的产生

现代医学科学研究首先需要立题,立题也就是提出问题、确定问题。伟大科学家爱因斯坦曾说过:"提出一个问题往往比解决一个问题更重要。"然而什么是问题?在实践中暴露出来的矛盾,就是需要研究的问题。医学科研问题的产生主要来自于以下几点:

1. 来自于自身的医学实践活动 实践是认识的来源,在科学研究的日常学习、工作中,有时会出现一些意外的现象,如果能够细心观察、及时发现,可以在这些偶然现象中获得新的问题。临床实践中经常会遇到许多亟需解决的实际应用问题或有待深入探究的理论问题,例如同种疾病患者的个体差异导致病情千变万化,发现疾病新的症状、病因、诊断指标,对疾病流行病学进行调查,改进药物的使用方法或剂量以提高疗效或降低不良反应,疾病的发病机制、临床症状与表现、预后相关因素分析、诊断、治疗方法和技术的创新等,只要从实际出发,用心思考,会从中发现很多值得研究的问题。

2. 来自于前人的科研经验及教训 文献是前人研究工作或经验教训的总结和概括,通过对有关学科和专业领域文献资料的搜集和阅读,从阅读中把握前人已作了哪些研究,研究到什么程度,哪些问题尚未得到解决,哪些领域还存在进一步研究的空间,从中萌发个人见解,进而提出新的问题。例如许多书刊在论述某些疾病时经常使用"机制还不明了"、"尚无有效疗法"之类的字眼,不少人对此司空见惯也就不会进一步追究为什么或怎么办,甚至人云亦云、习以为常,其实这正是一些现成的科研课题,尽管有些问题有了初步的了解或提出了某种推测性解释,但我们仍可以通过自己的研究和探索以加深对问题本质的了解或对错误理论进行修正。

笔记

3. 来自于医学科学的内部矛盾 在长期的医疗实践活动中,医学科学存在着许多的内部矛盾,如医学理论与实践的矛盾;不同学术观点、学术派别之间的争论;继承与创新的矛盾等。只有从这些矛盾中不断发现问题,才能揭示出医学科学与医学技术发展的规律。人们在医学理论指导下进行实验研究时,常常会发现一些现有理论解释不了新的现象,这表明理论与实践之间出现了新的矛盾,从而引起对该理论的真理性和适用性产生怀疑,原有理论有待进一步修正、发展与完善,新的研究问题由此产生。因此,在认真分析实验数据、实验现象的基础上,寻找实验事实和已有理论的矛盾,在矛盾比较尖锐的地方提出问题,提出新的科学假说,再设计新的实验来验证科学假说,是科研选题的重要方法之一。在医学研究中,由于各人的实践范围不同、观察手段不同、实验方法不同、探索角度不同等,造成对同一事物产生不同的学术观点,形成不同的学术派别。争论可以激发人们去学习、去研究、去实验、去思考,当各种派别之间争论时,在不同思想的撞击中,互相启发,开拓思路,将会使得各派在理论上更容易的发现各自的缺陷和问题所在。由此可见,不同学派之间争论的焦点,往往是科研问题产生的源泉。

4. 来自于学科之间的交叉与借鉴 学科之间相互影响、相互交叉是现代科学研究的一个重要特征,中西医结合医学就是其中最典型的产物。学科与学科之间的交叉点往往是知识空白区,在此领域中选择课题,容易突破,取得成功。如血液动力学、药物动力学就是血液学或药物学与力学结合提出的课题。将其他学科的新技术与新方法移植来研究医学中的问题,也是医学科研和论文选题的重要方法之一,如细胞融合技术、同位素、基因工程等方面的课题及遗传病基因定位和用于遗传性疾病诊断的技术方法的研究。在交叉学科的领域中选择课题,要密切注视医学迅猛发展的趋势,抓住当代医学科学技术革命的新特点,在学科与学科之间,医学与其他自然科学、社会科学之间,认真寻找交叉学科的结合部、连结点、渗透区,从中提出研究问题。

综上所述,医学科研问题的产生和来源十分广泛,渠道是多种多样的,只要认真学习专业知识以及前人的科研经验和成果,再结合自己的医学实践,用心思考、仔细分析总结,就会发现和提出许许多多新的科研问题。

第二节 医学科研选题的方法及注意事项

一、医学科研选题的方法

随着我国医学工作的迅猛发展,医学科研受到了人们越来越多的关注。选题是科学研究的第一步,整个科研课题的设计、实施都是围绕选题而进行的,选题的优劣将直接关系到整个研究的成败。对于救死扶伤的医务工作者来说,选出一个科学、新颖、可行性高,并能服务于大众的课题显得尤为重要。在现在的新形势下,结合现实工作,我们将科研的方法总结如下。

1. 明确研究方向 研究人员在选题前应先明确自己的研究方向,弄清研究

笔记

范围及研究层次,明确自己的目标。通过查阅相关文献,将自己已经拥有的科研知识、经验和自身条件相结合,在不断地讨论、分析、探索及总结中,找出适合自己的科研问题,才能确保科研工作的开展。如果盲目的追求大课题,而忽视了课题可以完成的主客观条件,再好的选题都会失败。如果已经定好了自己的研究方向,就不要轻易变更,而应脚踏实地进行研究,对该研究方向一层一层的进行剖析,逐层深入研究,甚至用自己毕生精力从事该方向的研究。

2. 从临床实际中寻找课题　医务人员在临床工作不断积累经验的过程中,经常会发现这样那样的问题,这是其他学科所不具备的有利条件。我们在日常工作中要善于观察、收集记录、分析自己的各类临床资料,无论是常见疾病、罕见病、疑难杂症,都可通过对其病因的分析、疾病的诊断、治疗及疗效观察等的分析研究,从而发现有研究意义的课题。作为医务人员,科研的最终目的应定位在服务患者、治疗疾病、提高患者的生活质量上。如艾滋病在我国传播广、危害大,其面临的病原学、发病机制、临床诊断、实验室诊断、疫苗制备、治疗方法、预后等许多问题至今未得到满意的解决方案。

3. 从项目指南中去选择课题　项目指南是依据医学科技攻关项目所进行归纳的医学研究课题。国家、军队和地方卫生部门每年或每个五年计划都定期或不定期下达科研项目指南,如973项目指南、国家自然科学基金项目指南、省自然科学基金项目指南等。项目指南上均明确地提出了科研热点及重点资助范围。在选题时必须认真学习、体会新的项目指南,从宏观和微观上了解国家、地区对科技发展、经济建设的方针、政策及规定,尽可能地向国家优先发展领域及重点资助的范围靠拢。我们可对项目指南中所列出的项目或课题,进行详细剖析,明确申报重点,从大到小逐步具体化,并结合自己的专业领域及能力水平,制定出申报方案。这样的课题不仅是自身的优势项目,而且可能得到立项部门的青睐与支持,既提高了选题的生命力,突出选题的针对性,同时也更符合国家或地区科技与经济发展的需要。反之,一个偏离项目指南的课题将很难得到立项专家的青睐。

4. 从学术争论中寻找课题　波普曾经说过:"科学始于问题,科学研究就是回答问题。"对于医务工作者,我们经常要参加各种学术会议、讲座及疑难病例讨论等学术交流,这就为选题提供了一个很好的平台。由于每个人的认识程度不同,所拥有的资源及经验不同,对事实的着眼点不同,因此在同一问题上存在不同的学术观点是很正常的。对这些不同的观点,可提出不同的假说,并对各种假说在学术上进行争论,发现观点冲突、假说瑕疵、逻辑缺陷等,客观的比较不同观点的是非优劣。这样既开拓了大家的思维,也促进了医学理论的发展。例如对于强直性脊柱炎发病机制的解释有很多种,而这些解释都有事实依据和理论基础,我们可以在争论中寻找问题的关键,发现有研究价值的问题,为课题的确定提供准备。

5. 从查阅文献中寻找课题　查阅文献是信息积累的过程。当今社会科学技术飞速发展,网络建设日趋完善。现在除了可以通过图书等出版刊物查阅文献,也可以通过各大搜索引擎及各大网络科技信息数据库进行查找。通过系统

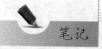

地查阅文献,可了解国内外在该领域的历史、最新研究进展、发展趋势,存在的利弊,发现存在的问题、可以继续深入研究的问题、尚未提出的问题,对研究对象进行调查、分析,可另辟蹊径或者在他人研究思路和研究成果上,进一步开拓选题的内涵和外延,在更高的层次上进行优化综合,根据自身的研究方向提出问题,确定课题。

6. 从学科交叉的边缘区和空白区中选择课题　控制论的创始人维纳曾指出:在科学发展上可以得到最大收获的领域,是各种已经建立起来的各部门之间的无人区。对现代医学,学科的分化程度越来越高,学科分支越来越多,学科与学科间的交叉现象也显得尤为突出。在这些学科的交叉区存在大量的问题,这里的问题多且容易被忽视,这也为我们提供了一个广阔的选题空间。许多事实证明,用单一学科的理论基础和技术手段不能取得理论性突破,在结合其他学科的新理论和新方法,整合几个学科的思想共同设计解决方案,达到学术理论之间的碰撞、互补,可衍生出很多的科研课题。如目前大家都把研究的方向转向了分子水平,这就涉及了医学和分子生物学两个学科。

7. 移植引用,建立自己的课题　剑桥大学教授贝弗里奇曾说:移植是科学发现的一种主要方式,大多数发现都可以应用于所在领域以外的领域时,往往有助于进一步发现。借鉴移植就是把其他学科或专业领域行之有效的先进思想、技术、方法等借鉴移植过来,应用于自己所研究的疾病、学科、专业,是科研选题不可忽略的方法。但应指出,借鉴移植并不是一味的照抄照搬,依葫芦画瓢,而应进行批判式的移植,扬长避短,取其长处,发挥本专业的特长与优势;舍其不足,不搞在专业上不熟悉的东西,有选择的把先进思想、新技术、新方法与自己的学科进行有机结合,这样移植出来的课题才是属于自己的有特色的创新的课题。如目前临床上广泛应用的正电子发射断层扫描(PET)、计算机断层扫描(CT)和磁共振成像(MRI)等影像学检查方法,是结合物理、化学、计算机、生物等多种学科领域的成果,成为临床诊断的一项重要手段。

知识拓展

根据医学性质分类选题

1. 基础医学性质的选题　主要涉及疾病诊断研究(如诊疗技术研究,诊疗仪器设备研究,中医四诊客观化、规范化研究等)及临床机制研究。

2. 临床医学性质的选题　针对常见病、多发病、重大疾病临床疗效的研究,特别是重大传染性疾病和慢性非传染性疾病的防治研究。

3. 预防医学性质的选题　主要以人群健康、群体疾病防治、流行病、环境卫生、劳动卫生和职业病、营养卫生等为科研选题内容。

4. 中医药性质的选题　包括中医基本理论、辨证诊治、名老中医医术经验传承、中药药效、中药新药研发等方面的选题。

5. 疾病谱变化性质的选题。

笔记

二、医学科研题目的确定

提出问题,查阅文献,选择科研问题并建立工作假说,最后通过逻辑与语言的凝炼形成一个简明、具体而又能高度概括研究内容的一段话,从而形成了科研选题的题目,就是确定选题。今后的研究工作也将沿着这个题目来安排进行,也决定了科研工作的成果。

一个好的科研题目需要具有如下几个因素:

(一)体现组成科研课题的三要素

科研课题的三要素包括:受试对象、处理因素、效应结果。一个好的科研题目是能把这三要素凝炼起来。例如"辨证施针治疗偏头痛的临床疗效观察"这样的题目就很典型地把三要素结合。处理因素明确——辨证施针,受试对象明确——偏头痛患者,效应结果明确——观察干预手段作用于对象的临床疗效。

案例3-1

处理因素不明确例子

题目是《中西医结合治疗顽固性心力衰竭24例临床观察 》。该作者对常规抗心衰治疗无效的充血性心力衰竭患者,改用中西医结合治疗方法,结果症状、体征及心功能均获得明显改善。治疗方法是在常规抗心衰治疗的基础上加用硝普钠。然后对患者进行中医辨证:脾肾阳虚者应用真武汤合实脾饮加味;瘀血阻络者应用血府逐瘀汤合五苓散加味。以中西医结合治疗某病效果观察作为标题值得商榷,虽然多数读者看后能够理解,但从确定标题基本要求来看,没有反映出该篇文章最主要、最应当让读者知道的内容。中医药包括:辨证施治、中成药治疗、针灸治疗、按摩治疗、刮痧治疗等诸多治疗方法,所以该题目的处理因素显得非常不明确,如改为《中医辨证施治联用硝普钠治疗顽固性心力衰竭24例》干预方法就相当明确。这种类型错误的文献题目很多,诸如《中西医结合治疗85例艾滋病患者临床疗效观察》;《中西医结合治疗糖尿病足31例》。

案例3-2

受试对象不明确例子

题目为《呼吸系统感染的抗生素治疗》,文中所述的仅仅是106例幼儿重症肺炎的治疗经过,除用抗生素外,还有其他方法,故该题名中受试对象缺乏专指性,可改为《婴幼儿重症肺炎106例治疗体会》。再如题为《布洛芬在儿科门诊的应用》,文章内容为布洛芬治疗门诊患儿上呼吸道感染发热的疗效,因此研究的疾病类型不明确,缺乏专指性。

笔记

（二）语言简练，主题突出

精练的题目，好像一双晶莹明亮的眼睛，给人以传神的魅力和准确的信息。所以拟定标题时对每个字词符号都要精心细选，仔细推敲，力图简洁，高度概括，纯粹规范。题目不宜太长，根据国家新闻出版总署规定，科研论文题目一般不宜超过20个字，英文题目不要超出10个实词，假如意思未尽，可用副标题表示，以破折号与主题目分开，但一般情况下，副标题尽量少用。例如题目为《全椎板切除硬脊膜外结核纤维结缔组织并用H型植骨治疗侧前方减压术后不恢复的脊柱结核截瘫的初步报告》，这个题目不仅字数达到50多个字，而且粗看让读者不明白他的中心主题是什么。如果修改为《H形植骨治疗脊柱结核截瘫的初步报告》就可以清楚地明白其中心思想是治疗脊柱结核截瘫，方法是H型植骨，论文的性质是初步报告。这样，改后的题目就显得简单、明确、简练，省掉了那些无关紧要的赘述。

1. 谦虚性词语　有些作者出于谦虚，题目中用一些与内容无关的"空话"，如…（的）初探；…的临床探讨；…浅析；…浅谈等词语。例如题为《浅谈哺乳期妇女钙代谢及骨密度的变化》，题目中的浅谈两字完全可以删除。

2. 夸大性词语　有些作者为使科研论文显得有学术性和理论性，常使用一些夸张性的大话来装饰题名。例如题为《大面积脑梗死发病12~72h降纤药物应用的临床研究》，不仅题目大而且不具体。如改为《降纤药物治疗大面积脑梗死疗效观察》，题目具体简洁，重点突出。

3. 无意义性词语　有的作者喜欢在题目上用"关于"、"对…"这些无意义的词，也完全可以删除。例如题为《关于胫骨平台骨折的临床疗效分析》，题目最好删去"关于"二字。

4. 规范化问题　科研题目除了应该言简意赅，题目控制在一定字数外，还应该注意以下两方面：一是题目中不用化学分子式、代号及非公知公认的缩略语或词不达意语；二是题目涉及数字时，应使用阿拉伯数字，但对数字组成的名词术语应当用汉字，如"三叉神经"、"股四头肌"，不能写成"3叉神经"、"股4头肌"。

（三）醒目富有新意

医学科研题目的特点之一是要富有新意，所写的论文及其题目应有自己的特点，只有这样的题目，才能吸引读者。例如题为《小切口结扎精索内动静脉治疗精索静脉曲张22例报告》这个题目特点突出，给人新鲜感。结扎精索内动静脉用"小切口"，是该文的特色，题目中突出这一内容，专业人员看到此题是会感兴趣的。相反，若把该题改为《手术治疗精索静脉曲张22例报告》，就显得平淡无味。

三、医学科研选题的注意事项

1. 选题应具体而明确　例如"中医药治疗肿瘤的评价"这一选题，我们作如下分析：第一，拟定采用的手段——中医药，中医药是个学科，包含了诸多的内容，有中药的方法，其中包括采用中成药（中成药又包含许多种）、汤药等；还有针灸、刮痧、按摩、导引等诸多方法，这些方法中还分为更多种具体的手段。所以这个选题的干预手段过大，不具体，不明确，无法实现，也无法在现实当中开展。其次,干预对象的选题——肿瘤,肿瘤首先有良恶性之分,良性的根据发病部位和所属不同的人体系统又有很多分类(如甲状腺瘤、垂体瘤、子宫肌瘤等)。恶性的同样有诸多分类,根据肿瘤的细胞类型可以分为癌和肉瘤。癌有根据组织学类型可以分为鳞状上皮癌(同时根据发病部位又分为皮肤、食管、肺、子宫颈、阴道、外阴、阴茎等)、腺癌和未分化癌,后两者结合发病部位的不同又分为多种癌症。所以选题无论是干预手段,还是干预对象都过于庞大,而且显得不具体,从而导致研究无法实施。相反,另一个选题——贞芪扶正注射液对肺癌化疗后免疫功能影响的临床研究,则体现出了干预手段具体、干预对象明确,那么就具有可操作性了。

2. 立足创新　创新的目的在于提高临床的诊疗水平,那么选题就要在发现当前研究不足的基础上开展研究。一味地重复而没有创新,就不能达到我们临床研究的目的。例如,结合当代他汀类药物治疗血脂异常的血症的有效性,并深入研究其不良反应后发现,他汀类药物很有效,但是肝脏毒性高从而影响了其应用,导致部分血脂异常患者不能得到有效的治疗而发生心脑血管疾病。中医学研究发现中药红曲可以降低患者胆固醇水平,同时进一步的药理学分析发现红曲有效性的物质基础——天然他汀,且临床发现该药肝脏毒性很少。那么这样一个选题——血脂康(红曲提取物)治疗血脂异常的有效性和安全性的临床观察,就是在立足现实基础上的一个创新性研究,即不但有效治疗血脂异常的血症,同时有较少的肝毒性,避免了重复,也实现了创新。

3. 注意研究问题的可行性　临床研究中,经常遇到这样一个问题,就是无论选题的创新还是方法的创新都不错,但在实际的操作过程中往往无法实现,其中原因大多是可行性问题。所以,在选题的时候,就必须考虑到后续操作的可行性。

例如: 在基层医院开展医疗科研工作,确实存在着许多问题值得研究与探讨,往往因仪器设备条件简陋、科研经费有限、技术力量薄弱,加之诊疗工作较忙而无暇进行,难以付诸实施。因此,应当根据基层卫生单位专业技术人员构成和设备、资金的实际情况,从实际出发,实事求是的确定科研工作的方向,采取"看米下锅、量力而行"的办法,有什么样的条件就搞一些什么样的可行项目,尽量发挥现有仪器设备的最大效能和个人的主观能动性。基于这样的原则,在科研选题之初就要有严格的选题计划,并有的放矢地开展科研工作。

4. 具备合适的研究对象　临床研究的选题要求对高度凝炼的一段话予以概括,而在实际工作中经常存在着注重研究方法或选题的创新,从而缺少对试验研究对象的设计或计划,导致最终研究结果的不确定性。所以进行临床研究,研究对象的明确与合理选择至关重要。例如: 患者来源于那个地域,健康人群或对照人群的来源,以及对研究对象的定义等,都需要明确。

5. 经费支持　经费规模往往决定了临床研究的规模。通俗地讲,就是有多少钱干多少事。因此,科研选题在考虑创新、先进性等方面的同时,还要考虑到课题来源的资助程度。例如: 校级课题如果资助在1万~2万元,那么临床科研的选题就要根据情况设定选题的规模。

6. 预测研究结果的价值　每个临床研究都是为了最大程度的提高临床诊疗

笔记

水平,但不同层次或资助水平及不同来源的课题往往对研究价值的要求也是不同的,例如:针对青年人才和针对学生的科研课题招标对研究结果的价值要求就有很大的差别,所以以科研选题对研究结果的估计或预测使之符合招标要求,这样有利于科研课题的顺利开展。

7. 符合医学伦理学的要求　伦理学要求在临床科研中显得格外突出,临床试验最为重要的是不能给参与试验的患者带来痛苦。但临床试验总会给患者带来一些不便,这就需要在寻求医学进步的实践与保障患者得到最好的治疗之间找到一个平衡点。而找到这个平衡点需要考虑问题,并获得相关伦理学机构的批准和监督。世界医学会在1964年发表了医学研究中道德问题基本要求的《赫尔辛基宣言》,并于1975年在日本东京、1983年在意大利威尼斯、1989年在中国香港举行的世界医学大会上分别进行了修订。根据上述宣言,医学临床试验需要注意以下几点:

(1)临床试验必须符合《赫尔辛基宣言》和国际医学科学组织委员会颁布的《人体生物医学研究国际道德指南》的道德原则,即公正、尊重人权、力求使受试者最大限度受益和尽可能避免伤害。参加临床试验的各方必须充分了解和尊重这些原则,并遵守中国有关药品的法律法规。

(2)进行药品临床试验必须有充分的科学依据。准备在人体进行试验前,必须周密考虑该试验的目的、要解决的问题、预期的治疗效果及可能产生的危害,预期的受益应该超过可能出现的危害。

(3)临床试验前试验方案需经相关伦理委员会审议同意,并签署批准意见后方能实施。试验进行期间,试验方案的任何修改均应得到伦理委员会的批准。

(4)研究必须做到知情同意。研究者向受试对象提供口头或者书面的有关临床试验的详细材料,其中包括试验目的、预期的益处、受试对象被分配到不同试验组而可能出现的风险、因参加试验而受到损害或者影响身体健康时能够得到的治疗和补偿等。获得受试对象的同意后,应该签署知情同意书。

另外,中医药临床科研课题的选定过程中,除了要遵循选题程序、原则和选择正确的选题思路、方法,明确选题的主要范围外,要选好、选准课题,争取立题,还应注意下列事项:处理好重点和一般的关系;处理好发展现代医学与发扬中医特色的关系;确定明确的研究目标;尽可能选定有特异性的观察指标;疗效观察课题要有确切疗效为依据;掌握课题起步时机;注意课题的阶段性;注意课题与经费资助的吻合性[4]。

总之,医学科研是一种极其复杂的认识与实践活动,而科研选题是这个复杂过程中具关键性的一步,它决定科研的主攻方向,选题正确与否,影响科研的全局。要做好科研选题,又必须充分考虑到诸多注意事项,并且很好的预测和处理好它们。只有很好做到这些方面,才能实现整个科研课题的顺利开展,以期取得满意的成果。

笔记

本 章 小 结

　　科研选题包括确定研究方向和选择具体研究课题。一个医学科学研究程序主要包括科研选题、课题设计、实验观察及调查、资料加工整理、总结分析并提出研究结论、撰写论文与研究报告、结题、鉴定验收或申请专利与成果推广应用等。医学科研选题原则有创新性原则、科学性原则、可行性原则、实用性原则。

　　医学科研选题的方法：明确研究方向；从临床实际中寻找课题；从项目指南中选择课题；从学术争论中寻找课题；从查阅文献中寻找课题，从学科交叉的边缘区和空白区选择课题；移植引用，建立自己的课题。

关键术语

医学科学研究　medical science research　　研究方向　research area

讨论题

　　通过本章的学习,你觉得应该如何进行一个好的科研选题与立题?

思考题

　　1.简述医学科研选题的原则。
　　2.简述医学科研选择的方法。

（张　俐）

笔记

第四章

文献的检索

学习目标

通过本章的学习,你应该能够:

掌握 文献的定义,文献的种类及其特点;文献检索的基本途径和方法;科学有效管理文献的基本方法和技巧

熟悉 国内外常用的文摘和全文数据库

了解 文献管理软件的基本功能和应用

章前案例

小李是某三甲医院的一名管理人员,最近对医护人员心理健康的影响因素产生了兴趣,他想开展这方面的调查研究。在开展具体研究之前,他想了解目前国内外关于医护人员心理健康的研究情况,但他目前所在的医院只订购了几种学术期刊,虽然他花费了大量时间阅读了所有可能利用的期刊,但也只找到了非常有限的几篇文献。(假设小李所在医院位于某所知名医学院校附近,该校图书馆购买了多种电子资源。)

问题:众所周知,掌握大量的文献是做好医学科学研究的前提条件。显然,几篇文献对于小李的研究是远远不够的,那么你认为小李应该如何整合可以利用的资源,快速高效地获取尽可能多的信息呢?

分析:小李可通过该校图书馆的文献信息检索系统综合查找发表在多个期刊上的中外文献。文献信息检索系统是具有选择、整理、加工、存储和检索信息功能的有序化信息资源集合体,具有报道、存储和检索文献信息的功能。数据库是计算机信息检索系统的重要组成部分,一个计算机检索系统可以有一个或多个数据库,每个数据库都是一定专业领域信息的有序化集合。在期刊文献数据库中输入检索词,会检索出发表在数据库收录的所有期刊上的相关文献。

文献作为人类所特有的承载和传递文明的载体,记录着人类在漫长的历史长河中逐渐积累的经验和创造的知识,成为人类不断发展进步的智慧源泉。文献是当今社会学习和科学研究过程中必不可少的参考资料,伴随着现代科学技术的飞速发展,医学文献的数量迅猛增加,它一方面为我们的学习和科研工作提供了大量可利用的资源,但另一方面也制造了大量的信息垃圾,为信息利用和查找也带来了一些麻烦。因此,作为一名医学院校的学生和未来的卫生管理科研工作者,了解医学文献信息资源的基本知识、掌握检索与利用信息资源的基本理

笔记

论与方法已经成为当代大学信息教育的重要内容。文献检索是否准确而全面，文献阅读是否充分而细致，是关系到选题是否具有先进性与合理性，是否能够避免重复劳动的重要因素。

第一节 文献的概述

一、文献信息的基本知识

1. 信息（information） 在日常生活中，我们经常会听到信息这个词，但很少有人能给它下一个完整的定义。我国国家标准《情报与文献工作词汇基本术语》（GB4894–85）中将信息定义为："信息是物质存在的一种方式、形态或运动状态，是事物的一种普遍属性，一般指数据、信息中包含的意义，可以使消息中所描述事件的不定性减少"。信息包涵的内容广泛，是许多学科广泛使用的概念，在不同学科领域有着不同角度的解释。信息是无形的，但它是客观存在的，它和物质、能量共同构成了现代社会的三大资源。人类历史的发展就是处于不断获取信息、认识信息、传递和利用信息、创造信息的过程中，不断地通过信息去认识世界和改造世界。

所谓医学信息，就是用语言、文字、符号、图像等反映人类在与疾病作斗争的过程中，疾病运动状态及其变化方式的信息。

2. 知识（knowledge） 知识来源于信息，知识是人类对客观世界的正确认识，是人们在认识世界和改造世界的实践中所获得的认识和经验的概括和总结，是人们通过对大量信息进行思维分析，并加以系统和深化而形成的结果，是对客观事物本质和规律的认识。人类在获得知识以后，再将这些知识用来指导实践，又能创造新的信息，获得新的知识，知识蕴含着推动社会发展和人类进步的无穷力量。

3. 文献（document，literature） 可以理解为固化在一定物质载体上的知识，是用文字、图形、符号、声频、视频等技术手段记录人类知识的一种载体。狭义的理解是指图书、期刊等各种出版物的总和。文献是记录、积累、传播和继承知识的最有效手段，文献是人类社会活动中获取情报的最基本、最主要的来源，是交流和传播情报的最基本手段，也是推动社会进步和科技创新的重要力量。文献是对前人知识的积累，为我们进一步的学习和创新打下了基石，在整个人类社会的发展过程中发挥着不可替代的作用。

二、文献的属性和特点

（一）文献的基本属性

1. 知识性 知识性是文献的本质，离开信息知识，文献便不复存在。

2. 传递性 文献能帮助人们克服时空障碍，促进知识的交流、传播和发展。

3. 动态性 文献并非处于静止状态，而是随着社会科学的发展处于不断的有规律运动和变化之中。由于发展的需要，新的文献每天都在不断产生，而那些过时的也不断被淘汰。

（二）文献的特点

1. 数量庞大、增长速度快 随着科学技术和社会生活方式的飞速发展，人类

笔记

知识总量在迅猛增加。作为存储、传播知识的载体,文献随着知识量的增加其数量也在激增。

文献数量的激增,一方面丰富了文献信息资源,但同时也产生了"文献污染",给人们选择利用文献带来了一定障碍。

2. 载体多样化 随着科学技术的发展,声、光、电、磁等技术和新材料在社会各领域得到广泛应用,除了传统的印刷型外,新的文献载体不断涌现,如磁盘、缩微胶片、光盘等。

3. 语种增多、语言障碍增加 随着世界各国交流的不断深化,医学文献出版的语言种类急剧增多,一方面丰富了医学文献,另一方面也造成读者阅读文献的障碍。

4. 内容交叉重复 现代科学技术综合交叉,彼此渗透的特点,导致知识的产生和文献的内容交叉重复。如同一内容以不同语言出版发表,同一研究内容发表在多种期刊上等。

5. 时效性增强、文献寿命(半衰期)缩短 随着科学技术的发展,新知识、新理论 、新技术 、新产品层出不穷,加速了知识的新陈代谢,使文献老化加速,文献的使用寿命也必然随之缩短。

三、文献的分类

根据不同的划分标准,文献分为以下类型。

(一)按照载体形式划分

1. 印刷型 印刷型文献既是文献信息资源的传统形式,也是现代文献信息资源的主要形式之一。其特点是便于阅读和流通,符合人们的传统阅读习惯,但由于是以纸张为载体,其存储密度小、占用空间大,不宜长期保存,不便于携带,难以实现加工利用的自动化。

2. 电子型 采用电子技术,将文献信息数字化,存储于光盘、硬盘等载体上,并借助计算机及现代通信手段传播利用的一种新的文献类型。电子类型文献具有信息量大、检索灵活、传递方便等优点。网络技术的发展使它被越来越多的人所接受和利用。

3. 微缩型 微缩型文献的载体为感光材料,其优点是体积小、保存期长、制作成本低。缺点是使用时需要借助阅读器,查找、使用不够方便。

4. 声像型 又称视听型,包括音带、像带、幻灯片等,优点是可以动态反映一些文字难以表达的知识,形象生动;缺点是需要借助设备才能使用,另外使用价格较高,给知识的普及带来了不便。

(二)按照出版形式分

1. 图书 图书是文献中最为古老,至今仍然被频繁使用的一种文献类型,常用的图书包括教科书、专著、参考工具书等,是学习和参考的主要信息源。图书的主要特征是有一个由十位数字组成的国际标准书号(international standard book number, ISBM)。

2. 期刊 期刊又称杂志,是一种定期的连续出版物,有固定的名称和连续

笔记

的卷号、期号,期刊具有内容新颖、出版周期短,通报速度快,信息量大特点;同图书的ISBM一样,每种期刊都有一个由八位数字组成的国际标准连续出版物号(international standard serial number, ISSN)。

3. 会议文献 会议文献是指在学术会议上进行交流的论文,世界各地每年都会召开大量的学术会议,同时也产生很多会议论文。会议文献的内容一般来说比较新颖,可以从中获取很多有用的信息或启示,因此备受专业人员的青睐。

4. 学位论文 是表明作者从事科学研究取得创造性的结果或有新的见解,并以此为内容撰写而成,作为提出申请授予相应学位时评审用的学术论文。学位论文包括学士论文、硕士论文、博士论文。

5. 专利文献 专利(patent)是指受法律保护的技术发明,专利文献主要指专利说明书,它详细记载了发明创造的详细内容及被保护的技术范围,是集技术、法律、经济信息于一体的特殊类型的科技文献。

6. 其他 除了上述介绍的几种类型外,按出版类型划分的文献还包括科技报告、政府出版物、产品资料、技术档案等。这些文献类型在医学文献检索的结果中使用不多,因此不作详细介绍。

知识拓展

影响因子(Impact Factor, IF)

影响因子(Impact Factor, IF)是1972年由尤金·加菲尔德提出的,现已成为国际上通用的期刊评价指标,它不仅是一种测度期刊有用性和显示度的指标,而且也是测度期刊的学术水平,乃至论文质量的重要指标。该指标是一个相对统计量,可克服大小期刊由于载文量不同所带来的偏差,它的出现给文献计量学的发展带来了一系列重大革新。

影响因子(IF)=某年引用某刊前两年发表的论文的总次数/某刊前两年发表的论文总数。

影响因子分复合影响因子和综合影响因子,复合影响因子是以期刊综合统计源文献、博硕士学位论文统计源文献、会议论文统计源文献为复合统计源文献计算,被评价期刊前两年发表的可被引文献在统计年的被引用总次数与该期刊在前两年内发表的可被引文献总量之比;综合影响因子主要是指文、理科综合,是以科技类期刊及人文社会科学类期刊综合统计源文献计算,被评价期刊前两年发表的可被引文献在统计年的被引用总次数与该期刊在前两年内发表的可被引文献总量之比。

一种刊物的影响因子越高,也即其刊载的文献被引用率越高,一方面说明这些文献报道的研究成果影响力大,另一方面也反映该刊物的学术水平高。利用期刊的影响因子,可以帮助我们选购馆藏期刊,指导读者和作者投稿、确定核心期刊,观察学科发展。

影响因子大小一般由论文因素、期刊因素、学科因素、名人效应的影响和检索系统因素等决定。

笔记

（三）按照文献信息的加工深度分

1. 一次文献（primary literature） 又称原始文献，通常指作者的原始创作，是以作者本人的研究成果为基本素材撰写而成。如专著、学术论文、专利说明书、科技报告等。因此，一次文献信息资源包含了新观点、新技术、新成果，提供了新的知识，因而成为科学研究等工作的最主要信息来源。

2. 二次文献（secondary literature） 是将大量无序、分散的一次文献按其特征收集整理、加工，并按一定的顺序组织编排，使之系统化而形成的各种目录、索引和文摘以及相应的数据库。二次文献具有汇集性、工具性、综合性和系统性等特点，它的重要性在于提供了一次文献信息资源的线索，是打开一次文献信息资源知识宝库的钥匙，可节省查找知识信息的时间。

3. 三次文献（tertiary literature） 三次文献是在充分利用一、二次文献的基础上，科技人员围绕某一专题，对有关知识信息进行综合、分析、提炼、重组而再生的信息资源。形式如综述、述评、进展、现状、发展趋势等期刊文献和百科全书、年鉴、手册等参考工具书。三次文献具有综合性高、针对性强、系统性好、知识面广等特点，使用价值较高，能直接提供参考、借鉴和利用。

4. 零次文献（zero literature） 零次文献是指未经过信息加工，直接记录在载体上的原始信息，如实验数据、观测记录、调查材料等。它是一次文献的素材，对一次文献的形成具有重要作用。这些未融入正式交流渠道的信息，往往反映的是研究工作取得的最新发现或是遇到的最新问题，或是针对某些问题的最新想法等，而这一切无疑是启发科研人员的思路、形成创造性思维的最佳思维素材。

此外，学术界还按文献内容的公开出版状况或获得的难易程度将文献信息资料划分为白色文献（white literature）、灰色文献（grey literature）和黑色文献（black literature）三种类型。

知识拓展

H指数

H指数（H index）分作者H指数、期刊H指数和机构H指数。作者H指数是指某研究者的论文数量及其论文被引用的次数。赫希认为：一个人在其所有学术文章中有N篇论文分别被引用了至少N次，他的H指数就是N，如美国耶鲁大学免疫学家理查德·弗来沃（Richard Flavell）发表的900篇文章中，有107篇被引用了107次以上，他的H指数是107。

作者H指数是一个混合量化指标，最初是由美国加利福尼亚大学圣地亚哥分校的物理学家乔治·赫希（Jorge Hirsch）在2005年的时候提出来的，其目的是量化科研人员作为独立个体的研究成果。H指数被认为是对先前众多衡量指标的一大改进；先前的衡量指标都倾向于关注科研人员在其发表论文的期刊，因而，它们都假定作者的贡献等同于期刊的平均值。如果一位科学家的出版成果以它们被引生命周期的数字进行排序的话，那么H指数就是一个最大值，这个最大值是指每篇论文至少被引了H次的H篇文章。

笔记

H某指数也有自身的不足,它忽视了高被引文献和未被引用文献,于是又出现了一种H指数的改进指数G指数。G指数于2006年比利时计量学家Egghe提出,它将某一学者的论文按被引次数从高到低排序,将序号平方,将被引次数按序号从高到低累计,当序号平方等于累计被引次数时,该序号就是G指数。如果序号平方不能恰好等于而是小于对应的累计被引次数,则最接近累计被引次数的序号就是G指数。

四、文献信息检索

文献信息检索(information retrieval)有广义和狭义之分,广义的信息检索,是指将大量无序的信息按一定的方式组织和存储起来,并根据信息用户的需要找出有关的信息过程,所以它的全称又叫"信息的存储与检索(information storage and retrieval)。狭义的文献信息检索则仅指该过程的后半部分,即用户根据自己的需求,利用检索工具或者检索系统,从信息集合中找出所需要的信息的过程,相当于人们通常所说的信息查寻(information search)。

(一)文献信息检索的类型

文献信息检索的方式有很多,可分为手工检索系统、机械检索系统和计算机检索系统等,但目前仍然以手工检索系统和计算机检索系统为主。

1. 手工检索系统 手工检索系统又称"传统检索系统",是指利用印刷本检索工具进行人工查阅并做出笔记的检索过程。其主要的类型有各种书本或者卡片目录、题录、文摘和各种参考工具书等。具有方便、灵活、判断准确、可随时根据需求修改检索策略,查准率高等特点。由于是人的手工操作、检索速度受到限制,也不便于实现多元概念的检索。

2. 计算机检索系统 计算机检索又称"现代化检索系统",是用计算机技术、电子技术、远程通信技术、光盘技术、网络技术等构成的存储和检索信息的检索系统。按其使用的设备和采用的通信手段,可以分为联机检索系统、光盘检索系统和网络检索系统。该系统检索速度快,且不受地域限制,能大大提高检索效率,节省人力和时间,此外可以采用灵活的逻辑运算和组配等方式,进行多元概念的检索,但有时检索费用较高。

(二)文献信息检索的意义和作用

1. 充分利用信息资源,提高科研工作的起点,避免重复劳动,少走弯路 科学研究是一种探索未知的活动,在研究工作中,从选题、研究到成功鉴定,每一步都离不开信息,只有充分掌握了有关信息,才能避免重复劳动,少走弯路。

2. 获取科学知识的最佳捷径 科学技术的发展是建立在前人科学研究成果的基础之上的,它具有连续性和继承性等特点,通过信息检索,我们能够获取有关研究的最新动态和进展,从中筛选有价值的信息,以帮助我们研究工作的开展。

3. 提高科研效率和节省研究人员时间 面对广泛的信息海洋,要想从中寻找到自己真正需要的那极少一部分信息,就必须学会如何使用信息检索工具,通

笔记

过有效的科技文献检索工作,可以大量节省科研人员的工作时间和精力,从而大大提高研究的效率。

4. 提高科研人员信息素养以及帮助科研人员终生学习的必备工具 随着时代的发展,我们只有通过不断的学习,不断的更新知识,才能适应社会发展的需求,而掌握文献检索技术也是提高我们的信息素养,以及终生学习的重要手段。

五、计算机检索的途径与技术

(一)检索途径

是指用记录的某一特征为检索切入点进行检索。检索途径体现为字段检索。常用的计算机检索途径有自由词检索、主题词检索、分类检索、著者检索、引文检索、刊名检索、机构检索等。

自由词检索:自由词又称"文本词",是著者写文章时选用的自然词语,包括标题词、关键词、文摘词、全文词。自由词不受主题词表约束,同一概念用词取决于著者的偏爱。

主题词检索:是一种规范化的检索语言。主题词的规范作用在于对同义词、近义词、拼写变异词、全称缩写等进行归并,以保证一词输入,多词命中,避免文献的漏检。主题词由主题词表控制。

分类检索:以科学分类为基础、结合文献特征的概念逻辑等级体系的检索途径。它用数字或数字加字母构成的分类号代表一个概念,这些概念之间有反映上下位类关系的从属关系,有反映同位类之间的并列关系。

著者检索:是用文献上署名的作者或编者的姓名作为检索词。著者检索的规则是:姓在前,名在后,更多的情况是名只用首字母。

引文检索:是以被引用文献为检索起点来查找引用文献的过程。由于被引用文献和引用文献在内容上或多或少有关联,所以通过一个知名学者或一篇较高质量的文献进行引文检索,常常可以获得一系列主题相关、内容上有所继承和发展的新文献。

刊名检索:检索指定期刊上发表的文献。

机构检索:以机构名称为检索词,查找该机构学者发表的文献。

其他的检索途径还有:默认(default)检索、专利号(patent number)检索、分子式(formula)检索、特征词(check tags)检索等。

(二)检索技术

计算机文献检索过程不同于手工检索的人脑分析,需要通过对一个或多个检索词的计算机运算才能准确查到所需要的文献,因而掌握与利用计算机文献检索技术显得尤为重要。

1. 布尔逻辑检索(Boolean searching) 是计算机检索最基本、最重要的运算方式,是利用布尔逻辑运算符对若干个检索词进行组合表达检索要求的方法。布尔逻辑运算符主要有三种,即逻辑"与"、逻辑"或"和逻辑"非"。

逻辑"与"用"*"或用"AND"算符表示,是一种具有概念交叉或概念限定的组配。例如要检索"吸烟与肺癌"方面的有关信息,提问式可写为:"吸烟 AND 肺

笔记

癌"或者"吸烟*肺癌"。此方法缩小了检索范围,增强了检索的专指性,提高查准率。

逻辑"或"用"+"或用"OR"算符表示,是一种具有概念并列关系的组配。例如要检索"癌症"方面的信息,癌症这个概念可以用"癌症和肿瘤"两个同义词来表达,采用"逻辑或"组配,提问式可写为"cancer(癌)OR tumor(瘤)"。使用"逻辑或"技术,扩大了检索范围,提高了查全率。

逻辑"非",用"−"或用"NOT"算符表示,是一种具有概念排除关系的组配。例如要检索"心脏疾病但不包括心律失常"方面的文献,采用"逻辑非"组配,提问式为"heart disease(心脏疾病)NOT arrhythmia(心律失常)",表示从"心脏疾病"概念检索出的记录中排除含有"心律失常"的记录。该方法可排除不需要的概念,提高查准率,但也易将相关信息剔除,影响检索信息的查全率。因此,使用应谨慎。

由于有时候单一运算符难以解决一些复杂的检索问题,在检索过程中我们常将多种运算符配合使用,当同一检索式中出现多个运算符时,以上三个运算符中,NOT优先运算,AND其次运算,OR最后运算,如果要改变运算顺序,可以添加括号以表示括号内的运算符优先,如图4-1。

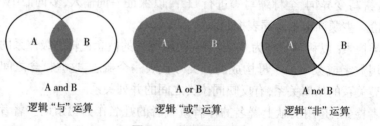

A and B
逻辑"与"运算

A or B
逻辑"或"运算

A not B
逻辑"非"运算

图4-1 布尔逻辑运算

2. 截词检索(truncation search)和通配检索(wildcard search) 截词符和通配符在不同的检索系统用不同的符号,一般为*、?、#、$等。截词符代表若干个字符有或无,按截词的位置可分为前截断、中截断和后截断三种类型。"*"表示无限截词,可代表0~n个字符,以后截断为例,可以检索词根相同但词尾不同的检索词,如transplant*,表示检索词根为transplant,词尾可以是-e、-ation、-ing等所有词。通配符"?"代表一个字符有或无,可以检索单复数,英美不同拼写方式等检索词,如colo?r、wom?n、rat?s,等分别代表(colour or color),(woman or women),(rat or rats)。这种检索方法一方面可以避免漏检,另一方面也避免了多次输入的麻烦。

3. 限定检索 在绝大多数检索系统中都有一些缩小或约束检索结果的方法,最常见的是对特定字段的限定检索,限制符多为in、=、□等,用这种方法可以将检索词限制在特定的字段中,如LA=English,表示检索结果的语种为英文文献,LA代表语言字段(language,缩写为LA)。

4. 词位检索 在某些数据库检索中,要表达检索词在记录中相互位置关系时使用的运算符,不同的检索系统的位置运算符也不尽相同,常见的有near、with等。

With算符:表示此符两侧的检索词在命中记录中必须出现在同一字段中,即

笔记

56

同时出现在篇名或文摘中等,前后位置可以颠倒。

Near算符:表示此符两侧的检索词的距离最近。A near B的检索结果是A与B必须同时出现在一句话中,无论语序,两者之间的距离最多可相隔n-1个单词。例如:Sequence near3 analysis,表示序列分析之间最多允许插两个词,并出现在同一句子中。

除了上述检索技术外,还有加权检索、二次检索等检索技术,我们在检索过程中,通常需要组合使用多种检索技术,才能保证我们检索效率的最大化。

六、检索策略的构建与调整

(一)检索策略的构建

1. 分析检索课题,明确检索要求　首先我们应该通过对课题的分析,搞清课题的目的或所要解决的问题,确定检索课题的方向、类型、检索时间和范围等。如果属于基础理论性研究,要侧重于查找期刊论文、会议论文;如果是尖端技术,应侧重于科技报告。此外要搞清课题的重点是强调"查准"还是"查全"。

2. 选择检索系统,确定检索方法　由于不同的检索系统有其不同的特点,因此我们要根据检索课题的需要,选择合适的检索工具。

3. 确定检索途径,编写检索策略表达式　根据检索要求和检索工具的特点,确定适宜的检索途径,如作者、关键词、主题词、作者单位等。检索途径确立后,我们应该根据具体的要求,科学的构建检索表达式,合理的使用逻辑运算符、截词符等方法。

4. 评价检索结果,修正检索策略　按照预定的检索策略进行检索,并对检索结果的相关性进行分析、评价。如果检索结果满足自己的检索要求,则根据需求采用一定的输出方式将检索结果输出。如果对检索结果不满意,应对检索策略进行调整,以获得更好的检索结果。

> **知识拓展**
>
> #### 文献检索效率
>
> 文献检索效率是研究文献检索原理的核心,是评价一个检索系统性能优劣的质量标准,它贯穿信息存储和检索的全过程。衡量检索效率的指标有查全率、查准率、漏检率、误检率、响应时间等,人们常用查全率和查准率这两个指标。
>
> 查全率:利用检索系统进行某一课题检索时,检出的相关文献量与该系统信息库中存储的相关文献量的比率乘以百分之百,称为查全率,它反映该系统文献库中实有的相关文献量在多大程度上被检索出来。查全率是衡量某一检索系统从文献集合中检出相关文献成功度的一项指标,即检出的相关文献与全部相关文献的百分比。
>
> 查准率:利用检索系统进行某一课题检索时,检出的相关文献量与检出文献总量的比率再乘以百分之百,称为查准率,它反映每次从该系统文献库

笔记

中实际检出的全部文献中有多少是相关的。查准率标志某一检索系统运行过程中拒绝无关文献、选出有关文献的能力，同时也是用户从检出文献中进一步筛选出相关文献所需时间的一种间接测度。

　　查全率和查准率指标最初是1956年由J.W.佩里、A.肯特等人提出的，是衡量信息检索系统检出文献全面性和准确度的尺度。查全率和查准率之间是一种相互制约的关系，提高查全率就会使查准率下降，提高查准率会使查全率下降，一般人们都希望检索结果的查全率和查准率达到百分之百，这是一种比较理想的效果，但事实上很难做到，我们在实际检索过程必须同时兼顾查全率和查准率，尽量通过科学的检索策略使我们的检索结果取得最佳的效益。

（二）检索策略的调整

　　检索策略的调整可概括为两种情形，即当检出文献量小于期望时我们可以扩大检索范围或当我们的文献检出过多时，我们可以缩小检索。

　　1. 扩展检索　是指通过一定的检索技巧增加检出文献的数量，提高检索的查全率，我们可以采取以下措施：①重新选择数据库：选择多个数据库进行检索，或增加所检数据库的检索年限；②选择多种检索方式：不同检索方式有不同特点，采用多种检索方式结合，可以适当扩大检索；③重新选择检索途径；④重新构建检索表达式：主题词检索时采用扩展检索；自由词检索时考虑其同义词、近义词等，并用or连接；检索词后用截词符；删掉某个用and连接的不重要的检索词；多用几个副主题词，甚至选用所有副主题词等。

　　2. 缩小检索　是指通过一定的方式减少检出文献的数量，提高检索的查准率，可以采取以下措施：①重新构建检索表达式，增加用 and 连接的检索词，或用"二次检索"；②减少所检数据库的数量，或减少所检数据库的检索年限；③用特定的副主题词进行限定；④重新选择检索途径：如全文字段检出文献较多时，可重新选择在篇名、关键词和文摘等字段；⑤选择更为精确的分类范围，进行输词检索。

七、图书馆藏的利用

　　图书馆是我们获取知识的重要场所，也是科研人员获取系统性知识的主要途径，因此，弄清图书馆藏的排架规律，有利于充分利用图书馆的文献资源。

　　图书馆里面的期刊基本上都是按照刊名排序，中文期刊按刊名的汉语拼音或笔画笔形排序（也有图书馆按照分类排序），外文期刊一般按照各文种的刊名字顺排序。

　　国内外图书分类方法有多种，其中最著名的有《美国国会图书馆图书分类法》（Library of Congress Classification）、《杜威十进分类法》（Dewey Decimal Classification）等。我国大学图书馆使用最普遍的是《中国图书馆分类法》（简称《中图法》）。

　　2010年最新出版的《中图法》分为5大部类，22个基本大类，51881个类目，按

笔记

从总到分,从一般到具体的原则,其中与医学相关专业的"R医药、卫生"又可分17个二级类目,见表4-1。

表4-1 "R医药、卫生"的二级类目

分类号	类目	分类号	类目
R1	预防医学、卫生学	R74	神经病学与精神病学
R2	中国医学	R75	皮肤学与皮肤性病学
R3	基础医学	R76	耳鼻喉科学
R4	临床医学	R77	眼科学
R5	内科学	R78	口腔医学
R6	外科学	R79	外国民族医学
R71	妇产科学	R8	特种医学
R72	儿科学	R9	药学
R73	肿瘤学		

类目按概念之间的逻辑隶属关系,再往下逐级展开,划分出更专指、更具体的类目。如"R544.11原发性高血压",它的上级类目由上到下依次是:

R 医药、卫生
R5 内科学
R54 心血管疾病
R544 血压异常
R544.1 高血压
R544.11 原发性高血压

《中图法》的分类号采用字母和数字结合混合编码方式,当一个类号超过三位时,会加上圆点"."以醒目,如上述案例。

掌握图书分类法的基本规则,就能很快找到自己所需要的图书,目前大部分图书馆都采用了计算机集成管理系统,并提供了馆藏文献的检索功能,读者可以很方便的快速查到自己所需要的书籍和期刊。

第二节 文献的来源

文献的来源有很多种,常见的主要包括书籍、报刊、期刊、档案以及互联网上的电子资源等,我们将主要围绕电子文献资源进行探讨。电子文献一般由数据库构成,下面就医学研究过程中的几种常用的中外文数据库做一些简单的介绍。

一、中国生物医学文献服务系统

(一)概述

中国生物医学文献服务系统(SinoMed)是由中国医学科学院医学信息研究所开发研制。该系统是对中国生物医学文献数据库(CBM)原有检索系统的全

笔记

面继承和发展。除了CBM数据库外,还整合了许多其他中外文数据库,如中国生物医学文献数据库、北京协和医学院博硕学位论文库、西文生物医学文献数据库(WBM、)英文会议文摘数据库、日文生物医学文献数据库以及俄文生物医学数据库等,如图4-2。

SinoMed服务系统涵盖范围广、检索功能强大、方便实用,它不仅提供单库检索和跨库检索(即在SinoMed系统中选择多个数据库同时进行检索)两种方式,还与PubMed检索系统具有良好的兼容性。因其检索过程快速、高效,检索结果细化、精确。因而深受广大用户的喜爱。下面以中国生物医学文献数据库(CBM)为例介绍其各自检索途径的具体使用方法。

中国生物医学文献数据库(CBM),于1994年9月发行首版,是中国医学科学院信息研究中心开发研制的综合性生物医学文献数据库。CBM收录了1978年以来1600多种中国生物医学期刊,以及汇编、会议论文的文献题录,也包括引文在内的摘要数据,年增长量约40万条,数据总量达370余万篇。近来CBM实现了与维普全文数据库的链接功能,可直接通过链接维普全文数据库获取1989年以来的全文。CBM中的文献涉及基础医学、临床医学、预防医学等与生物医学相关的各个领域。并且提供了多种检索途径和检索入口,大大方便了检索过程,提高了文献的筛选效率。

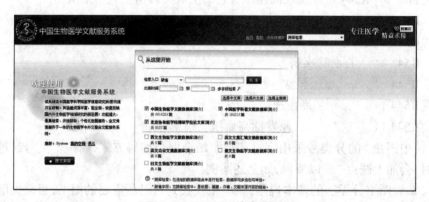

图4-2 SinoMed检索界面

(二)检索途径

CBM主页共设置了6个检索途径入口:基本检索、主题检索、分类检索、期刊检索、作者检索、检索历史。另设年代范围及更多的限定选项。

1. 基本检索 为CBM系统默认的检索状态,如图4-3所示,其具体操作如下。

(1)用户可以根据自己的需要选择合适的检索入口:CBM现提供缺省字段、全文字段、中文标题、英文标题、摘要、关键词、主题词等一共19个检索途径。其中"缺省"表示输入的检索词或者检索式同时在中文标题、摘要、作者、关键词、主题词和刊名这六个主要字段中查找。

(2)在输入框中输入相应的检索词或者检索式:单个检索词可使用通配符,如果需要输入多个检索词,各词之间可使用逻辑运算符进行连接,如果多个检索词中间用空格隔开,系统则默认进行"AND"检索。值得注意的是,由于很多词

笔记

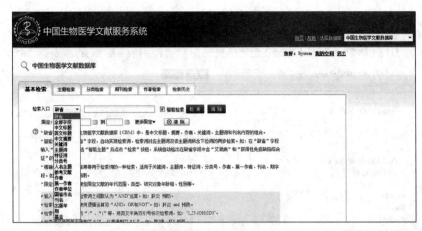

图4-3　CBM 基本检索界面

有多种表达方式,因此为了提高检索的查全率,在检索过程中我们应该注意检索词的同义词、近义词、简称、缩写。比如"肝癌"的同义词有"肝肿瘤、肝细胞癌、肝腺癌"等,同义词之间用"OR"算符。那么如果我们需要检索肝癌有关文献,其检索式应该为肝癌 OR 肝肿瘤 OR 肝细胞癌 OR 肝腺癌。

（3）根据需要选择"精确检索"、"二次检索"后进行检索：CBM数据库支持精确检索的字段有关键词、主题词、特征词、分类号、作者、第一作者、刊名和期,不勾选"精确检索"时系统进行模糊检索。所谓二次检索是指在已有检索结果的基础上再检索,逐步缩小检索范围,两个检索式之间的关系为"AND"运算。键入新的检索词,选中"二次检索"前面的复选框,点击"检索"按钮即可。

此外,在基本检索里还可以进行智能检索和限定检索。

智能检索：CBM仅仅在"缺省字段"支持智能检索功能,即能够自动实现检索词、检索词对应的主题词及该主题词所含下位词的同步检索。如在缺省字段输入艾滋病,勾选智能检索后点击检索,系统自动检出中文标题、摘要、关键词、主题词等字段含有"艾滋病"、"AIDS"、"获得性免疫缺陷综合征"的所有文献。

限定检索：在CBM检索页面,点击"更多限定"按钮,即可进入限定检索界面、用户可以根据课题的需要对文献的年代、文献类型、研究对象、性别等常用条件进行限定。检索过程中修改某一项限定条件,可以点击"检索条件"进行确认,系统将按照新设置的限定条件进行检索。通过有效的限定检索,可以减少一些不必要的二次检索操作,提高检索的效率。

2. 主题检索　主题检索又称主题词表辅助检索,指采取规范化的主题词基于主题概念进行检索。与自由词检索相比,主题检索能有效提高查全率和查准率。其具体步骤如下：

（1）点击首页上方的"主题检索"按钮,即可进入主题词检索界面,在"中/英文主题词"检索入口,输入检索词,点击"查找"按钮,系统将在主题词表中搜索并显示包含输入词的全部主题词和款目,即该主题词的轮排表。然后在主题词列表中浏览主题词注释信息和树形结构,选择确定需要的恰当主题词,如图4-4。

笔记

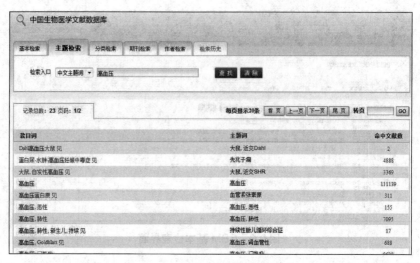

图4-4 CBM主题检索界面

（2）选择是否扩展检索、加权检索、组配副主题词以及副主题词扩展检索等选项后。点击"主题检索"即可，如图4-5。

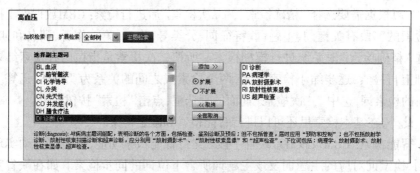

图4-5 CBM主题检索界面

在检索选项中有"扩展检索"及"加权检索"选择。

扩展检索：是对当前主题词及其下位主题词进行检索，非扩展检索则仅限于对当前主题词进行检索，系统默认为扩展检索。当一个主题词分属几个不同的树时，可以选择其中任何一个树进行扩展检索。

加权检索：表示仅对加星号（＊）主题词检索，非加权检索表示对加星号和非加星号主题词均进行检索，系统默认为非加权检索。

副主题词组配检索：副主题词是用于对主题词某一特定方面加以限制，强调主题词概念的某些专指方面，以提高检索的准确性。如"肝/药物作用"表明文章并非讨论肝脏的所有方面，而是讨论药物对肝脏的影响。其中"全部副主题词"表示将当前主题词组配所有可组配副主题词及不组配任何副主题词的文献；"无副主题词"表示将当前主题词不组配任何副主题词的文献。

副主题词扩展检索：选择"扩展副主题词"，指对当前副主题词及其下位副主题词进行检索；非扩展检索则仅限于对当前副主题词进行检索。系统默认为副主题词扩展检索。

笔记

3. 分类检索　指从文献所属的学科角度进行检索,具有族性检索的功能。CBM收录的文献均依据《中国图书馆分类法.医学专业分类表》进行分类标引,生成分类号字段。分类检索的检索入口包括分类导航、类名和分类号,可通过选择是否扩展、是否复分号使检索更为贴切。如图4-6所示,其具体操作步骤如下:

（1）分类检索的检索入口设"类名"和"分类号"两个选项,在类名、分类号检索入口输入学科类名或类号,在"分类表"中查找浏览、选择合适的类名或类号;也可通过分类导航逐级展开,查找合适的类名。

（2）在选定类名或类号的注释信息显示界面,选择是否扩展,添加相应的复分号后,点击"分类检索"即可。

扩展检索: 表示对该分类号及其全部下位类号进行检索,不扩展则表示仅对该分类号进行检索。

复分组配检索: 系统自动将能够与分类号组配的复分号列出,选择:"全部复分"表示检索当前分类号与所有复分号及无复分号组配的所有文献; 选择"无复分"表示检索当前分类号不组配任何复分号的文献; 选择某一复分号表示仅检索当前分类号与该复分号组配的文献。

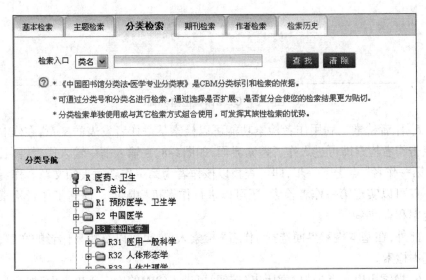

图4-6　CBM分类检索界面

4. 期刊检索　CBM将其收录的1600多种中国生物医学期刊,建成"期刊表",所谓期刊检索是指通过期刊列表,浏览数据库中收录期刊的详细信息,来检索有关的信息文献。具体步骤如下:

（1）目标期刊定位: 通过期刊入口选择刊名、出版地、出版单位、期刊主题词或者ISSN直接查找期刊; 也可以通过"期刊分类导航"或"首字母导航"逐级浏览查找期刊信息,如图4-7。

（2）期刊文献查找: 可直接指定年和卷、期进行浏览,也可以输入欲检索的内容后在指定的年卷期中查找具体文献。选择"含更名期刊",可以方便快捷地检索浏览到期刊更名前后所发表的文献。

笔记

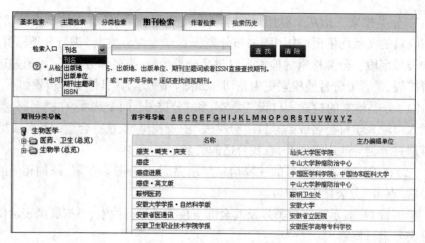

图4-7　CBM期刊检索界面

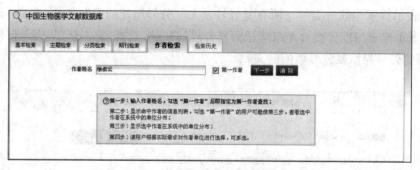

图4-8　CBM作者检索界面

5. 作者检索　利用作者检索功能可以检索某一作者发表的文章,在CBM界面点击作者检索即可进入作者检索界面,如图4-8,在输入框中输入作者姓名,勾选"第一作者"点击下一步,即可查找以该作者为第一作者发表的文章。作者检索不仅可以实现第一作者检索,还可以进行作者机构限定。提高了作者检索的查全率和查准率。

此外,在基本检索界面选择"作者"检索入口,也可以查找某作者的文献,详见基本检索。

6. 检索历史　点击"检索历史"按钮,可进入CBM的检索历史界面,如图4-9。

在CBM的检索历史界面,保存了当前所有的检索表达式及检索结果,按照时间顺序从上到下自动编号依次显示检索式,最新检索结果总在最上方。可根据需要对其中一个或多个检索式进行逻辑运算(AND、OR和NOT),组成一个新的检索策略。如果要删除某个检索式,选择前面的复选框,然后点击"清除检索史"按钮即可删除。一次检索最多可保存100条检索式。

7. 定题检索　用于按照既定的检索策略定期跟踪某一课题的最新文献,其具体步骤如下:

(1)注册并登录"我的空间":使用该功能,必须注册个人用户,注册后,用户可以随时登录"我的空间"。

(2)保存"我的检索策略":进入历史检索界面,点击"保存策略"后,勾选需

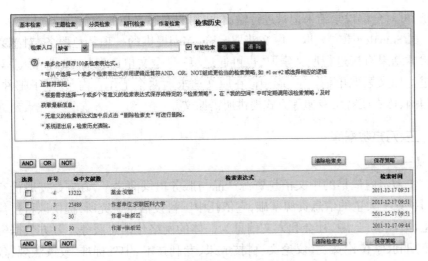

图4- 9　CBM 的检索历史界面

图4-10　CBM"我的检索策略"保存

要保存的检索策略序号,输入策略名称进行"我的检索策略"保存,如图4-10。

（3）激活"我的检索策略":进入"我的检索策略",选择定制的检索策略进行"最新文献检索"或"重新检索"。"最新文献检索"是对末次检索后数据库更新添加的文献进行检索;"重新检索"是对数据库中的所有文献进行再次检索。如果保存的检索策略已经没有意义,可以将不再需要的检索策略删除,用于清理检索策略。

8. **链接检索**　除了以上检索功能,在CBM检索的结果界面,还提供了强大的链接功能,包括作者链接、期刊链接、关键词链接、主题词/副主题词链接、特征词链接、相关文献链接以及全文链接等。

（三）检索结果的管理

1. **检索结果的显示**　CBM检索结果的显示格式有三种: 题录格式、文摘格式和详细格式。其中题录格式显示标题、作者、作者单位、出处等字段;文摘格式,除显示题录格式的字段外,还显示文摘、分类号、关键词、主题词、特征词字段;详细格式显示全部字段。可自主设置每页显示的命中记录数,系统默认为每页20条。其排序方式有年代、作者、期刊和相关度四种,默认按题录数据入库时间输出。系统支持最大的排序记录数为6.5万条。

2. **检索结果输出**　系统支持打印、保存和E-mail三种检索结果输出方式。单次"打印"、"保存"的最大记录数为500条,单次"E-mail"发送的最大记录数为

50条,可对全部检索结果记录进行输出,也可只对感兴趣的记录进行输出。

3. SinoMed原文获取　原文获取是SinoMed提供的一项特色服务,对感兴趣的检索结果直接进行原文索取,也可通过填写"全文申请表"、"文件导入"等方式进行原文索取申请。SinoMed将在原文请求后两个工作日内,以电子邮件、普通信函、传真或特快专递等方式提供所需原文。

二、万方数据库

(一)概述

作为国内最早的中文信息资源产品与服务提供商之一,万方数据股份有限公司积累了大量的信息资源基础,它依托中国科技信息研究所,提供以科技信息为主,集经济、金融、社会和人文信息为一体的网络化信息服务。万方数据资源汇集期刊、学位论文、会议论文、科技成果、专利技术、中外标准、政策法规、各类科技文献、机构和名人等近百个数据库,内容涉及自然科学和社会科学各个专业领域,如图4-11。万方数据知识服务平台的网址是: http://www.wanfangdata.com.cn。

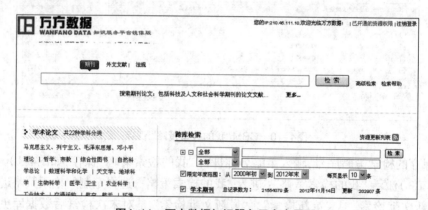

图4-11　万方数据知识服务平台主界面

数据化期刊全文数据库是万方数据库资源的重要组成部分,其内容涵盖基础科学、医药卫生、农业科学、工业技术、人文社会科学、哲学政法、经济财政和教科文艺8大类94个类目,收录了1998年至今5700余种国内学术期刊内容,基本包括了自然科学统计源期刊和社会科学类核心期刊的全文资源。提供镜像站服务、光盘、远程网络访问等多种服务形式,目前已经拥有近800万篇专业医学期刊全文文献。收录近6000种生物医学期刊,其中包括4000多种外文医学期刊、1000多种中文医学期刊,包括200多种中华医学会和中华医师协会独家授权数字化出版的期刊。医用类数字化期刊主要通过"万方数据医药信息系统"和2009年新出版的"万方医学网"提供服务。

(二)检索方法与技巧

万方数据知识服务平台提供跨库检索和单库检索两种方式,在首页检索框上方列出了可检索的文献类型,主要包括学术论文、专利、标准、成果、法规等。系统默认在学术论文中检索。这两种方式检索途径均提供初级检索、高级检索、专业检索三种检索方法。

笔记

1. 初级检索　是一种简单检索,主要包括确定检索字段、输入检索词、限定检索时间、选择数据库四个步骤。

选择检索项: 如果不选此项,系统默认在全部字段中检索。检索字段主要包括论文题名、作者、作者单位、刊名、期刊分类号、出版年份、期刊、关键词、摘要。

输入检索词: 在文本框中输入您所需要的检索词或检索式。检索词可以是关键词或任意一个具有实质检索意义的主题概念词,也可以是著者姓名或机构单位名称,或者是期刊刊名。

限定年度范围: 如果不选此项,系统默认在所有年限中检索。

选择需要检索的数据库名称,系统默认在"医药期刊全文数据库"中检索。也可以增加或更改为"学位论文数据库"、"会议论文数据库"等。

2. 高级检索　高级检索的功能是在指定的范围内,通过增加检索条件满足用户更加复杂的要求,便于实现多表达式的逻辑组配检索。支持"与"、"或"、"非"逻辑运算符,可根据检索需要增加一个或多个检索条件框。

3. 专业检索　专业检索比高级检索功能更加强大,但需要检索人员根据系统的检索语法编制检索式进行检索,系统提供的检索字段有Title、Creator、Source、Keywords、Abstract。例如检索表达式: 论文题目=新生儿 and 关键词=缺血性脑病 and 作者 exact "王旭",故此检索适用于熟练掌握的专业检索人员。

4. 学术期刊导航　万方知识服务平台学术期刊数据库提供了学科分类导航、地区导航和首字母导航三种期刊分类导航方式,以实现期刊快捷地浏览和查找。在学术期刊的主页列出了全部分类目录,点击目录名称即可查看该分类下的期刊。

（三）检索结果的处理

1. 查看检索结果　检索结果界面如图4-12所示,检索结果可以按照"经典论文优先"、"新论文优先"、和"相关度优先"三种方式进行排序,并可以在不同的排序方式之间进行切换,系统默认按经典论文优先排序。

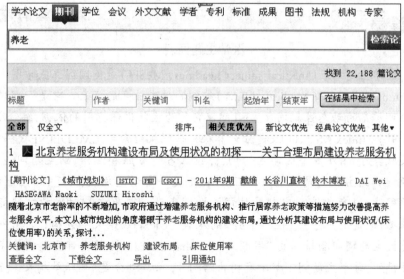

图4-12　万方数据库结果界面

经典论文优先是指被引用次数比较多,或者文章发表在水平较高的期刊上、有价值的文献排在前面。相关度优先是指与检索词最相关的文献优先排在最前面。新论文优先指的是发表时间最近的文献优先排在前面。

检索结果可以按照学科类别、论文类型、发表年份和期刊等条件分组,选择相关分组标准,可以达到限定检索,缩小检索范围的目的。

2. 查看期刊论文详细信息 在检索结果界面点击文献标题,进入期刊论文详细信息界面,可获得单篇文献的详细内容和相关文献信息链接。它不仅包含了单篇文献的详细信息,该界面还提供了参考文献、相似文献、相关博文、引证分析、相关专家、相关机构等链接。

3. 题录与全文下载 在检索结果界面勾选你所需要的文献题录,系统会出现"您已经选择了n条记录"的提示,然后点击"导出"按钮,最多可导出50条题录。选择题录保存格式,系统提供了"参考文献格式"、"自定义格式"和"查新格式",系统默认"导出文献列表",在该界面可以删除部分或全部题录;还可以将所选题录导入到文献管理软件中,如"EndNote"、"NoteExpress"、"Refwords"、"NoteFirst"等,根据需要选择导出方式,点击"导出"按钮,题录按照所选方式保持下来或导出来。

万方数据库内的全文不能批量下载,每次只能下载一篇,全文格式为PDF格式。在检索结果界面点击"下载全文按钮"或 图标,系统弹出对话框,根据需要打开或保存期刊论文全文。

如果要针对某种具体的资源进行个性化检索,可以选择单个数据库,如在系统首页中点击导航条中的"学术期刊"链接,进入学术期刊首页,学术期刊的检索界面和功能基本与学术论文检索相同,不同之处在于学术期刊有分类导航浏览和期刊检索。分类导航浏览包括学科分类导航、地区导航、首字母导航。如果用户不清楚所需期刊应属类别,可以选择期刊检索,在检索式提问框中直接输入刊名、ISBN或者CN,检索期刊。

知识拓展

医学主题词表

医学主题词表(medical subject headings, MeSH)是美国国立医学图书馆(National Library of Medical, NLM)编制的权威性主题词表。它是一部规范化的可扩充的动态性叙词表。NLM以它作为生物医学标引的依据,编制《医学索引》(Index Medical)及建立计算机文献联机检索系统MEDLINE数据库。该表收集了1.8万多个医学主题词,并设立各种参照和注释,副主题词82个。主题词和副主题词是规范化词汇。MeSH是一部动态词表,为了保持与科学发展同步,每年都有一定数量的词汇增删变动。它是NLM对医学文献标引的依据,也是用户检索《医学索引》的入口。MeSH由两大部分构成。第一部分是按主题词字顺排列的"字顺表"(alphabetical list):将全部主题词按字母顺序排列,每个主题词下都附有树状结构号;第二部分是"树状结构表"(tree

笔记

structures），又称"范畴表"：树状结构表将字顺表中的主题词按照每个词的词义范畴和学科属性，分别归入15个大类之中，多数大类又进一步细分多达9级。每一级类目用一组号码标明，级与级之间用"."号隔开。主题词上、下级之间采用逐级缩进格式表现主题之间的隶属关系，每个主题词都有一个或两个以上的树状结构号，该号是联系字顺表和树状结构表的纽带。

MeSH在文献检索中的重要作用主要表现在两个方面：准确性（准确揭示文献内容的主题）和专指性。标引（对文献进行主题分析，从自然语言转换成规范化检索语言的过程）人员将信息输入检索系统以及检索者（用户）利用系统内信息情报这两个过程中，以主题词作为标准用语，使标引和检索之间用语一致，达到最佳检索效果。

三、MEDLINE和PubMed

Medline数据库是由美国国立医学图书馆（National Library of Medicine, NLM）研制开发的、世界上最权威的生物医学书目型文献数据库，收录了1946年以来，来自世界各地39个语种的文献数据，主要范围涉及生物医学和卫生保健，包括生命科学，行为科学、化学、保健专业相关的生物工程等各个领域，以及基础研究和临床护理、公共卫生、卫生政策等内容。该数据库的主要特点是文献记录均依据MeSH表进行主题标引。

Medline数据库所涵盖的出版物大多数是学术期刊，期刊绝大多数由文献选择技术评审委员会推荐。Medline的产品有光盘版和网络版。其中网络检索平台主要有PubMed、OVID、CSA、ISI Web of knowledge、EBSCO等。但在众多产品中，只有PubMed在网上向用户提供免费的检索服务，已成为科研人员检索Medline的主要途径。

（一）PubMed数据库概述

PubMed（http://www.ncbi.nlm.nih.gov/PubMed）是因特网上使用最广泛的免费MEDLINE，是生物医学领域最重要也是最权威的数据库之一，由美国国立医学图书馆所属的国家生物技术信息中心（NCBI）于2000年4月研制开发的检索软件，它具有信息资源丰富、信息质量高、更新及时、检索方式灵活多样、查全率高、使用免费、外部链接丰富和提供个性化服务等特点，因而深受广大用户的喜爱，成为目前世界上使用最广泛的MEDLINE检索系统。

PubMed收录了全世界80多个国家5200多种生物医学期刊的文摘及题录数据；PubMed每条记录都有唯一的识别号PMID（pubmed unique identifier），这些记录主要来源于：MEDLINE、OLDMEDLINE、Record in process、Record supplied by publisher等。数据类型有期刊论文、综述以及与其他数据资源链接。

PubMed中供检索和显示的字段有60多个，可检索的字段有43个，PubMed字段限定检索格式是：检索词[字段标识]。如Hypertension[MH]、Cleveland[AD]。也可以通过Limits中的字段下拉菜单进行字段限定检索。

笔记

（二）检索方法与技巧

PubMed主页的页面上方为检索区，检索方法大致可分为基本检索、限定检索（limits）、高级检索（advanced search）和帮助（help），页面中部有三个专栏，分别是Using PubMed, PubMed Tools, More Resources，如图4-13。

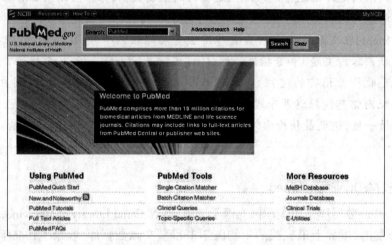

图4-13　PubMed 的检索主界面

1. 基本检索　进入PubMed主界面，在检索框中输入任何具有实质性意义的词，包括自由词、主题词、人名和期刊名等，点击检索输入框旁边的按钮search，系统将自动匹配进行检索。

（1）自由词检索：键入一个或多个检索词，也可输入缩略语词作为关键词进行检索。例如SARS、Hypertension、anemia等。在PubMed主页的检索词输入框中输入检索词进行检索，系统会执行"自动词语匹配"功能，用户输入的检索词会依次到主题词转换表（MeSH translation table）、刊名转换表（journals translation table）、作者姓名全称转换表（full author translation table）、作者索引表（author index）、调研者或合作者姓名全称转换表[Full Investigator（Collaborator）Translation Table]和调研者或合作者姓名索引表[Investigator（Collaborator）Index]中去匹配和转换，一旦在某个表中获得匹配的词，系统就用该词进行检索，不再找下一个表。如果在上述六个表中都找不到匹配的词，系统会将词组或短语拆分成单词，就用这些单词在所有字段中查找，各词间仍为AND关系。输入检索词后的详细匹配运算可通过系统设置的Search details功能查看。

（2）著者检索：在检索入口输入著者姓名，PubMed会自动执行著者检索。著者检索时，一般要求姓在前名在后，姓用全称，名用首字母。由于有时同名同姓的著者可能有很多，故为提高文献的查准率，在检索式中可以提供著者单位、主题等信息。例如输入Smith SR diabetes可以检索出Smith SR发表的有关糖尿病方面的2002年以后的文献，PubMed可实现对姓名全称的检索，而且姓名排列顺序不限。

（3）刊名检索：在检索框中可以直接输入刊名全称、MEDLINE格式的标注缩写、或ISSN刊号，如：clin exp immunol；中文刊名直接输入汉语拼音，PubMed会自动检索出该期刊被PubMed收录的文献。

（4）截词检索：PubMed中的截词符是"*"在检索词后加"*"可实现截词检索，以提高查全率。截词检索时，系统不执行自动扩展检索，也不进行自动词语转换匹配。

（5）限定字段检索：PubMed的MEDLINE显示格式中有81个字段，其中有47个字段可以用来检索，限定字段检索，以提高查准率。字段限定检索式为：检索词[字段标识]。如asthma[TI]，即篇名中含有asthma的文献。

（6）强制短语检索：对PubMed不能识别检索的词语，将检索词加上双引号进行强制检索，这时PubMed关闭自动词语匹配功能，直接将该短语作为一个检索词进行检索，避免了自动词语匹配时将短语拆分可能造成的误检，可提高查准率。例如输入加上双引号的"HIV infections"，PubMed直接在所有可检索字段中查找含有HIV infections的文献。强制检索时系统直接到所有字段中查找，不执行自动扩展检索，也不进行自动词语转换匹配。

（7）布尔逻辑检索：在PubMed检索词输入框中，可直接输入AND、OR、NOT三种布尔逻辑运算，逻辑运算符要大写，执行顺序从左到右，可以通过括号改变此顺序，如果在PubMed中直接输入几个检索词，系统默认这几个词之间是AND的逻辑组配关系。也可以输入检索式的序号进行布尔逻辑运算，如#1 AND #3。

2. 限定检索（Limits） 在首页点击Limits进入限定检索界面，可对检索词进行各种限定，其可限定的选项有：Date（日期）、Type of Article（文献类型）、Language（语言）、Species（物种）、Gender（性别）、Subsets（子集限定）、Ages（年龄）、Text Options（文本选择）、Search Field Tags（字段限定）。需要注意的是，检索限定选项一经确定，会保持激活状态而在此后的检索中持续其作用，并在检索结果显示页的右上方提示检索限定的具体内容，所以在下次检索前需先进行修改或点击上方的"Clear"清除，否则，下一个检索还受同样条件的限制。

3. 高级检索（advanced search） PubMed的高级检索界面提供了search builder（检索构建表达式）、search history（检索历史）两种功能。

（1）检索构建表达式（search builder）：应用检索构建表达式可以很方便地实现多个字段的组合检索，提高查准率；也可以结合检索历史的操作，完成复杂的布尔逻辑运算。检索时先在All Fields下拉列表中选择检索字段，输入检索词，选择合适的逻辑运算符，点击Add to Search Box将检索词添加到Search Box，不断增加检索词，完成检索式的构建，点击"Search"，完成检索。

（2）检索历史（search history）：点击Search History，显示检索史，检索史中记录着过程中每一步的检索策略，检索式序号，检索时间及检索结果数。点击检索式序号，显示Options选项，可对检索史执行布尔逻辑运算、Delete（删除检索式）、Go（直接检索）、Details（显示检索式详情）、Save in My NCBI（把检索式保存在My NCBI）等不同操作。检索史最多可保存100个检索式，如果超出100条，系统将按照先出后进的原则删除以前的检索式，如果两次查询内容相同，PubMed会将头一次的去掉，另外检索历史中的记录在停止检索后，最多保留8个小时，8个小时后系统自动清空检索史。通过Clear History按钮也可以清空界面所有的检索史。

4. 其他检索 除了上述检索功能外,在PubMed主页面或高级检索页面的 More Resources中还提供了主题词数据库检索(MeSH database)、期刊数据库检索 (journals database)、单引文匹配器(single citation matcher)、批引文匹配器(batch citation matcher)、临床查询(clinical queries)、专题查询(special queries)等特色检索服务。

（三）检索结果管理

1. 检索结果的显示 PubMed的结果有多种显示格式,系统默认为Summary 格式,包括每篇文献的篇名、著者、刊名、出版年月及卷起页码、PMID号、记录状态、相关文献链接等,每页显示的记录条数系统默认为20条,当然我们可以通过Display Settings下拉菜单进行修改,设定其显示格式(Format)、每页显示数量 (Items per page)和排序(Sort by),如图4-14。

Display Settings: ✓ Summary, 20 per page, Sorted by Recently Added

Format	Items per page	Sort by
◉ Summary	○ 5	◉ Recently Added
○ Summary (text)	○ 10	○ Pub Date
○ Abstract	◉ 20	○ First Author
○ Abstract (text)	○ 50	○ Last Author
○ MEDLINE	○ 100	○ Journal
○ XML	○ 200	○ Title
○ PMID List		

图4-14 PubMed的结果显示的管理

此外,在PubMed结果显示中还包括一些其他的功能,如检索结果过滤(Filter your results)、检索相关数据库(Find related date)、检索细节(Search details)、最近操作(Recent activity)、相关文献(Related Citations)、免费全文(Free Article)等。

2. 检索结果的输出 PubMed提供了多种保存及输出检索结果的方式, 在Send to 下拉菜单中,提供了File、Clipboard、Collections、E-mail、Order和My Bibliography六种不同的检索结果保存及输出方式,如图4-15。

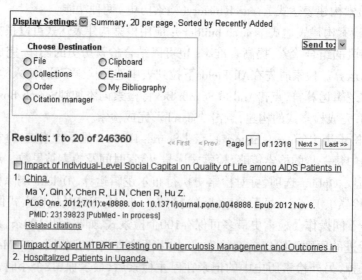

图4-15 PubMed检索结果的保存输出页面

（1）File: 是将结果以文件的形式保存,其格式可选择Summary(txt)、Abstract(txt)、XML、MEDLINE或PMID.,可对保存题录的格式和排序方式进行选择。

（2）Clipboard: 剪切板,是供用户临时存储检索结果的一个免费空间,内容保存过后,我们可以随时点击该项进行查看,剪切板最多可以保存500条记录,保存时间为8个小时,8小时过后系统会自动清空剪切板,也可以通过在剪切板界面点击"Remove all items"清空剪切板。

（3）Collections: 注册了My NCBI账号的用户可以选择"Collections"将检索结果保存在My NCBI中,并可对所保存的文献进行浏览、删除、排序、共享、合并等操作。

（4）E-mail: 我们可以将选择的结果直接发送到指定的电子邮箱,以便于异地存取,可对保存题录的格式、排序方式和发送结果数量进行选择。

（5）Order: 如果我们无法获得所需文献的全文,可用Order选项通过文献传递系统向出版商或全文服务机构订购全文文献,这项服务需要支付一定的费用。

（6）My Bibliography: 它是My NCBI个性化服务的一部分,每个账户最高存储量为500条,用户可以对这些结果进行添加、删除、下载和排序等操作。

此外,在检索结果显示页面,检索区上方有RSS 图标,点击 ⏷RSS ,再点击"Creat RSS",就可订阅RSS Feed,随时浏览追踪这一检索策略的最新检索结果。

第三节　文献管理软件

随着互联网的出现和信息技术的不断发展,文献信息的数量日益膨胀,文献信息的管理就显得尤为重要。由于传统的文献管理方式存在诸多弊端,如文献收集效率低、文献存储无序、文献查找不方便等,越来越无法满足科研人员工作的需要,那么科研工作者如何在信息的汪洋大海中检索、存储、使用自己需要的信息呢? 文献管理软件正是为了解决传统文献管理方式的缺陷而产生的。如今,文献管理软件已经得到广泛应用,它不仅大大提高了我们的工作效率,而且推动了科研工作的开展。

所谓文献管理软件是指可以根据个人需要收集文献、高效管理和便捷引用文献的软件; 也是一个管理文献、文字、规范写作的自动化软件。目前,市场上已经推出的文献管理软件很多,国内外常用的文献信息管理软件主要有NoteEpress、EndNote、RefViz、QUOSA、Procite、文献之星、医学文献王等,其功能也由最初的单一文献管理,发展到集文献收集、整理、阅读、分析和创作为一体的软件工具。下面着重介绍国内外比较具有代表性的文献信息管理软件。

一、NoteExpress

（一）概况

NoteExpress(NE)是目前国内公认的最专业的文献检索与管理系统,是由北京爱琴海软件公司开发的一款专业级别的文献检索与管理系统,其核心功能涵盖"知识采集、管理、应用、挖掘"的所有环节,是学术研究、知识管理和论文发表的重要的工具。用户可在http://www.reflib.org/download_chs.htm上下载对应的NE版本,下载安装以后,在NE主界面,可将文献进行导入、管理、分析等一系列操作,安装的同时在Microsoft Word里安装了论文写作插件。另外NE具有简单易学,导入文献资料速度快,多项人性化等特点。熟练掌握NE的使用方法,能够为今后的学习和科研工作提供诸多方便。

NE的主界面主要包括菜单栏、工具栏、数据库及数据库结构目录栏、表头列表栏、题录列表栏以及题录相关信息命令等内容。

(二)NE文献的导入方法

NE是通过题录为核心进行管理的。所谓题录就是通常我们所说的文献,但它不是文献本身,而是文献的标题及其相关信息的一种缩影。建立新的题录数据库后,用户可通过三种方式将文献题录添加到数据库。

1. 在线检索导入 此方法为利用NE提供的各数据库检索界面进行检索,优点在于文献题录导入便捷,无需过滤器;缺点是检索界面过于简单,不适合复杂检索,并且检索过程花费时间较长。具体操作如下:

(1)建立数据库:从文件菜单里选择"新建数据库",在新建一个空白数据库对话框里给出保存数据库文件的存放路径,并且根据你自己的需要给数据库命名,如"hypertension"。命名后将在数据库及数据库结构目录栏中显示出与样例数据库"Sample"平行的新数据库"hypertension",如图4-16所示,有关高血压的中外文文献都可以导入至"hypertension"数据库的题录文件夹中。

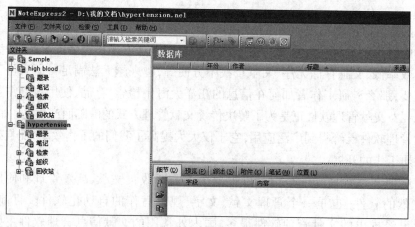

图4-16 NE 新建数据库

(2)选择数据库:从检索菜单中可以选择在线检索栏目下的"选择在线数据库",在随后的请选择在线数据库对话框里输入数据库名称的全称或部分名称,如输入"PubMed"即可找到对应的数据库。

(3)检索:在NE提供的PubMed数据库检索界面,检索完成后可以进行所需题录的选择,选择时可以通过批量获取,要获取超过系统默认的50条题录之外的其他题录,进行题录选择时,可以通过勾选中的选择项进行题录的勾选。

(4)导入题录:在检索结果界面通过保存题录,点击"选择文件夹"然后建立新文件夹,给文件夹命名为"PubMed",随后将选中题录导入新建文件夹中。

笔记

2. 通过过滤器批量导入　此方法为从网上数据库获取文献题录,导入NE时,需选择合适的过滤器,NE过滤器管理器中有部分数据库的批量导入指南。

其基本步骤为在所选择的数据库中检索→按需求选择检索结果→选择输出格式→将输出结果全选复制→打开NE,导入题录。

3. 手工录入　个别没有固定格式的题录或者由于其他原因需要手工录入的题录,可以进行手工录入。该方法比较少用,需要用户自己根据题录字段,将文献内容对应输入。从NE题录菜单中选择"新建题录",在新建题录界面进行具体字段内容的编辑,完成以后可以进行保存。

(三)NE文献的管理和分析

NE具有强大的文献管理和分析功能,比如题录采集、题录管理、题录使用等。以下介绍一些常用的功能。

1. 题录与文献全文关联　①添加附件: 适合单篇文献全文添加。选中一条题录,单击该选题,选择添加附件进行对应全文的添加;②批量链接: 可以进行多篇文献全文的批量添加,选择工具菜单栏的批量链接附件,进行题录文件夹和目标全文文件夹的全文匹配,进行批量链接全文;③下载全文: 在线连接全文数据库进行全文下载,可以单篇题录下载,也可选择多条题录批量下载。

2. 查重与去重　查重是NE的新增功能,由于在操作过程中有时难免会产生一些重复的题录,这些重复题录占用空间,可以通过查找重复题录进行去重。查找重复题录时要选择待查重的文件夹,待查重字段。查重结果一般将重复题录高亮显示,可以将重复题录中把不需要的题录从所有文件夹中删除。

3. 笔记　对导入的题录进行整理和阅读时,可以将一些研究想法,新的研究思路通过NE自带的笔记功能进行记录。

4. 编辑　编辑题录时,可对题录,字段内容进行修改、保存。

5. 检索　检索个人数据库中的文献,这些文献都是导入NE中的文献,可以检索NE中所有数据库,也可以检索特定的文件夹。

6. 文件夹统计分析　可对文件夹内文献进行信息统计,统计时根据题录字段如作者、年份、出版社等将文献归类,可对归类结果进行排序。可以分析哪些作者发表文献最多,文献发表的趋势、哪些机构发表的文献最多等。

7. 搜索　NE的搜索功能简单实用。选中欲搜索的文件夹References或者Notes,在搜索对象框中输入欲搜索的字段(作者、标题、关键词等),按回车,即可搜索相应搜索条件的题录或笔记。

(四)Word插件的应用

当我们在电脑中正确安装NE后,重新启动Word,NE的插件将自动出现在Word中,如图4-17所示。下面简略介绍一下插件中各图标的作用。

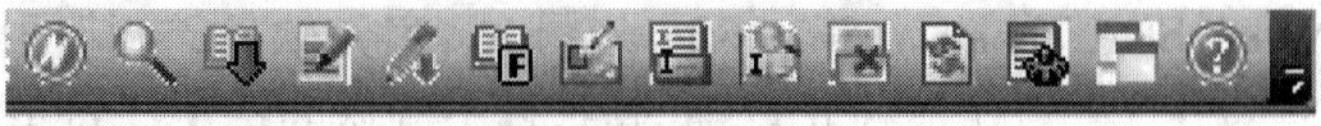

图4-17　NE在Microsoft Word中常用插件

其中图标 ![icon] 用于从Word界面切换至NE界面; ![icon] 用来检索NE中所选数据库中的文献,选中文献题录进行引文插入; ![icon] 是将NE中选中的文献题录直接插入

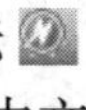

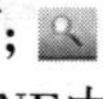

到Word光标停留处,生成当前输出样式的文中引文格式; 插入笔记,将NE中选择的笔记插入到Word光标停留处; 格式化参考文献,将插入的参考文献进行格式转换,NE中内置3000种国内外期刊和学位论文的格式定义; 编辑引文,可对插入的引文进行修改、删除、更新; 定位引文,引文定位和跳转功能。当光标位于Word正文引文时,点击 ,会自动跳转到其对应的参考文献; 查找引文,用于查找论文中多次引用同一篇引文的引文位置; 更新题录信息,对已经插入到Word的引文,如果有任何修改,可以进行同步更新; 用于设置Word插件的常规功能、快捷键等。

知识链接

知识产权

所谓知识产权(intellectual property)是指"权利人对其所创作的智力劳动成果所享有的专有权利",一般只在有限时间期内有效。各种智力创造比如发明、研究结果、文学和艺术作品,以及在商业中使用的标志、名称、图像以及外观设计,都可被认为是某一个人或组织所拥有的知识产权。为了保护权利人的合法权益,近年来各个国家都出台了相关的知识产权法。知识产权法授予权利人独享的权利,其他人未经权利人的许可不得随意使用。

我们在文献获取的过程中,如文献的借阅、加工、出租、复制及翻译等环节,难免会涉及知识产权问题,一般来说未公开或出版的文献更加受到法律的保护,文献部门如果未征求著作权人的许可,将某些未公开发表的文献提供借阅,不仅侵犯了作者的著作权,还有可能侵犯作者的隐私权。如果要对这些产品进行使用,必须首先征得著作权人的许可,同著作权人签订许可使用合同。

因此,广大科研工作者应强化知识产权意识,避免侵犯他人知识产权,引起不必要的法律和经济纠纷。

二、EndNote

EndNote(http: //endnote.com)是由美国Thomson Corporation下属Thomson Research Soft公司开发的文献管理软件,该软件为收费软件,分个人版和大客户版。目前最新版本为Endnote X6,在其主页有30天全功能适用版供下载。它是目前国内外最受欢迎的文献管理软件之一,与Reference Manager和ProCite被认为是当今世界上最优秀的三个文献管理软件。

(一)EndNote软件的特点

1. EndNote是SCI(Thomson Scientific 公司)的官方软件,支持国际期刊的参考文献格式有3776 种,写作模板几百种,涵盖各个领域的杂志。对于撰写论文和向SCI收录的杂志投稿有很大的帮助。

2. EndNote能直接连接上千个数据库,并提供通用的检索方式,可以为科研人员提供高效的检索服务。

笔记

3. EndNote能管理的数据库没有上限,至少能管理数十万条参考文献。

4. EndNote快捷工具嵌入到Word 编辑器中,可以在边撰写论文边插入参考文献,并且不用担心插入的参考文献会发生格式错误或链接错误。

5. EndNote的系统资源占用小,很少发生因EndNote 数据库过大发生计算机死机现象。

6. 国外数据库下载数据时,均支持EndNote,即使检索的机器上没有安装EndNote 同样可以方便使用。

7. EndNote有很强的功能扩展,如果默认安装的EndNote 不能满足使用要求,用户也可以很方便地扩展其功能而不需要专业的编程知识。

8. EndNote的应用不仅仅局限于投稿论文的写作,对于研究生毕业论文的写作也会起到很好的帮助作用。

(二)主要功能

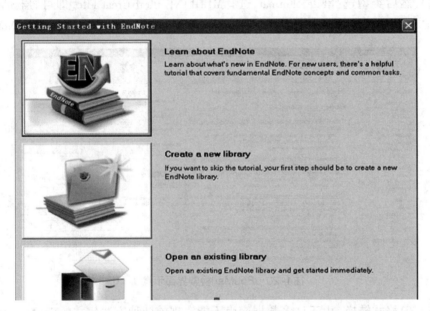

图4-18 新建个人专题数据库

1. 建立个人专题数据库 打开EndNote,选择 "Creat a new library",如图4-18,新建空白数据库默认文件名为 My EndNote Library,也可在菜单栏选择"File"→"New",弹出New Reference Library对话框,选择路径并输入数据库名称保存。EndNote建立个人专题数据库的方法有四种: 直接联网检索、在线数据库检索结果导入、格式转换和手工输入。

(1)直接联网检索并下载相关信息: 即新建空白数据库在Endnot X6窗口左侧的My Library 的Online Search群组下有PubMed、EBSCO、Web of Science、Worldcat等网络数据和网上图书馆,多数需要订购,如图4-19。点击 "more" 可以选择直接显示在群组的常用数据库,以便使用者下次直接点选、查询。如选中PubMed,在检索口中输入检索词,点击 "Search" 即可方便快捷地查找到相应文献。Endnote还提供了查找全文功能,用户可以根据需要下载全文到本地数据库。

笔记

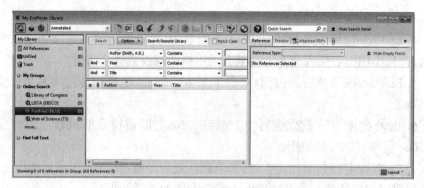

图4-19 Endnote 6X PubMed查找界面

（2）网络数据库检索结果导入：目前有很多网上的数据库都提供直接输出文献到文献管理软件的功能。如图4-20所示，在PubMed检索结果中，选择send to按钮，然后类型选择File，Format，选择MEDLINE，点击Creat File，即可轻松保存EndNote可以读取的检索结果。在Web of Knowledge中，可以直接输出到EndNote。

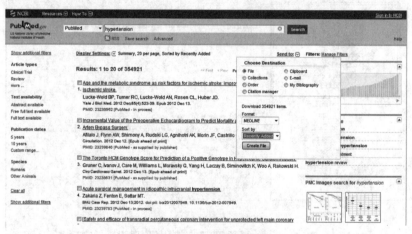

图4-20 PubMed检索界面示意图

（3）格式转换：由于许多数据库尚不能实现前两种方法建立的EndNote个人专题数据库，只能采用格式转换的办法。

（4）手工录入：主要针对一些无法直接获得的电子文本。在打开的数据界面上点击工具栏图标"New Reference"，或者在References菜单下选择"New Reference"都将弹出New References界面。每条文献记录由多个字段组成，包括Author、Year、Title等。下拉菜单显示的是文献的类型，选择文献类型为期刊论文（Journal Article）、或为书（Book）或专利（Patent），所显示的字段会有所差别。

2. 文献附件的管理　EndNote中涉及的附件可能有pdf、图片、word文档、网页、表格等。EndNote管理附件的方式有两种，一是将附件的地址记录在EndNote中，需要使用时打开链接即可；二是将文件拷贝到EndNote相应数据库的文件夹下面。第一种方式无需对文件进行备份，占用空间小，但数据拷贝时，会引起链接对象的丢失；第二种方式需要将文件拷贝一份到数据库文件夹中，占用一定空间，数据库转移时能将附件一同带走，较为方便。在硬盘空间足够大的情况下，建议尽量用后一种方式管理附件。

3. 数据库的管理 建立好个人数据库后,需要对其进行管理,以便更好地利用。可以对库内文件进行编辑,如显示和隐藏文献、添加删除文献、编辑修改文献、文献排序、改变文献显示的样式、对库内文献加入图片、表格和其他影像文件和查找重复文献等。

4. 数据库的应用 EndNote在安装时可以自动整合到Word 97、Word 2000、Word XP中,用户可以简单轻松地将EndNote的库内文献加入到Word文档里,并按照所投杂志的要求自动转换引文格式,并将参考文献部分放置在文中相应位置。另外,EndNote还提供数千种杂志文章的撰写模板,极大地提高了用户的写作效率。

知识链接

科技查新

科技查新简称查新,是指具有查新业务资质的查新机构根据查新委托人提供的需要查证其新颖性的科学技术内容,按照《科技查新规范》(国科发计字2000544号)进行操作,并做出结论(查新报告)。是文献检索和情报调研相结合的情报研究工作,它以文献为基础,以文献检索和情报调研为手段,以检出结果为依据,通过综合分析,对查新项目的新颖性进行情报学审查,写出有依据、有分析、有对比、有结论的查新报告。也就是说查新是以通过检出文献的客观事实来对项目的新颖性、先进性和实用性做出结论。在2003年新修订的《科技查新规范》中将其定义为:"查新是科技查新的简称,是指查新机构根据查新委托人的要求,按照本规范,围绕项目科学技术要点,针对查新点,查新其新颖性的信息咨询服务工作"。因此,查新有较严格的年限、范围和程序规定,有查全、查准的严格要求,要求给出明确的结论,查新结论具有客观性和鉴证性,但不是全面的成果评审结论。这些都是单纯的文献检索所不具备的,也有别于专家评审。

科技查新的主要流程是接待查新委托人→查新受理→根据查新课题的专业特点安排查新人员→查新员检索相关文献→撰写查新报告→审核员审核查新报告→出具正式查新报告。

本 章 小 结

本章详细介绍了文献的定义、类型、特点及其功能,阐述了文献信息检索的基本原理,重点讲述了Pubmed、中国生物医学数据库(CBM)等文摘数据库以及万方等一些常用的全文数据库的基本概况、检索方法和技巧以及检索结果的处理。最后还以文献信息管理为出发点,着重介绍了NoteExpress、EndNote、医学文献王这几种国内外常用的文献管理软件。希望通过本章的学习,大家能够熟练掌握一些常用检索系统的方法,并对文献管理软件有一定的了解,为今后学习和科研工作过程中更好地利用文献信息奠定基础。

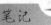

笔记

关键术语

摘　要　abstract	国际标准连续出版物号　international standard serial number, ISSN
添加至文件夹　add to folder	文献信息检索　information retrieval
高级检索　advanced search	信息查寻　information search
年　龄　ages	影响因子　impact factor, IF
所有字段　all citation Fields	关键词　keyword
全　文　all text	语　言　language
著　者　author	医学主题词表　Medical Subject Headings, MeSH
基本检索　basic search	
批引文匹配器　batch citation matcher	主题词转换表　MeSH translation table
黑色文献　black literature	专利号　patent number
布尔逻辑检索　Boolean searching	一次文献　primary literature
浏览索引　browse an index	出版物　publications
特征词　check tags	二次文献　secondary literature
参考文献　cited reference	检索历史　search history
临床查询　clinical queries	字段限定　search field tags
日　期　date	单引文匹配器　single citation matcher
默　认　default	专题查询　special queries
文　献　document	物　种　species
分子式　formula	排　序　sort by
作者姓名全称转换表 full author translation table	子集限定　subsets
	三次文献　tertiary literature
性　别　gender	截　词　truncation
灰色文献　grey literature	文本选择　text options
期刊论文　journal article	文献类型　type of article
刊名转换表　journals translation table	视觉检索　visual search
知识产权　intellectual property	白色文献　white literature
国际标准书号　international standard book number, ISBN	通配检索　wildcard searching
	零次文献　zero literature

讨论题

　　1.请结合自己的专业,选择某个自己感兴趣的课题,采用不同检索方法去查找相关内容,并比较检索结果,谈谈你在检索过程中有哪些收获和感受以及使用不同检索方法的异同点?

　　2.假设你想了解目前全世界高血压的患病率趋势,请问你打算如何开展文献的收集工作?

笔记

思考题

一、填空题

1.文献是记录有_____的一切载体。

2.布尔逻辑运算符按运算优先级别由高到低分别是_____、_____、_____。

3.文献按其内容加工层次可分为_____、_____、_____；按其载体形式可分为_____、_____、_____、_____。

4.CBM 的中文全称是_____。

5.ISBN的中文名称是_____；国际标准期刊的英文简称是_____。

6.反映文献检索效果的两个最重要的指标是_____和_____。

7.常用的文献管理软件有_____、_____、_____、_____。

二、简答题

1.简述CBM检索的步骤和方法。

2.EBSCOhost的检索方法有哪些？

3.截词检索有哪几种？

4.常用的文献检索途径有哪几种？

5.如何构建以及调整检索策略？

（唐根富　张　燕）

文献综述的撰写

通过本章的学习,应能够:

掌握 文献综述的过程

熟悉 文献综述的概念、分类、作用、结构

了解 文献综述的技巧和评估

第一节 文献综述的概述

一、文献综述的概念

文献综述(literature review)是对一段时间内围绕某一研究领域特定专题的大量文献资料进行查阅、整理和归纳而成的一种综合性学术论文,属第二次文献。文献综述能系统反映该专题的历史、现状和展望,是对大量文献资料的浓缩和萃取,而不是文献的简单罗列和堆砌,具有先进性、客观性和综合性三大特点。文献综述根据写作内容和目的,有多种分类方法。

1. 按时间划分 回顾性综述(retrospective review)反映某一专题目前的研究现状,包括历史回顾和目前所做的工作,主要反映目前的研究情况、研究的焦点和难点,如骨肉瘤化疗的研究现状。

前瞻性综述(prospective review)是在总结和分析现有文献资料的基础上,对某一研究领域某专题的发展前景和可能趋势进行预测、展望,如抗菌肽临床应用的前景分析。

2. 按内容划分 动态性综述(development review):对某一专题的研究动态,按照其自身的发展变化,由远及近地阐述其进展过程,有严格的时间顺序,发展阶段要求定位准确。主要用于制定科研规划,做出科研决策,如国内外转化医学发展历程与展望。

成就性综述(result review):专门介绍某一专题的新理论、新技术和新进展,用于新理论的普及和新技术、新方法的推广应用。如PET – CT分子影像技术在肿瘤中的应用。

争鸣性综述(contentious view):对某一学科领域学术观点上的分歧进行分类、归纳和综合,按不同观点分别叙述,尊重原文的客观性,作者可以发表倾向性的意见。如脊柱结核并截瘫患者的手术治疗。

笔记

3. 按是否参与作者个人意见划分 归纳性综述（inductive review）：偏重于客观叙述某一专题的研究水平和发展现况，作者个人的评论性意见很少。

评论性综述（critical view）：对某一专题的文献资料进行客观阐述、归纳和分析，并提出作者个人的观点、见解和建议，既有叙述，又有评论。

二、文献综述的目的与重要性

文献综述可以反映某一研究领域特定专题的最新研究动态、进展，了解该专题最新的研究成果，避免重复研究；还可以培养作者的材料组织、综合归纳及科学思维能力。培养和掌握文献综述的写作能力，是科技工作者必须具备的基本功。

文献综述的目的与重要性具体表现在：

1. 加快研究信息的传播 文献综述将大量的原始文献进行归纳整理，同时综合了各种观点、进展甚至争论，文章内容多、信息量大。一篇质量较高的文献综述，可以让读者在最短的时间内，基本了解某专题领域的研究现状、最新动态和进展。另外文献综述后面的参考文献详细提供了有关的文献索引，为科研人员进行深入的研究提供了重要线索。

2. 了解学科的进展 通过对相关学科领域的专题进行文献综述，能对本学科领域的研究现状得以充分的了解，对促进学科的发展和人才培养有非常重要的作用。

3. 申报科研课题的基础 科研工作有很强的继承性，在考虑科研课题时，无论是立题还是研究方法的选定，都要以文献为依据，以既往的研究为基础。文献综述既介绍了某专题的研究现状、研究成果和研究进展，同时也指出目前该研究存在的不足、需进一步深入探讨的问题以及今后发展的可能趋势，为科研选题拓展思路、奠定基础。

4. 综合性训练 撰写文献综述本身是提高科研人员综合素质的重要手段之一。在文献综述的写作过程中，需要查阅大量的原始文献，同时还要对这些文献资料进行分析、归纳和整理，在提高作者分析问题的能力同时也提高了写作能力。

三、文献综述的结构

文献综述的结构一般分为题名（title）、作者（author）、摘要（abstract）、关键词（keyword）、引言（introduction）、主体（main part）、结语（conclusion）和参考文献（references）等部分。

（一）题名

题名要准确反映文章内容，要求简短精练，一目了然，看到题目就能明白该综述的主要内容。应避免使用含义笼统及一般化的词语，一般不超过20个字。为了便于二次文献的收录和编制题录、索引，题名中的用词要规范，应注意其特异性、专指性和规范性。

（二）作者

国外的综述大多由该领域的前沿专家撰写。国内的综述一般由①导师指导下的研究生撰写，研究生署名，导师审校，单位一般为导师所在单位；②科研人员

笔记

撰写,以期反映某领域的研究现状、进展、存在问题,为作者类似内容的深入研究奠定基础。

(三)摘要和关键词

文献综述和其他论文一样,也应有摘要,字数一般控制在100个字左右,并列出3~5个关键词。摘要以反映所综述的文献内容梗概为目的,简明确切、高度概括所综述文献的重要内容,读者只要阅读摘要就能获得全文的基本信息,也为科技情报工作人员和计算机检索提供便利。

(四)前言

用于说明本综述的目的、意义和作用,引导出有关专题的研究现状和争论焦点,介绍有关概念和综述的范围,使读者对全文要叙述的问题有一个初步的轮廓。前言应直奔主题、简单明了,不宜过长,一般掌握在250字左右。

(五)主体部分

主体部分是文献综述的主要内容,写作方法多样,可按年代顺序、不同的层次或不同的观点等分别进行阐述。主要介绍文献资料中的观点和焦点,当前新的发现和存在的问题,要将作者掌握的大量有关文献资料进行分析、归纳和整理,要有明确的主线,有争论的热点问题必须阐明论点双方的理论和实验依据,说明观点的来龙去脉,避免单纯的文献堆砌。

(六)结语

结语是作者对全文的小结,也是作者发表个人见解和评论的部分,内容与前言相呼应,字数一般在300~500字。主要是对主体部分所阐述的主要内容进行归纳、概括和评论,提出自己的见解,指明该领域目前国内外的研究现状、主要研究成果、发展动向、目前存在的主要问题和今后的发展趋势。

(七)致谢

在撰写综述的过程中得到某人的指导,或写完后经某人审阅,需在正文的末尾致谢。但是并非每篇论文都需要致谢。

(八)参考文献

参考文献是文献综述的重要组成部分,不仅表示对被引用文献作者的尊重及引用文献的依据,而且为读者深入探讨有关问题提供了文献查找线索。不同期刊对引用文献数量要求不一,一般研究生的课题综述列出20~30条即可,专题文献综述可多达200条。文献综述应以一手文献和核心期刊为主,一般近3年文献所占比例要求大于70%。参考文献的著录规则和格式,已有国家和国际标准,应严格按照标准书写。

论著引用的写法:作者. 论文题目. 期刊名,发表年份,卷(期),引用的起止页码。

专著或书籍引用:作者. 书名. 第几版. 出版地点:出版社,出版年份,引用的起止页码。

笔记

第二节 文献综述过程及技巧

一、文献综述的过程

（一）确定研究内容（选题）

文献综述的研究范围甚广，题目可大至一门学科、一种学说、一个领域，也可小到一种疾病、一个假设甚至一种技术或方法。但是，综述一般都具有比较明确的目的，比如确定某个领域特定方向的研究课题，某种疾病诊疗的现状、进展，某领域的研究成果、目前争论的焦点、需要进一步探讨的问题。文献综述的所有内容都是围绕这个目的而展开的，因此，确定研究内容或研究范围，也就是综述选题，是整个文献综述工作的第一步。

综述选题与研究课题的选择有所不同，是在课题的研究方向已经基本确定以后，再进行的理论准备工作，理论上属于课题的一部分，故研究范围清晰，目的性相对明确，一般应遵循以下几个原则：

1. 选题前要广泛调查，是否有人已经做过或正在做类似的综述，避免重复，即创新性原则。这是研究性论文的基本要求，可以先查阅相关研究领域近年来有影响力的代表性文献，对该领域的大体情况有初步认识后，再利用关键词通过各种工具检索查询相关内容的综述，以免重复工作。

2. 所选题目应有一定的现实意义，能够解决一定的实际问题，反映出相关学科领域矛盾的焦点、热点、新成果、新动向、新进展，并提出该课题需要进一步解决的问题以及可能的方法。比如针对当前某研究领域广泛存在的问题、学术热点等，选题越具体，收集文献就越容易，论述条理性、论点的目的性就越强。只有具有价值的综述才有强大的吸引力和指导价值。

3. 应善于发现那些有较大的学术价值，但却尚未引起人们关注的问题，这样可以填补这方面的空白，并引起人们的重视。要具备这样的能力，需要作者本身对该领域的问题有一定的研究基础，要勤于思考，善于总结和发现问题。有些初学者受限于专业知识水平，会选择一些自己熟悉的题目进行综述，虽然综述文章完成得比较轻松，但是同时却失去了一个接触和深入学习、研究新知识的机会，因为综述本身，就是一个补充知识储备的学习过程。

4. 要正确评估自己是否具备完成这个选题的能力。要结合所学的知识、专长以及硬件方面的条件，选择适合自己的题目。这包括检索、索取、研究文献的能力，归纳、分析、整理的能力，以及最后叙述表达观点的能力。对于初学者来说，专业选题的时候，范围往往容易过大，超过了自己的能力水平，不仅涉及的文献非常多，要花大量的时间去检索研究文献；选题的范围越大，所要检索的文献就越多，不仅漏检率高，而且工作也不容易深入；有些高水平的论文，其采用的研究、统计学方法，并不是一般的初学者能容易理解的，那么在总结、评述过程中，就会遇到很大的困难。在硬件条件一般的单位，要么没有足够的馆藏资源，要么没有互联网数据库接入条件，难以获得合适的文献资料，这时候就要适当缩小研

笔记

究范围,查阅文献的数量少了,更易于归纳整理,总结时反而能做到细致、深入,当积累了一定经验后,再逐步涉及一些较大范围的专题。

5. 研究方向基本确定以后,就可以开始确定综述的研究范围。根据研究课题的大小,综述的范围也可大可小,对于一个较大的研究方向,一篇综述可能难以收集到全部文献,也无法全面地分析和评述课题所涉及的所有问题。这种情况下,可以把一个大范围的综述进一步细分为几个范围更为细小的综述,具体可分为不同的研究阶段、研究的各组成部分、研究背景、现状和发展等等,不仅可涵盖全面,而且每篇综述才会达到一定的深度。

(二)思考可能的文献来源

一旦确定了综述的研究内容、研究范围,就要开始收集文献资料,在这之前,首先要做的是了解文献的来源。

文献的来源,根据不同的种类可以分为:

1. 书籍　包括各种教科书、专著、工具书等。以书籍形式出现的内容大都属于观点比较成熟且争议比较小的研究成果,资料系统而完整,要比较全面地学习某一专题的知识时,就需要阅读相关书籍。由于文献综述的主要目的是综合和评论某学科、领域的研究现状、存在的问题和发展趋势,面对的都是比较新的研究课题,所以除了回顾某领域研究历史这一类的综述外,主要是用于与当前研究的观点作对比。

2. 报刊　由于读者大多是普通人群,内容以各种科普文章、新闻及评论为主,专业权威性不强,很少作为科技论文综述的文献来源。

3. 科技期刊　为各个学科、各研究领域的专业期刊,定期或不定期地连续出版,传递新信息、新知识、新理论、新技术、新方法、新成果,更新速度快,是科技信息的主要载体,也是文献综述的主要资料来源。大部分院校及研究机构的图书馆都会订阅及收藏相关专业的期刊,检索及查阅直接、方便。随着计算机技术的不断发展和普及,期刊除了纸质版本外,还经常以数字化电子版本的形式进行传播和存储,形成各种文献数据库,极大地方便了文献的检索工作。

4. 科技档案　如各种年鉴、学术会议论文集,研究生学位论文、标准文献等。这类型的文献数量庞大,信息量丰富。学术会议论文集往往是某专业领域最新的学术研究成果,是新技术、新方法、新项目的大成;而标准文献是技术标准、规格及规则等文献的总称,由国家及专门机构发表和出版,具有很高的权威性、法律性,经常作为科技工作的参考工具。

5. 专利文献　是发明人或专利权人申请专利时向专利局呈交的一份详细说明发明的目的、构成及效果的书面技术文件,经专利局审查,公开出版或授权后的文献。专利文献的特点是:数量庞大、报道快、学科领域广阔、内容新颖、具有实用性和可靠性。由于专利文献的这些特点,它的科技情报价值越来越大,使用率也日益提高。

6. 网络资源　包括各种网站、论坛及博客等的相关内容,互联网包含的信息量非常巨大,内容更新快,传播迅速,不受时间和地域限制,利用各种网络搜索引擎,能够很方便地获得相关信息。但是,如何在网络上搜索文献,以及如何判断信息的正确性及权威性,还需要接受专门的训练。目前可作为综述的文献来源的,主要是各个专业期刊及科技组织结构的官方网站的内容。

在实际工作中,要根据综述对文献的要求、自身能力及所具备的条件,选择合适的文献来源,取长补短,充分地利用各种资源。

(三)文献检索与整理

明确了可能的文献来源后,就要具体地开始收集文献。这是一项实践性很强的工作,要勤于思考,善于总结,并且经常实践,才能掌握一般规律,从而快速准确地获得文献。

文献检索有以下几个步骤:

1. 明确查找的目的与要求 即前期关于确定研究内容、研究范围的工作,原则上收集的文献越全面越好,不仅只局限于本专业,相关学科或交叉学科的文献也应有所了解。文献类型要多样化,包括期刊、会议论文、研究生论文、各种科技档案等,不同类型的文献可以互相补充。另外,在时间跨度上也要足够,以避免有所遗漏。

2. 选择检索工具 检索工具是存储、检索和报道文献信息的二次文献,具有很多类别,如手工检索工具和计算机检索工具,印刷型、磁带式、卡片式、缩微式、胶卷式、光盘式检索工具;按照著录的不同还分为目录型、题录型、文摘型、索引型检索工具等。不同的检索工具有不同的特点,可以满足不同的信息检索需求,作者可以根据文献要求和检索习惯进行选择。由于计算机技术的高度发达,互联网及计算机终端的普及,使得基于高速网络进行的计算机检索系统得到飞速发展,各种联网科技文献数据库已经成为最为重要、应用最广泛的检索工具。

3. 确定检索途径 获得文献线索的具体入口或切入点即检索途径,最常见的表现形式就是计算机检索系统中的检索式,可分为:

1)著者途径: 大部分检索系统都具有著者及机构索引,专利文献有专利人索引,利用著者的名字进行检索,可以获得该作者所有公开发表的论文有关信息。有些作者长期致力于某个领域的研究工作,并取得一定的研究成果,或成为该领域的权威,那么研究其论文就可以大致了解该研究课题的研究现状、发展动态、需要进一步深入探讨的问题。同样,作为一个研究机构也是如此。

2)题名途径: 题目是我们接触论文的第一步,也是论文的精确标识,一个好的题目可以精练地概括出论文的内容。因此,通过检索题名,花相对少的精力和时间,就能得到我们感兴趣的文献,常有事半功倍的作用。

3)刊名途径: 目前科技期刊的分类已经非常细化,专业期刊往往专注于一个领域的研究,资料更新比较快,权威性高,能系统地反映出该专业的发展过程、发展水平及最新成果。

4)主题词途径: 主题词是标引和检索中用以表达文献主题的规范化的标准用词或词组,副主题词则可以对主题词表达的内容进行限定,这些词组由权威机构创建和发布,具有严格的用语规范,其词义也是严格控制的,所以在使用前要经过专门的培训。医学主题词表(MeSH)就是由美国国家医学图书馆创建并负责更新的,在医学科研领域得到非常广泛的应用。灵活地组合使用主题词检索,

笔记

可以准确、快速地获得所需文献的信息。

5）关键词途径：关键词是文献中具有实质性重要意义的词汇，用于概括论文研究内容，几乎所有标准格式的学术论文都要求提供关键词，而大部分的计算机检索工具都具备关键词索引功能。关键词与主题词有所不同，它并不那么严格遵守词汇的规范化与标准化，因此无论是归纳还是索引，使用起来都更加灵活自由，应用范围也较广泛。然而，正因为如此，关键词检索质量往往比较粗糙，检索的结果是否精确，还与关键词提供者的编制水平有关。所以，越来越多的科技期刊要求关键词与主题词配对，以提高检索的准确性。

6）序号途径：利用文献的各种代码，数字编制的索引查找文献，如标准号、专利号、刊号、化学物质登记号等，按代码字顺或者数字次序进行排列，具有简短及唯一性的特点，检索快速精确，但要获得这些代码，必须要有一定的文献累积基础。

7）分类途径：按学科分类体系来检索文献。这一途径是以科学的知识体系为中心进行分类编排，以学科属性为分类标准，按照体系内在的逻辑关系来排序。因此，比较能体现学科系统性，反映学科与事物的隶属、派生和平行的关系，便于我们从学科所属范围来查找文献资料。从分类途径检索文献资料，主要是利用分类目录和分类索引。但是，涉及相互交叉的学科或分化较快的新学科时，其专业指导性不强。

8）引文检索途径：利用文献所附参考文献而编制的索引系统，称为引文索引系统，通过检索被引著者姓名、刊名、论文题名，可以获得著者、刊物被引、论文被引等数据，也可以通过被引文献检索到引用文献。通过该途径可以了解文献之间的内在联系，揭示科学研究中涉及的各学科领域的交叉联系，有助于综述者迅速掌握科学研究的历史、发展及动态。

4. 选择检索方法　常用的检索方法有：

（1）追溯法：以已经获得的论文参考文献为线索查找原文，再从这些原文的参考文献目录里逐级扩大文献信息范围，简便快速，但这种方法受限于著者对参考文献的著录方式，漏检率高，很少单独使用。

（2）常用法：又分为3种，①顺查法，以研究课题的起始年代为起点，按照时间顺序由远及近来查找文献，适用于较大课题的文献检索，能够系统全面地收集文献信息，掌握课题的发展动态；②倒查法，用于新课题，由近及远，逆着时间顺序进行检索，更注重近期的文献，便于掌握最近一段时间该课题的研究及进展情况；③抽查法，选择学科发展迅速、发表文献较多的一段时间，逐年进行检索的方法，能在短时间内获得较多的代表性文献。

（3）分段法：又称循环法，是指交替使用常用法和追溯法，分期分段使用，取长补短，减少漏检率，节省时间。

5. 获得文献线索，查阅原始文献　通过检索得到的文献信息，包含刊名、期号、页码、题名、著者、研究机构等内容。可以利用其中的刊名、期号及页码，到图书馆查阅馆藏期刊目录，找到所需要的特定期刊，进行研读。一般院校和研究机构不可能收藏所有的期刊文献，为了相互弥补不足，并节省开支，很多图书馆之

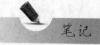

间都已经达成协作,互通有无。

有些原文在一个单位难以查全,可以咨询求助于其他图书馆,进行馆际互借。互联网上的检索工具,如著名的Pubmed home,在提供检索结果的同时,还会提供期刊出版部门的网站链接,其中部分原文服务可免费提供,其他的则需要付费。

在上述方法都无法获得原文的情况下,仍可以利用检索结果中提供的著者的联系方式,尝试直接向作者索取文献。

知识链接

PubMed是一个基于互联网的生物医学信息检索系统,提供生物医学方面的论文检索。它的数据库来源是MEDLINE,即美国国立医学图书馆(NLM)推出和维护的国际性综合生物医学信息书目数据库——当前国际上最权威的生物医学文献数据库。PubMed的核心主题是医学,但也包括了其他相关领域学科如生物化学与细胞生物学等,它本身并不包含文献全文,但提供原文的网址链接。PubMed同时也是一个免费的检索工具,在世界范围内得到了非常广泛的使用。

PubMed的使用:

一旦文献综述的研究内容确定后,就可以利用PubMed进行文献检索。假设研究内容为"脊柱后凸畸形与椎体骨质疏松性骨折的关系"。

1. 根据研究的内容拟定一些关键词,如"脊柱、后凸、骨折、骨质疏松、椎体、压缩性"等,其英文分别对应为"spinal, kyphosis, fracture, osteoporosis, vertebrae"。

2. 进入PubMed主页(http://www.ncbi.nlm.nih.gov/pubmed/),主页面上方为其特征性检索栏,可以在此输入待检索关键词。

3. 输入"kyphosis"进行检索,会得到7237条结果,再输入"spinal"进行限定,得到4498条结果;进一步输入"fracture",得到的结果明显减少到1129条,但稍加浏览,发现其中包含较多关于脊柱结核、特发性脊柱侧弯或外伤性脊柱骨折的内容;加入"osteoporosis"后,结果为264条,但其中有不少涉及肢体骨折的文献,不符合既定的研究内容;于是再输入"vertebrae",检索后,结果已经减少为193条,其中仍可见部分文献提及椎体爆裂性骨折,与椎体骨质疏松性骨折的压缩性骨折不同;加入"compression"后,检索结果为108条,范围进一步得到缩小;由于我们的工作是文献综述,所以要求的论文必需为最近一段时期的原创性的研究性论文而非综述类的文献,因此要对文献的类型和发表时间进行限定;在检索结果页面的左侧,是检索过滤器(filters),其中包括出版物的发表时间、研究对象、文献类型、语言种类等,我们可以选择近10年(本检索案例为2012年12月5日之前10年以内)发表的出版物,并排除综述性文献类型,最终,检索结果精简到87条。

4. 我们可以先浏览这87条检索结果的文献题名,初步排除一些明显不符合研究内容的文献;然后选择索引结果显示的格式,选项有简易(仅显示题

笔记

录）、摘要、MEDLINE专用格式、可扩展标示语言格式（XML），结果排序的方式如出版日期、题名、作者、刊物等。一般情况下，选择摘要格式即可；最后还可以根据实际需要选择检索结果保存的方式，如普通文本格式，在线保存、电子邮件、剪贴板、文献管理软件能够识别的特殊文件格式等。

通过对文献摘要的阅读，可以进一步明确符合研究内容的文献。

6. 文献研读和管理　研读文献是综述中非常重要的基础工作，因为综述不同于一般的读书笔记，不是简单地罗列出一级文献的观点，也不能只叙述某专题的研究进程，综述的特点在于通过对文献资料的综合分析、归纳整理，使材料更精练明确、更具有逻辑层次，并对整理后的文献资料进行全面的、深入的系统论述。某种意义上，阅读和整理文献的质量直接关系到综述的水平。

初期检索所获得的文献数量一般都比较大，整理时可以先浏览文献的摘要，从大量文献中筛选出内容更符合研究要求的文章，再阅读全文，从中还可以进一步挑选出一些最具代表性、科学性和权威性的单篇论文进行反复认真的研读。

在研读文献的过程中，要用批判的眼光通读全文，认真及时地做好读书笔记，把文献中的论点论据提取出来，用心理解，用自己的语言写下阅读时的体会和启示，并提出自己的见解和观点。把这些材料按照逻辑关系以及综述大纲的顺序，进行分类、对比和编排，才有利于正式写作时查找。

文献检索与整理并不是两个完全独立的过程。在工作的初期，可能对课题并不十分了解，这时候可以先检索并阅读一些有代表性的、权威性的文献，对所研究问题的整体有了初步认识以后，可以指导我们更有目的性地检索真正符合要求的文献；而在文献的研读过程中，可能会不断发现新的问题，就需要进一步地检索文献从而获取更新更多的文献资料。所以，文献的检索、整理应该是紧密结合、相互促进、不断完善的过程。

（四）文献综述的撰写

文献综述的撰写应该是贯穿在整个文献综述过程中，并不是在文献资料整理都结束之后才开始。在确定研究范围之初，就应该拟定所综述的文献题目以及综述的大纲，一个细化了的大纲，是整个工作的轴心和主线，不论是文献的检索、整理，还是后期的正式撰写，都是围绕这个框架展开的。

大纲的拟定，是按照一定的逻辑关系逐级展开的，由序号和文字组成的有层次的大小标题。提纲的结构与综述是一致的，基本格式为：题名、著者、摘要、关键词、正文、参考文献。我们讨论的重点在于正文部分。

1. 正文　正文分为前言、主体与结语。

前言部分主要说明撰写该综述的目的和意义，介绍有关的概念、术语，综述的研究范围，目前该领域存在的问题、问题的历史、现状及争议所在，使得读者对全文要叙述的问题有初步的认识。这部分可以先写，也可以在主体部分完成后再补充完整。

正文主体部分的组织方法。①横向综述：同一时期内的相关知识、研究内容横向展开,可以展示该时期研究的水平和最新成果;②纵向综述:不同时期的相关知识、研究内容按时间顺序纵向深入,展现学科的发展变化;③交叉综述:从不同角度去分析评述同一个研究内容,该研究内容可被反复引用;④渐窄综述:讨论的范围由宽变窄,由面到点,在有充足文献的基础上,可以把问题讨论得更加深入;⑤渐宽综述:讨论的范围由窄变宽,由点到面,是拓展科研思路,寻找研究课题的有利方法。根据不同的综述方法,可以草拟出最基本的组织框架,每部分之间按知识体系或研究重点进行排列,组织时要注意突出重点,也就是综述的目的性要明确。

经过文献的研读与整理工作,已经拥有了充分的资料,并对整个研究对象有了比较深刻的理解后,可以在上述提纲的基础上,给每个部分加上小标题。小标题一般为具有隶属关系的多级标题。再把先前整理好的相关内容添加到相应标题下面,这些内容根据标题的不同,可以是重要的研究方法、数据、结果、结论或作者自己的评述。此时,非常重要的是要同时标注上参考文献,以免在最后编写参考文献部分时遇上极大的麻烦。

这时候,综述论文已经初见雏形,但素材的取舍、各部分之间的关系和编排顺序,还需要按照逻辑与层次结构的要求,进一步的整理加工。各小标题下的内容,可以按轻重、先后、大小的关系编排,然后逐渐在更高一级的标题之间再寻找这种关系,直至完成整个综述内容的整理。

对于观点矛盾甚至对立的文献,一般倾向于把设计好、研究方法先进、可靠性高、论据说服力强,与主流认识更一致的内容放在前面,其他的观点安排在后面作对比。内容雷同的文献,则取有代表性、科学性者,不必一一罗列。有创新性的观点,可以多加论述,而观点有争议或还没有定论的内容,可以只做一般描述,原则上要尊重文献和著者的本意,即使是用自己的语言重新叙述时,也要避免让读者产生曲解。在阐述文献观点和问题时,要注意突出重点,表达作者的观点和倾向性。最后,提出存在的问题和展望。

结语部分,简要概括文章的主要结论,对各种观点作综合评议,表达自己的见解,提出尚待解决的问题,指出今后发展的方向。

2. 摘要　摘要部分的撰写可以安排在正文部分完成之后,有利于作者总结和概括该文献综述的主要内容。综述类文献摘要不同于"原创性"研究类论文的摘要,后者一般为报道型摘要,多采用"目的"、"方法"、"结果"、"结论"这几个结构形式,强调包含较多的信息量,而文献综述的研究内容主要是综合一段时期某领域的研究情况并进行分析总结,有一定的科研指导价值,上述结构式摘要并不适合。文献综述的摘要至少包含以下两个要素:第一,为论题阐述,以"介绍了……"、"回顾了……"、"分析了……"等句式简述综述所涉及的研究范围与内容;第二,为综述结论,亦即作者见解,以"指出……"、"提出……"、"认为……"、"分析表明……"等句式表述作者对论题归纳总结的具体看法,如创新性见解、学术观点、建设性意见等。

3. 关键词　正如前文所述,关键词是目前文献检索的重要途径之一,准确或正确的关键词,可以让其他对同一研究内容感兴趣的读者更方便快捷地检索到所需的文献,也只有这样,才可以提高文献综述的影响力,达到文献综述的目的。这项工作一般多放在整个撰写工作的后期,数量为3~5个,不仅能让读者对该综述的研究内容一目了然,也是综述文章内容最为精练的概括。关键词可以选自标题,既可指示出该综述的主要内容,也可以从正文中选择,起到补充完善的作用。关键词一般要求词汇有实质性意义,形式上要求为专业术语,能以尽量少的字数,准确反映出研究内容。

4. 参考文献 位于全文最后,也是综述的重要组成部分。一般按照参考文献标注和著录的原则与方法整理参考文献。对于正文部分出现过的主要观点、论据都必须给予标注,做到有论有据,但仅限于作者直接研读过的、公开发表的文献。

二、文献综述的技巧

(一)选题技巧

撰写文献综述之初,首先应当确定所要综述的文献主题。综述可以是全面系统地介绍某一领域的现状、进展,也可以是某专题的一个侧面。在选题时需要注意以下几个方面。

首先,选择自己从事或熟悉的专业领域,与自己研究方向相关或有研究基础的课题,或者与正在开展的研究工作相关的题目等,这有利于资料的收集,对接触的资料容易融会贯通、准确理解和分析整理。医学专业包含众多学科,各学科又分出许多亚专业,不同的学科或各亚专业间涉及的知识较少重叠,甚至有"隔行如隔山"的感觉,若选择非本专业或不熟悉的文献进行综述,就很难准确地理解原始文献,并对相关文献做出合理的评价。

其次,要根据实际工作的需要,选择国内外有关疾病诊疗、卫生保健、教学科研中的热点、焦点及迫切需要解决的问题,充分考虑读者的实际需要和个人的前期科研基础,同时也便于被期刊采用刊出。必要时可请有关专家指导,明确选题的范围。如从事某领域科研工作,在选择课题、申请科研项目时,常常要复习大量文献,掌握拟研究课题的研究现状、最新动态、进展、争论的热点及存在的问题,这时写文献综述就得心应手。随着专业知识不断的积累、相关研究的深入,阅读的文献也不断增多,就可以结合平时医疗、教学、科研实践的需要,有意识地围绕某个专题广泛收集文献,认真阅读,详细掌握某领域或专题的研究现状、进展,还需要进一步探讨研究的问题,当这方面的积累达到一定的程度,就可以动手撰写相关的综述。

再次,选题不宜过大。近年来随着科学技术的迅速发展,每个学科的研究成果日益增多,过大的题目信息量大,综述面面俱到,篇幅冗长,讨论难于深入,还会导致抓不住主题,重点不突出,无味重复等。另外选题过大,引用文献较多,往往导致文章篇幅太大,超出了杂志所要求的字数限制。因此选题不宜太大,撰写时要避免"什么都重要,什么都提一点,又什么也没说清楚"的情况出现。有时虽然同一领域的研究可能已有类似的综述,但同一研究领域的某一个侧面,也许还有深入研究的内容。如糖尿病的相关研究,若选题为"糖尿病的研究进展",题目就较大。糖尿病的研究包括很多内容,有发病机制研究、诊断的研究、治疗的研究。进一步诊断研究还可以再分为西医诊断、中医诊断,治疗研究还可以包括西医治疗、中医治疗、中西医结合治疗以及药物治疗和非药物治疗等诸多内容,因此应就其中某一方面的内容进行综述才能够深入。如选择治疗研究——"糖尿病的非药物治疗",范围是缩小了,但内容仍不少。若局限于"运动与糖尿病治疗"进行综述,选题的视点针对性就较强、目的较明确,就可避免选题的雷同。

第四,选题要有创新性,避免重复。好的综述应是对近年来某一研究领域或专题的最新研究成果和进展做出的综合评价,突出一个"新"字。某一领域或专题的研究往往已延续了几年甚至几十年,已有不少该领域或专题研究的综述。因此确定综述的选题前,一定要查阅相关领域的综述性文献,确定近年内没有相同或类似的综述文献,才能保证所选题目具有新意。以基因免疫为例,基因免疫是1990年才提出的一种新的免疫手段。1995年初刊发第一篇综述,从基因免疫的发展史、免疫机制、优点、副作用、在有关学科的应用等方面进行总结评价,是一篇颇有新意和特色的综述。随后的3年里,各类医学期刊先后发表与基因免疫相关的综述20余篇,其中10余篇综述的内容和结构相同或基本相同。可想而知,再将"基因免疫"作为综述的选题就缺乏创新性。如果把选题范围缩小到"基因免疫的机制"或"基因免疫与艾滋病疫苗"等同一个领域的不同小专题研究上,或不同学科的应用研究上,就显得有新意了。

(二)命题技巧

综述的命题和其他医学文献一样,也需要高度的文字概括,言简意赅。命题要有信息价值,简明醒目,不能笼统抽象。综述的题名应简明扼要、确切恰当,题名一般不超过20个汉字,避免使用化学结构式、不常用的符号、缩写或简称。综述的题目应能概括综述的主题,又能引人注目,使读者看过文题就大体了解该综述的主要内容,吸引读者去阅读全文。

由于综述不是对某一具体课题的观察研究,因此综述的命题不能过于具体,应当体现综述自身的特色。如:

1. 以一些具有动感或表示状态的词汇作为文题的结尾,如现状、进展、展望、动态、评述、思考等,反映出综述的内容是发展和动态的变化过程,符合综述的特点。

2. 用标点符号将文题分成两部分。一般用冒号或破折号分开,符号之前概括一个领域或一种概念,符号之后是对该领域的某个专题的进一步说明,或者是对某一个概念的补充和延伸。需要注意的是,符号之后的文题是主标题,而不是副标题,这种命题方式常见于国外期刊。例如:

基因组医学: 遗传性结直肠癌

细胞凋亡抑制蛋白: LAP家族

阿米巴病: 现代认识与治疗

脊髓损伤——过去、现在和将来

溶血磷脂酸——多功能的磷脂信使

3. 直接说明综述的内容和对象。这种方式简洁明了、题名醒目,容易吸引读

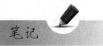

笔记

者的眼球。例如：

　　美国黑人的肾移植

　　NO与细胞凋亡

　　软骨损伤与组织工程修复

（三）文献检索的技巧

　　医学文献数量多，增加速度快，内容繁杂，专业文献分散，相关学科互相交叉渗透；文献语种多，文献类型复杂，出版形式多样。如何保证所查阅的资料全面翔实，重要参考文献不遗漏，写出的综述有较强的参考价值和说服力，首先检索的文献要全面，必须正确确定检索文献的范围，才能节约时间和精力，做到事半功倍、又快又全又准地获得所需文献资料。而这个范围的确定又依赖于对医学文献检索工具的熟练掌握和应用。

　　某一领域或专题的研究一般都已延续了几年、十几年、甚至几十年，有关专题的研究文献可能已有不少的综述文章，因此若引用的文献年代太早，综述的文章就可能缺乏新意，甚至内容重复，因此最好引用近5年的文献进行综述为宜。文献的来源包括书籍、报刊、科技期刊、科技档案、专利文献以及网络资源等。其中科技学术期刊与学位论文是文献资料的主要部分。在撰写文献综述的过程中，要充分利用以上各种文献资料，同时也要注意从专著、教科书、百科全书等其他渠道搜集文献。引用的参考文献越新越能体现文献综述的新颖程度，也更有利于在期刊杂志发表或引发新课题研究的火花。目前科技期刊除了纸质版本外，大量的还以电子版本的形式进行传播和存储。国内外各种文献数据库的广泛建立，如PubMed、CNKI、万方、维普等文献全文数据库，极大方便了对以上各种来源文献的检索。

　　检索文献时要正确熟练地应用各种文献检索方法，如主题词途径、关键词途径、著者途径等，注意不要漏检，当然也尽可能减少多检。最常用的检索方法或途径是通过主题词途径和关键词途径检索。要熟悉国内外各种常用的科技文献数据库的使用，充分利用数据库提供的各种检索方法组合检索，提高检索精度和检索效率。

　　一般各个文献数据库都能提供普通检索和高级检索功能。在普通检索模式下，直接输入主题词或关键词就可以查到相应的文献。但这时往往会多检，因此需要用高级模式对检索方法进行限定，缩小检索范围，提高检索精度。

　　以检索"运动对骨关节炎的影响"为例。在万方数据库中，用普通模式输入"骨关节炎 运动"，可以检索到643篇文献。在高级模式下，如果把"骨关节炎"、"运动"限制在关键词内，则只检索到386篇文献；如果再把"骨关节炎"、"运动"限制在标题内，则仅检索到235篇文献；在标题和关键词中分别输入"骨关节炎"和"运动"，只检索到43篇文献。此外，万方数据库还提供一个经典检索。在经典模式下，如果把"骨关节炎"、"运动"限制在关键词内，则检索到187篇文献；如果把"骨关节炎"、"运动"限制在标题内，仅检索到51篇文献；在标题和关键词中分别输入"骨关节炎"和"运动"，则只检索到43篇文献。

　　在CNKI数据库的高级模式中，把"骨关节炎"、"运动"限制在关键词内，可检

笔记

索到93篇文献；把"骨关节炎"、"运动"限制在标题内，则检索到109篇文献；在标题和关键词中分别输入"骨关节炎"和"运动"，只检索到74篇文献。

在维普数据库中，在普通模式下输入"骨关节炎 运动"，可以检索到138篇文献。在高级模式中，把"骨关节炎"、"运动"限制在关键词内，可检索到131篇文献；把"骨关节炎"、"运动"限制在标题内，仅检索到48篇文献；在标题和关键词中分别输入"骨关节炎"和"运动"，则可检索到74篇文献。

出现以上不同的结果原因可能有几个方面。首先，虽然都是中文科技文献数据库，但每个数据库收入的文献范围和数量有所不同。比如各个数据库在科技期刊、学位论文、会议论文、科技成果等数据的收入范围和数量各有不同。其次，数据库中所收藏的文献起始年份可能不同，而且默认检索的时间范围可能不一样，如果没有对检索时间进行限定，检索结果就可能出现较大差别。第三，不同数据库对检索的普通模式和高级模式有各自的默认设定，也会导致检索结果的差异。万方的经典模式和CNKI以及维普的高级模式类似，可以明确限定检索范围，因此检索结果就比较接近。

综上，在文献检索过程中要熟练掌握各种检索技巧，组合应用各种检索方法，同时充分利用各种文献数据库，以提高文献的检出率。

知识拓展

一般各个文献数据库都提供普通检索和高级检索功能。

普通检索　在普通检索模式下，直接输入检索词就可以查找到相应的文献。一般数据库默认的普通检索或简单检索是采用题名/关键词模式进行检索。只要在文献题目或关键词内包含要检索的内容，就会显示出检索结果。普通检索的优点是检索结果比较多，不会漏检，所有包含相应检索词的文献均会列出。缺点是检索范围过大，一些仅少量相关的文献也会列入检索结果内，导致检索精度降低。

高级检索　高级检索是在普通检索的基础上，对各种检索项进行限定，缩小检索范围，提高检索精度。常用的检索限定项包括题名、关键词、作者、作者单位、刊名等，并可以设定发表年限。高级检索采用布尔检索方法，即逻辑"或"（+、OR）、逻辑"与"（*、AND）、逻辑"非"（−、NOT），通过三种布尔检索方法的组合应用，既可以提高查全率，又可以提高检索的精确性。

知识链接

布尔检索

布尔检索是数据库检索最基本的方法，是用逻辑"或"（+、OR）、逻辑"与"（*、AND）、逻辑"非"（−、NOT）等算符在数据库中对相关文献的定性选择的方法。

（1）逻辑"或"（+、OR）：用来组配相同概念的词，文献中凡含有"A"

笔记

或者"B"检索词或者同时含有检索词"A"和"B"的文献均为命中文献。组配方式：A＋B，表示检索含有"A"词，或含有"B"词，或同时包含"A"、"B"两词的文章。这样的组配可以放宽范围，扩增检索结果，提高查全率。

（2）逻辑"与"（ * 、AND ）：检索时，数据库中同时含有检索词"A"和检索词"B"的文献才是命中文献。组配方式：A×B，表示检索必须同时含有"A"、"B"两词的文章。这样的组配增加了限制条件，即增加检索的专指性，以缩小范围，减少文献输出量，提高检准率。

（3）逻辑"非"（ － 、NOT ）：数据库中凡含有检索词"A"而不要检索词"B"的文献，为命中文献，是用来检索中排除某些词的。组配方式：A － B，表示检索出含有"A"词而不含有"B"词的文章，用于排除不希望出现的检索词，能够缩小命中文献范围，增强检索的准确性。

（四）文献整理的技巧

文献检索后，会收集到大量的文献资料，如何将文献资料分门别类、分析整理，从中提取出有用的信息也是综述撰写过程中必不可少的一个重要步骤。

重复文献的删除。要充分利用文献管理软件的功能，对收集到的文献进行整理。以上述"运动对骨关节炎的影响"为例，从每个数据库中都可以检索到少则几十条，多则上百条的文献题录。三个数据库的检索结果合在一起有好几百条题录，而其中有相当部分题录有重复。手工逐条比较，删除重复文献耗时费力，效率极低。应用文献管理软件就可以轻松地解决这个问题。目前的文献管理软件如医学文献王、NoteExpress等都具有查找重复题录的功能。用文献管理软件将各大数据库的检索结果导入软件中，再使用查找重复题录的功能，就可以很快地找出并删除重复文献。

文献的分析整理、归纳分类。撰写文献综述往往要涉及某一专题的有关方面内容，因此检索到的文献资料涉及的范围也较多。大多数文献不仅仅只局限于某一专题的某个方面，不同的文献其内容也往往互有交叉。比如一篇论述运动对骨关节炎发生的影响的文献，有阐述其发生机制的内容；另一篇研究骨关节炎发生机制的文献，文中并探讨其治疗方法。这两篇文献都涉及骨关节炎的发生机制，都可以归类到骨关节炎发生机制的分类中，同时又分属"运动"和"治疗"两个分类。在整理文献时，会遇到大量这样的文章。通过应用文献管理软件，可以有效地将检索到的文献进行分类管理。在文献管理软件中，如医学文献王和NoteExpress，都可以在文献库中建立子目录，设定不同的类别，将同一篇文献分别拷入不同的分类目录中。而且医学文献王有个文献分析功能，能自动对文献的主题词进行分析分类。利用这个功能可以更好地对文献进行分门别类。

重要文献的标注。在文献检索、搜集完成后，要对大量的文献资料进行分析、归纳、整理，挑选出科研设计严谨、有代表性的文献进一步分析、研究。首先要对收集到的文献按发表年份的先后进行排序，先阅读近期文献，采用先综述后单篇，先文摘后全文，先泛读后精读等方法进行阅读、分析。对文献中的重要内

笔记

容、信息、观点用彩色笔标出，并在文献的空白处明确予以标注，如"发病机制"、"损伤机制"等，以便撰写综述时引用。对外文文献，甚至可以把部分关键句子翻译出来。撰写综述通常需要一段的准备时间，有的文献当时看过了不一定太在意，事后想起来却记不住在哪里，因此及时记录，做好文献阅读卡片很有必要，特别是对于那些重要的文献，不妨先做个读书笔记，摘录其中的重要观点和论述备用。在文献广泛电子化的今天，绝大多数文献都有电子版，而且pdf格式的电子文档居多，这就极大地方便了文献的标注和查找。一方面可利用各种电子阅读软件在电子文档上进行标注，另一方面，还可以利用文献管理软件记录已标注的文献信息。例如NoteExpress就有提供一个笔记功能，可以记录所阅读文献的主要信息，对后期查找、复习检索的文献很方便。

（五）综述撰写的技巧

1. 拟定提纲　科技论文有相对固定的书写格式，如医学论文的温哥华格式，而综述的写作却没有固定的格式。基本的原则是在动笔前，根据题目确定的主题先拟定一个详细的写作提纲。拟定提纲有助于在写作时确定整篇综述的整体结构、各部分内容间的逻辑关系和层次关系。提纲是文章的骨架，要努力做到层次分明，由浅入深，层层深入，提纲要力求详尽，有纲有目，提纲拟得越详细，综述的条理性会越清楚，文章的重点也会越突出。

一般采取以下几个步骤。①全面复习收集到的文献资料，确定综述的几个主要内容及标题；②每个主要内容根据需要可再分出几个问题，列出次级标题；③将文献资料、文摘卡片等根据内容分别纳入上述各部分的内容中；④根据上述分析和归纳结果，拟定写作提纲。需要注意的是标题应与内容一致，各部分之间要有连贯性、逻辑性，使纳入的文献资料论据能够支持论点的内容，前后呼应。

2. 正文内容的撰写　正文是综述的核心，也是综述的具体内容。正文的写作以主题突出、条理清楚、结构合理为原则。综述的内容一般包括：所综述主题的历史演展、现状分析（包括目前的进展、争论的热点、存在的问题等）、趋向预测三个部分。历史演展部分可以采用纵向对比的方法，对所研究的问题发生、发展加以归纳，阐明该问题的变化发展；现状分析可以应用横向对比的方法，展示不同研究人员对该问题的研究、见解和争论，揭示争论的热点，需要进一步解决的问题；在趋向预测部分，主要提出未来该课题研究发展的趋势、方向。撰写时要注意综述的综合性，要把大量相互关联的文献资料加以分析归纳，把分散在各篇文献中的重要论点、论据提炼出来，并按一定的主题、思路加以安排。

（1）要遵循综述的特点和功能：综述撰写的技巧就是提炼、浓缩的水平。原始文献资料必须经过去粗取精，提炼加工后反映到综述的内容中。因此，撰写综述时除了注意到"新"这一特点外，还要把握以下要点。①客观与忠实：以写作提纲为主干，客观地比较国内外文献；客观、忠实地对不同的论点、论据作全面系统的归纳。不能误解或曲解所引用的参考文献或者断章取义，否则便会偏离事物的本质，反映的不是客观事实。②提炼与评述：综述是文献信息的再加工和内容提炼，是各家观点的整合和知识再创，不是各家观点的累加、罗列或堆砌，更不可以生硬地将原著整段翻译过来。提炼是将收集的文献资料加以消化、分析，在

笔记

充分理解文献的内容和观点上,组织整理出综述的观点和论据。评述是将作者本人的学术见解、经验融入综述的内容里。对于叙述性综述来说,综述是对已发表文献的综合,是对已有文献资料进行实事求是地总结和评述,作者不宜提出个人的观点和倾向。而对以评述为主的综述而言,作者应该从专家的视角,在客观地分析文献资料的基础上提出自己的观点,对专题的研究现状、争论的热点等进行具体分析,比较其优劣,评述其利弊;只有深刻理解原文献的内涵,才能提炼其精华,使个人观点和他人观点有机地结合起来,构成综述的整体。需要注意的是,评述可以对原著的成功与不足加以评论,但个人观点绝不能凌驾于文献资料之上。③严谨与精练:由于综述要引用的文献较多,有些作者在撰写综述时不愿割舍,导致内容相似或相同的信息和论据重复表述,这在选题范围较大的综述里更容易出现,导致综述结构松散,内容重复。因此撰写时尽可能做到重点要详,次要要简,引用的文献信息要精练,可以引用从不同方面支持论点的文献资料,但要避免大段引用原文文字和重复的资料。精练流畅、文理通达是科技文献的基本要求;文笔累赘最易使读者读而生厌,尽管题材新颖也会失去吸引力。撰写综述时要注意综述内容的逻辑性和条理性,逐层深入,环环相扣,不要前后矛盾,更不要做出无根据的推断或无前提的展望。

（2）素材的组织:综述撰写过程中,作者最容易犯的毛病是堆砌、罗列原始文献中的观点,没有分析、归纳和提炼。文献素材的组织主要有以下几种方法:①列举法:把论文的内容按一定的原则归纳成若干条,然后逐一介绍说明。例如《全球几种主要传染病的流行及研究动态》,采用疾病列举法,对全球几种主要传染病(包括艾滋病、霍乱、鼠疫、疯牛病、埃博拉出血热、结核、脊髓灰质炎等)的最新流行疫情和防治动态进行了综述和分析,使人们对这些疾病在全球的流行和治疗有较清晰的认识。②阶段法:按照综述内容的历史发展演变划分成不同阶段,分别进行综述。例如"人工关节置换的历史与现状",就可以根据年代顺序对人工关节技术和材料的发展变化进行综述。阐述人工关节的产生,最初的原形设计,不同阶段假体材料、假体技术的进步,假体形状设计的改变,以及两者之间的联系,使读者对人工关节置换技术的发展有个清晰的脉络。③层次法:根据综述的主题把综述内容分为若干部分,各部分之间有平行的或递进的层次关系,彼此之间有密切联系。这种联系都是研究对象的内在规律在不同层次上的反应,根据综述撰写的目的,阐述各部分之间在广度和深度上的联系。例如"消毒的进展",从应用的角度把各种消毒方法分标题介绍,如:熏蒸消毒、紫外线消毒、电离辐射灭菌、高压蒸气灭菌等。文章采用平行层次法进行综述,全文层次分明,条理清晰。④分析法:根据综述所讨论的内容,归纳成几个方面进行分析。例如《机械通气治疗哮喘持续状态》,作者把哮喘持续状态应用机械通气治疗中的几个主要方面,分别进行分析讨论:例如机械通气的适应证、机械通气过程中气道的管理、呼吸器的选择及参数调节、高频通气、持续正压通气和呼气末正压通气等。⑤综合法:综合应用上述4种方法中的几种进行素材的组织和综述。如在综述的历史演变部分可以采用阶段法阐述所综述的专题历史发展和演变,在现状分析部分,可以采用层次法和列举法对该专题的研究现状分层阐述,逐一列举。实际

笔记

上,在撰写综述时,相同的文献资料可以用不同的方法来组织,具体采用哪种方法就要根据综述提纲和作者需要表达的意图而组织。

(六)其他

1. 学会模仿写作　模仿写作非常重要,研究生至少应熟读导师发表过的综述和论文,学习导师的写作风格、写作方法。或者经常翻阅一些综述性杂志,如《国外医学》系列杂志、《医学综述》等。这些杂志都有大量的综述性文章。通过模仿这些文献综述的写作方法,尤其学习一些优秀的综述文章的风格,可以让初写综述的作者很快熟悉综述的内容选择、语言表达和文章编排,在较短时间内掌握综述撰写的基本规范。

2. 及时成文　和一般的研究论文相比,撰写综述的难度明显增加,从确定选题、查找收集文献资料、阅读资料,到完成综述往往需要几个月的时间,就是熟悉综述写作的作者也需要数周时间。综述涉及的文献、资料、信息多,若在阅读文献资料后没有及时归纳、整理,拟定综述的写作提纲并及时撰写,大量的文献、资料、信息可能被遗忘,一些研究热点的综述,也因为时间的拖延而失去综述的新颖性。因此及时消化资料,归纳整理,及早成文,并在撰写过程中不断地修改完善先前拟定的综述提纲,使综述的内容更完善。同时,在阅读和写作过程中,往往会发现一些新的、有价值的文献信息,利用这些新的文献资料还可以从另一个层面或视角来总结评价原专题的研究现状。对于熟悉文献检索和文献归纳总结的作者,善于从已有的文献资料中发现新的选题,会利用同一批文献资料写出多篇有实际参考价值的综述。

综上所述,文献综述撰写的各个环节都贯穿着很强的学术性和技巧性,要求作者既要有较高的综合、分析、归纳能力,还要有较强的语言文字和逻辑思维表达能力。青年科技工作者应掌握综述的写作方法和技巧,不断培养自己收集、分析、归纳和整理资料的能力,从而为进行各项科学研究选题奠定基础。只要我们密切关注学科领域的研究进展,勤于思考,善于总结,反复练笔,就会较快地掌握综述撰写的基本功,从而写出对教学、科研及临床工作有重要参考价值的文献综述来。

第三节　文献综述的评估

文献综述能为科研选题做好准备。科研思想的火花有赖于对某研究领域的深刻了解,对该领域已完成的工作和取得的成果清晰的认识,对既有成果产生过程和关键技术的充分掌握,对该领域存在的问题、争论的热点和焦点的合理评价和认知。好的文献综述能梳理作者自身科研思路,明确研究方向;也能为读者提供系统化的知识,弥补自身见解的不足。撰写和阅读文献综述的过程是对某特定研究领域知识获取、整理和延伸的过程,此过程伴随着新旧知识、理念的交织与碰撞,往往产生出创新思想的火花。综述的读者不仅是作者本人,也是期望从综述中获取科研灵感、进一步深化、拓展研究的人。因此,一篇质量较好的文献综述不仅能提供足够的信息量,更要能启发读者的研究思维、理清研究思路。

笔记

评估一篇综述的"质量",是指要有合适的深度和广度、条理性和逻辑性,既简明扼要,又不失有效的分析和综合。换句话说,要以文献中提取的思想精髓、创新的研究方法和具体的实验数据、实例来诠释主题。为避免无意义的文献信息堆砌罗列和研究资源的浪费,需要对文献综述进行评估和筛选,以提高研究工作的针对性和创新性。一般来说,文献综述有两大要素:第一,它应能简要地概括出某领域既往研究的主要发现;第二,它应能体现作者对是非的判断,以及对目前研究存在的不足的认知。文献综述不应只是对多个研究内容的逐一陈述,而是要重点把握该研究领域应该深入的内容和发展趋势。

因此,总体评价一篇文献综述应当从以下几个方面进行:

1. 文献综述的创新性评估 一篇有参考价值的文献综述首先体现在它的"新",无意义的重复性综述既无法激发读者的兴趣,也浪费作者和读者的时间。"新"的文献综述应紧跟学术前沿、学科进展,可以开阔视野、引领创新的科研思维,继而推动研究向高、精、尖发展。"新"的文献综述不仅选题、立意新颖,综述参考的文献也要"新";"新"的文献综述还体现作者对该研究领域的信息收集、分析、综合、归纳的能力以及对研究热点的评论、评价、评述有独到的见解。

科学研究一般分为基础研究、应用研究和开发研究。科研的生命力在于创新,而各类研究的创新意义不同。基础研究以提高人对自然和社会的认识为目标,旨在观察新现象、发现新规律、提出新理论;应用研究的目的在于运用基础研究的成果,总结和应用规律,应用新方法、发明新技术;开发研究与实际生活紧密联系,旨在实现新功能、开发新产品。文献综述为科研选题做准备,因而文献综述选题是否有新意也直接关系到科研的创新。综述的选题应不同于以往任何一篇新近公开发表的综述,它关注的内容必须展现作者在该研究领域的独到认识。任何有价值的"新"观念都可以成为综述发表的理由。文献综述内容的"新",体现在所掌握的第一手资料,即阅读的文献要新。综述的主体、资料、信息的收集、分析及作者的评论皆来源于参考文献。因此,参考文献尽可能以国内外近5年,尤其是近3年公开发表的论著、著作为主。综述不是研究历史的回顾,它不排斥经典文献的引用,但"推陈"的目的在于"出新",不能因经典文献过多的引用而冲淡综述展现"新"的内容。综述是否逼近学科前沿,就表现在参考文献是否体现某研究领域的最新进展、某研究方法的最新突破和理论认识的最新水平。文献综述是在对文献进行选择、比较、分类、阅读、整理和分析的基础上,由作者以特定的角度,应用个人的见解、语言对某一研究问题的现状进行叙述和评论的科学文献。因此,文献综述可以有作者的个人见解和评述。同样,建立在阅读、分析已发表文献基础上的综述,见解也要求"新"。综述总结了国内外最新研究成果,预测研究趋势,把握研究方向,提出新概念、新问题、新建议、思考新方法都能体现综述的价值。

基于上述认识,文献综述的创新性评估应把握以下要点:

(1)选题是否新颖,文题是否有吸引力,切忌大而空泛的文题。

(2)参考文献是否以新近发表的为主。

(3)从参考文献提取的信息是否提示新的研究方向、方法和理论。

（4）作者对既有研究成果的判读、评论、评价是否体现新的科学思维。

2. 文献综述的目的性评估　科研工作有较强的针对性，而文献综述可以为研究者提供某领域系统化的知识，对理清研究思路，明确研究方向和切入点能有帮助。因此，综述的作者应当知道撰写综述的目的是什么，要解决的是一个什么样的科学问题，以及如何达成这个目的。综述引言中，可以用数个词汇或短句明确表述综述的目的，这可以让综述更具有针对性，综述的内容，甚至章节编排都应围绕这个目的展开。值得注意的是，文献搜索及阅读过程中的所有心得及发现不可能完全写入综述，应遵循以服务综述目的为原则进行取舍。部分文献可以参考书目的形式列入综述，而不在正文中引用其内容。

科研的目的在于发现问题和解决问题。已经被认识和解决的问题不应该旧话重提、重复研究。正确认识当前国内外某研究领域已解决和待解决的科学问题也是文献综述的重要任务。通过文献的检索及阅读，结合自身的研究基础，获得一个新的科研"想法"后，应当进一步明确该想法是否已被同行付诸实践。为避免重复研究，需要进一步的文献检索来验证。文献综述的另一任务，在于论证选题的科学性。已提出的某一科学问题是否有研究的价值，取决于前期研究的理论和实践的积累、已掌握的研究方法和具备的研究条件。论证选题的科学意义同样需要从文献中去寻找提示。同时，在文献的阅读及分类整理、分析中探索与主题相关的科学信息，筛选其中的重要线索，往往可以有意想不到的收获。

综上，文献综述的目的性应依据如下要点评估：

（1）是否明确什么是已经完成的，什么是有待完成的；是否理清了"想法"与"实践"之间的联系；

（2）是否发现并提出与主题有关的重要线索，启发科研思维；

（3）提出的研究主题的目的意义是否明确；

（4）是否建立某主题或问题的研究脉络；

（5）是否将想法、理论与实际应用联系起来。

3. 文献综述的完整性评估　文献综述作为科技论文的一种类型，需要具备完整性。完整性包含4个方面的含义：①结构的完整；②资料的完整（即参考文献要全面）；③"综"和"述"要完整（既有对参考文献的综合分析，又有作者自身的评述见解）；④逻辑的完整。综述一般都包括文题、著者、摘要（中英文）、关键词、正文、参考文献，其中正文部分又由前言、主体和总结（展望）等组成。具体的结构组成及要求参见相关章节。参考文献作为综述的素材，全面性是其基本要素。全面性并非指综述中罗列的参考文献要面面俱到，而是指作者至少应了解某研究领域在一段时期的所有国内外同类文献，相关性强、近期发表的文献则应精读；根据主题的需要选择参考文献列入文中。注意参考文献的新旧搭配、国内外文献搭配的合理性。一般来说，来自权威期刊的参考文献引用率应当适当提高；近3~5年的文献资料应占大多数。值得一提的是，对于阅读中遇到的结论不同，甚至相悖的研究文献，要避免人为因素产生的偏倚。科研工作中，不同来源、结论矛盾的研究论文并不少见，此时应根据各自的研究背景、实验条件、对照组设置等不同进行综合分析，避免个人的主观倾向性评论，甚至人为有目的地选择或避

笔记

开支持阳性(阴性)结果的文献,从而产生偏倚。作者在文中的评述应当客观、严谨、有理有据,既充分尊重和体现研究的成果,又避免偏倚的产生。这就要求作者应具备严谨的科学态度,客观、实事求是的精神和踏实的文风。文献综述的完整性还包括正文逻辑的完整性。引言提出文献综述的目的和意义,适当根据研究现状提出问题,并引出综述的内容提要。主体部分具体阐述研究的历史和现状、各主要研究的方法和结果、比较和萃取规律性结论、揭示尚待解决的热点、难点问题、规划新的研究方向。总结(展望)部分重点阐述既往研究中存在的不足,提示可能的解决方案和研究的发展趋势。全文从逻辑上应首尾呼应,浑然一体。

综上所述,文献综述的完整性评估应把握如下要点:

(1)综述结构是否完整、规范;

(2)参考文献是否全面,涵盖所综述的内容;

(3)纳入或排除参考文献的标准是否统一,是否排除人为因素的干扰;

(4)分析、评论、评述是否客观、全面,并有新的见解;

(5)全文逻辑性是否连贯、完整,主题是否明确。

4. 文献综述的准确性评估 准确、真实是衡量科技论文质量的标准之一。综述的撰写建立在收集、整理、综合分析已发表文献的基础上,即综述的素材来源于文献。综述是否准确地反映研究现状,是否客观、全面地评述、评价已有研究的成果及不足,很大程度上取决于对所引用文献的数据、资料、信息等是否准确再现。不仅如此,作者在对参考文献信息提取、整合、归纳过程中,准确地领会原著者意图并准确地以自己的语言归纳表达,对文献综述的准确性同样重要。另外,尽管文献综述可以有作者自己的观点,但个人观点与文献观点要注意区分。在陈述文献观点时,切忌夹杂个人观点甚至篡改原文,影响读者对文献原意的准确判断。同时避免在综述每一段落之后,加上自己的一段评论或者感慨,将个人观点强加于读者。

因此文献综述的准确性评估应掌握如下要点:

(1)引用文献是否忠实文献原文内容;

(2)是否准确引用文献的数据、资料、信息等;

(3)是否准确地再现原文献的观点;

(4)作者的评价、评述是否客观真实、准确。

5. 文献综述的写作要素评估 文献综述同属学术论文,其写作要素归纳起来不外以下几点:

(1)可读性: 前文提过,综述的读者可以是作者本人,也可以是其他的科研工作者。学术论文旨在促进学术交流,可读性强的文章更能吸引读者的兴趣。除选题新颖、文题吸引人之外,文章是否结构紧凑、条理清晰、层次分明、语言流畅、用词精练、文风清新自然,均能影响文章的可读性。

(2)实用性: 文献综述的目的在于总结评述某领域研究现状、需要进一步深入研究的问题,并讨论解决问题的方法。一篇好的文献综述可以给读者提供某领域较系统全面的知识,包括最新的学术动向、科研理念、先进的实验方法、最新的实验成果,并能在一定程度上启发阅读者的科研思维。其实用性在于推动某

笔记

102

领域研究发展,体现为理论价值和社会价值的增益。因此,评价文献综述的实用性高低,在于评估它是否为研究者提供了有益的借鉴,是否丰富理论认识及探讨解决实际问题的途径。

(3)科学性:综述的科学性含义广泛,前文所述创新性、目的性、完整性和准确性均能体现其科学性。另外,综述的科学性也是作者科学态度的体现,是否具备严谨的科学作风、严肃的治学态度、严密的科研思维,也是科学性评估的依据。

(4)创新性:创新性是学术论文的灵魂,它是所有科技文献必备的要素。前文已对创新性评估进行了详细阐述,不再赘述。

(5)规范性:学术论文的行文必须规范。规范包括格式规范、措辞规范、术语规范、参考文献引用规范等具体要求参见相关章节。文献综述是否规范体现作者的学术修养。不够规范的综述影响读者的阅读兴趣,甚至质疑其质量水平。

第四节 系统综述的介绍

一、系统综述的概念

系统综述(systematic review),又称系统评价,是用预先设计的方法综合相关的原始研究。系统综述是高质量的文献综述,它本身就是一种科学研究。系统综述的过程包括一系列减少偏倚和随机误差的方法,包括综合地检索所有可能相关研究;制定可重复的筛选标准;科学地评价研究质量;明确、合理地提取、综合数据和解释结果。

系统综述的特点包括:

1. 系统综述产生结论的过程是透明的 系统综述中清晰呈现每个步骤的操作过程。例如,预先设计并公布文献检索的数据库和检索策略、文献筛选纳入过程、纳入文献质量评价方法等。

2. 在综述开始之前制定研究方案(protocol) 系统综述的方法需要在研究开始之前确定方案,这有利于减少实施过程中的偏倚,例如确保综述人员的工作不会过多地受到其所得到结果的影响。若在评价进程中需改动方案,则需要在最后报告中加以指出,并说明改动的理由。

3. 全面检索以获得尽可能多的相关研究 系统综述包括努力搜寻尽可能多的有关原始研究。若希望综述结论不会因研究可获得性的难易程度而受影响,全面检索就很重要。

4. 清楚明确的综述过程 系统综述会清楚地汇报其综述过程和方法,以便读者评价其结论的可信性。

5. 潜在用户的参与 系统综述源于为证据使用者(卫生领域管理者、政策制定者、临床医生等)提供决策依据。为满足这些潜在用户的需要,在系统综述过程中往往需他们参与综述问题的选择和操作过程,以利于综述结论更好地被采用。

6. 合成纳入文献的结果 系统综述的一个重要特征是将纳入文献的研究结

笔记

果合成为总证据。评价纳入文献的研究质量是合成过程中的重要步骤,以确保只有可靠的研究才能影响综述最终的结论。

系统综述的特点也可通过与一般文献综述的比较得以体现,见表5-1。

表5-1 系统综述与传统综述的比较

	系统综述	一般文献综述
综述过程	综述开始前需要完成研究方案(protocol),并严格执行;方案的改动需要在综述报告中阐明;综述中需要阐述综述方法和过程	不需要预先制定研究方案;对综述格式没有要求
检索方法	明确的数据库;预先设计的检索策略和检索方法;需检索灰色文献	不需要系统地界定数据库类型和检索方法
文章筛选	预先设计的、公开的、可重复的筛选标准	筛选过程往往不公开报告、筛选标准不明确
质量评价	设计与研究目的符合方法学质量评价标准	往往无质量评价,同等对待不同研究质量的研究结果
综述者数量	多名综述者同时重复筛选文章、评价文章质量,并对比结果,防止个人偏倚	往往由作者一人完成
纳入研究整合	若有足够数量的原始研究,往往应进行定量统计整合;否则进行叙述性综合;亦有定性研究的整合方法	往往只是原始研究结果的叙述性综合和解释
综述的发表和更新	一般需要定期检索新发表的研究,更新综述	往往不进行更新

二、系统综述在卫生管理与政策问题上的运用

系统综述源于循证决策的需求。与设计实施一个原始研究相比,系统综述方法可以相对较快地合成现有高质量研究结果,为决策者提供整合的高质量证据。虽然早期的系统综述在较广泛领域的社会政策和社会干预中应用,但系统综述在发展中更多地运用在医学和健康领域,特别是Cochrane协作网的成立对系统综述方法的发展起到了重要的推动作用,它致力于管理质量可靠的证据为卫生工作者提供决策依据。

卫生管理与政策领域的研究数量在过去几十年间有了很大的增长。如何利用卫生政策研究服务于政策决策和实施,改变卫生体系的绩效,是卫生政策研究者和卫生政策制定者共同关心的问题。做到卫生政策科学决策,循证决策是重要的方式之一。循证决策最重要的环节是获得系统和全面的决策证据。为了满足上述决策证据的需求,政策研究者通过各种方式提高研究证据的质量,改善研究证据的可及性,扩大研究证据的传播。在促进卫生政策研究成果转化为实践,从浩如烟海的政策研究中提炼决策所需要的证据等方面,系统综述方法提供了很好的工具。

笔记

卫生管理政策领域的系统综述是一个新的领域。用于临床医学研究进行系统综述的工作已有很长时间,在方法学和应用方面都比较成熟,但是在卫生管理和政策领域,系统综述方法在整合和传播卫生管理政策研究成果方面,都还在发展过程中。系统综述方法在发展中多用来评价临床防治措施、诊断措施或某些暴露因素的效果。然而,卫生管理和政策问题的类型却不仅局限于政策干预效果的评价,不同类别卫生管理与政策问题的分析都需要高质量研究证据的支持。学术界对系统综述在这些问题上的作用仍在探讨之中,虽然目前卫生管理政策类系统评价也更多地用于评价政策干预的效果,但也有学者认为随着系统综述方法的发展,不同类型的系统综述可以为各类卫生管理与政策问题提供证据支持。

三、系统综述的框架与步骤

系统综述报告的框架也是其操作步骤的体现,Cochrane系统综述比较规范,它的步骤和框架包括以下十个方面:

1. 明确综述主题和确立文献的纳入标准。
2. 检索研究文献,包括确定检索数据库和检索策略。
3. 根据文献纳入标准,筛选检索到的文献。
4. 对纳入的文献,提取文献中需要分析的数据。
5. 依据合适的质量评价标准,评价纳入文献的研究质量。
6. 分析数据、进行Meta分析或采取其他整合方法。
7. 报告纳入文献的研究质量。
8. 报告纳入文献的合成结果和数据提取表。
9. 解释结果并得出结论。
10. 更新综述。

实际操作中,综述开始前,要通过研究方案(protocol)设计各部分所用的具体方法。

四、系统综述文献纳入标准和筛选方法

在系统综述中,判断检索结果的纳入和排除是一个客观、透明、可重复的过程。这个过程首先涉及制定纳入标准,然后是标准的执行以及过程的记录。

1. 纳入标准的制定 纳入标准应在综述开始前的研究方案中制定,包括纳入的研究设计类型、纳入的研究主题范围。筛选标准最终确定前,应选择部分检索结果进行预试验,检验筛选标准的可执行性和可能存在的问题。

研究设计的纳入类型需要结合系统综述的研究目的。如果系统综述要评价政策干预的效果,由于需要验证因果关系,一般要求只纳入随机对照试验研究;但对于管理政策类的复杂干预,随机对照试验较难执行,因此这类系统评价往往纳入更多类型的研究设计:按Cochrane协作网EPOC(Effective Practice and Organization of Care)组的规范,纳入的研究设计可扩大到对照试验研究、有对照的前后对比研究、有间断的时间序列研究。有些政策效果评价的系统综述也开

105

始探索纳入更多类型的研究,如队列研究、时间序列研究等。如果系统综述的目的是总结某项政策干预实施过程的影响因素,以分析政策的可行性,则可能需要纳入定性研究。

2. 筛选操作过程　一般地,筛选分为几个阶段。其中第一个阶段是筛选检索结果的题目和摘要,通过题目和摘要提供的信息,判断文章是否符合纳入标准。如果题目和摘要提供的信息不足以判断是否应该纳入,则需要寻找其全文,通过阅读全文,最终确定是否纳入。为了保证筛选过程的客观、可重复,以上两轮的筛选过程,必须由至少两人同时承担,每篇文章应由两人同时独立筛选,对比筛选结果,并对不一致的结果进行讨论。如果两人同时讨论仍不能达成一致意见,应与第三人讨论。为了使筛选过程更透明,系统综述中应加入一个图表,说明筛选的过程和结果。

五、系统综述中原始文献的研究质量评价方法

系统综述方法致力于为决策者提供可靠决策证据。可靠的证据除了来源于系统综述严谨的方法和过程,也依赖于其收集的原始研究结论是可靠的,因此评价原始文献的研究质量尤为重要。原始研究的质量评价标准取决于综述的研究目的和纳入的研究设计类型。

效果评价系统综述中的研究质量评价目的是验证原始研究所得出的因果关系的真实性,即其研究设计和执行中是否避免了系统误差/偏倚。Cochrane协作网主要致力于临床干预的效果评价,在研究质量评价方面有较成熟的方法,尤其是对于试验性研究的质量评价,但对于卫生管理与政策类复杂干预的评价,可能需要纳入更多类型的研究设计,有控制组的干预前后研究、有间断的时间序列研究、队列研究、病例对照研究等,这些研究设计的质量评价的方法也在逐步发展之中,可参阅Cochrane技术手册等有关信息。另外,许多系统综述的作者和机构也设计和探索了适用于多种研究设计质量的评价标准。

有些系统综述也用于总结政策客体(居民、病人、医生等)对卫生政策的看法、分析影响政策执行效果的因素、探讨政策的适用性等,这种综述也可纳入定性研究。定性研究质量评价的方法也处于探索和迅速发展之中。

可以说,研究质量评价没有适用于所有类型研究问题的金标准,即使Cochrane协作网的质量评价标准也是在不断发展之中。卫生管理类系统综述中的质量评价更是如此,其纳入的文章既有流行病学研究,也有经济学研究,即使利用流行病学研究方法,执行试验和准试验研究也非常困难。所以在卫生管理政策类系统综述的过程中,关键是掌握制定质量评价标准的原则,立足于系统综述的研究目的,制定适应、可行的质量评价标准。

六、系统综述中原始文献整合与分析方法

在系统综述过程中,数据提取和研究质量评价工作完成后,就要对纳入研究的信息进行分析和整合,通过一定的整合方法将纳入的单个研究结果进行合成。整合的方法分为定量整合方法和定性整合方法。定量整合方法有Meta分析

和叙述性整合；定性整合方法包括主题综合（thematic analysis）、Meta人类学综合（Meta-ethnography）等。综述中用哪种综合方法取决于系统综述的目标、待解决的问题、纳入的研究设计类型、纳入研究之间的差异性。

1. 定量整合方法　Meta分析是将系统综述中的多个不同结果的同类研究合并为一个量化指标的统计学方法。Meta分析通过合并汇总同类研究，能从统计学角度达到增大样本量、提高检验效能的目的。当多个研究结果不一致或都没有统计学意义时，Meta分析可得到更接近真实情况的综合分析结果。Meta分析主要用于评价干预效果的系统综述。通过Meta分析可以回答干预是否有效果以及效果的大小。Meta分析的运用需要一些前提条件：首先，研究要有同质性，用Meta分析综合大量在研究设计、干预措施、研究结果上差异性较大的研究，其结论可信性会较低；其次，Meta分析要建立在原始研究质量评价的基础上，合成质量差的原始研究，其结论必然有误导性。

叙述性综合是将原始研究的结果进行结构式总结，比如，用表格形式将单个的研究结果尽可能地列示。叙述性综合适用于各种类型的系统综述，它是一个整合原始研究并对观察到的差异进行描述的过程，而不是统计分析。

2. 定性整合方法　定性整合是加工、综合原始研究的文字内容，而不是整合原始研究的定量数据。定性整合方法不仅可分析综述中纳入的定性研究，也能用于分析定量研究中的文字信息。定性整合方法仍处于探索发展之中，常用的方法有以下两种：

（1）主题综合：是阅读和标记原始研究中的主题或内容要点，然后将其总结、分组和整合的过程。具体来说是，综述者对原文的信息、观点进行标记和分类，然后对标记和分类进行反复讨论，发现其间的异同点和联系，最后将原始研究中多样的信息和观点归为系统的几个主题。

（2）Meta人类学综合：是对原始研究中的文字和观点进行重新解释，并生成新的理论框架。Noblit和Hare的Meta人类学综合分以下步骤：确定系统综述最关心的信息；阅读原文，提取其中有用的相关信息；探讨原文提供信息之间的关系；用新的主题框架归类所有原文的信息；对主题进行综合；解释综合的结果，形成理论框架。

七、学习系统综述方法可用网络资源

本节是对系统综述概念及几个关键步骤方法的简要介绍。系统地学习系统综述及其方法学的进展，需要学习循证决策和循证医学类的教材。另外，方便可及的网络资源也提供了丰富的学习资源，几个致力于推动循证决策的机构网站都会在其网站上介绍他们使用的系统综述方法及研究进展，是非常好的学习资源。

1. Cochrane协作网　有针对综述者、检索人员和Cochrane图书馆使用人员的培训资料（http://www.cochrane.org/resources/training.htm）。其方法学手册是学习Cochrane综述方法学的重要资料。Cochrane各主题和方法学组的网站也能提供学习资料，均可从Cochrane协作网的网站中找到链接。

笔记

2. Campbell协作网 有关Campbell综述和方案写作要求和方法的资料,在此网站中都能找到(http://www.campbellcollaboration.org)。

3. EPPI中心网 EPPI中心在发展系统综述使用领域和方法学上都有所建树,其网站中(http://eppi.ioe.ac.uk/cms/)有对系统综述方法学及其发展的介绍,讨论方法学的文章,以及已经完成的各种类型系统综述。

4. 综述与传播中心(Center for Reviews and Dissemination, CRD)网 英国国家健康研究机构(National Institute for Health Research, NIHR)的一部分,设于约克大学。主要从事医学和健康相关证据的系统评价,以及系统评价方法学研究。网站中(http://www.york.ac.uk/inst/crd/)有其自身的系统综述操作规范和部分研究成果。

另外,通过网络数据库或Google检索引擎等,也可以检索到许多系统综述方法学介绍的文章或已完成的系统综述。也可以找到从事系统综述的机构、对系统评价感兴趣的组织的链接。

本 章 小 结

文献综述是对一段时间内围绕某一研究领域特定专题的大量文献资料进行查阅、整理和归纳而成的一种综合性学术论文,属二次文献。文献综述能系统反映该专题的历史、现状和展望,是对大量文献资料的浓缩和萃取,而不是文献的简单罗列和堆砌,具有先进性、客观性和综合性三大特点。文献综述根据写作内容和目的,有多种分类方法。按时间可划分为回顾性综述、前瞻性综述;按内容可划分为动态性综述、成就性综述、争鸣性综述;按是否参与作者个人意见可划分为归纳性综述和评论性综述。文献综述的结构一般分为题名、作者、摘要、关键词、引言、主体、结语和参考文献等部分。文献综述的过程分为:确定研究内容(选题)、思考可能的文献来源、文献检索与整理、获得文献线索,查阅原始文献、文献研读和管理。

关键术语

文 献 综 述	literature review	作 者	author
回顾性综述	retrospective review	摘 要	abstract
前瞻性综述	prospective review	关 键 词	keyword
动态性综述	development review	引 言	introduction
成就性综述	result review	主 体	main part
争鸣性综述	contentious view	结 语	conclusion
归纳性综述	inductive review	参 考 文 献	references
评论性综述	critical view	系 统 综 述	systematic review
题 名	title		

笔记

讨论题

就你所学的专业,选择一个主题,应用文献综述的技巧,撰写一篇文献综述。

思考题

1.文献综述的结构一般分为:_____、_____、_____、_____、_____、_____、_____和_____。

2.简述文献综述的概念和分类。

3.简述文献综述的过程及技巧。

(林建华　袁蓓蓓)

笔记

第六章

研究标书的撰写

通过本章的学习,你应该能够:

掌握 标书撰写的方法

熟悉 标书撰写的主要内容

了解 标书评审的一般标准

章前案例

在设计一项研究之前,考虑如何把它写出来是至关重要的。

——[美]John.W.Creswell

李想是卫生管理专业本科学生,现在是她在校学习的最后一个学年。在本学年的第一个学期,李想被安排在县卫生局实习,现在返回学校进入毕业论文阶段。她开始担心自己的毕业课题,因为学校要求在两周之内提交课题申报书。这个申报书需要包含研究问题、研究目的和目标,拟采用的理论基础,研究方法,研究可行性,预算,时间表和参考文献等。该课题申报书是毕业课题首先被评估的部分,也是毕业论文的关键性文档。

李想反复思考她所学过的专业课程,以及她在实习中所涉及的内容,在指导教师的指导下,针对性地开展了文献复习,明确了选题,形成了毕业课题申报书。现在,她清楚地知道自己研究的问题,需要进一步学习的理论基础,研究的步骤、方法等。她对自己的毕业课题充满了信心,并盼望研究工作的真正开始。

第一节 研究标书撰写概述

研究标书,又称为标书(tender)、课题申报书、项目申报书、研究设计方案等。撰写研究标书是研究过程中一个至关重要的环节。经过前期的准备,研究者已经基本明确了研究主题、研究目的、研究方法等。现在是将这些想法通过撰写标书的方式进行整理和表达的时候。标书得到评审者或研究资助机构的认可资助,是研究进入执行阶段的前提和基础。

一、标书撰写的目的

1. 整理完善研究设计　撰写标书是整理和完善研究设计的有效方式,也是

笔记

110

一份有价值的标书写作过程的目的所在。标书的撰写不仅阐述研究者的想法，而且也能帮助研究者将想法组织成对研究设计的连贯性的阐述。同时在标书撰写的过程中，研究者往往需要对研究设计进行反思并重新提炼想法。在标书撰写的过程中，作为研究者，特别是标书撰写的学习者，常常被要求与指导教师进行讨论。讨论的内容是如何修改标书使研究的范围更恰当，并确保研究工作可行。因此，对撰写者而言，撰写标书也是一种很好的学习方式。

2. 提高课题申报成功率　标书撰写的目的非常明确，即得到评审资助机构的支持认可，促进课题申报成功。如果标书中提出要开展的研究得不到支持，那么即使是令人兴奋的研究课题也将是难以开展的。因此，在开始向标书评审者展示研究设计，期望得到支持之前，必须对所研究设计有一个全面的了解，需要假定评审者对研究设计无所知或知之甚少，研究者需要向读者解释一系列高度复杂的想法和实施，回答他们的各种质疑，并取得其支持。

3. 指导研究工作执行　标书一旦得到评审者或研究资助机构的认可，将成为研究者与资助机构之间的"合同"的一部分，成为指导研究执行的方案和研究结题评价的依据。

二、标书的内容

标书的内容主要包括以下方面：研究主题、研究目的、研究方法、研究过程和预期结果。马克斯韦尔（Maxwell，1996年）提出，学术研究设计方案应该讨论的问题包括：①你打算研究什么？②你的研究背景和研究对象是怎么样的？③你打算用什么手段获取数据？④你如何分析那些数据？⑤你如何证实你的结果？⑥你的研究将提出什么伦理问题？⑦从你的研究中我们将有何收获？⑧为更好地解读你提出的主题，我们应该有何准备？⑨就该研究的价值性和实践性而言，你的初步结果意味着什么？如果将这九个问题用文字充分清晰地描述，将为标书的撰写打下很好的基础。这九个问题为标书撰写提供了一个基本架构，使得标书中的一些关键要素不至于被忽略。

研究标书的写作一般用表格形式，包括：①封面（课题名称、课题负责人、负责人所在单位、邮编、电话、填表日期、填表说明和申请者的承诺等）；②数据表或基本信息（课题组人员简历及专长）；③负责人和课题组成员近期取得的与本课题有关的研究成果、与课题有关的主要参考文献；④负责人正在进行的研究课题；⑤课题设计论证或报告正文（对研究课题的论证：项目立项的依据、课题研究的基本内容、重点和难点、国内外同类课题研究状况、研究方法、本课题的理论意义和实践意义；对课题实施和完成条件的论证：负责人的研究水平、组织能力和时间保证，参加者的研究水平和时间保证，资料设备、科研手段，课题组人员分工）；⑥预期研究成果；⑦经费预算；⑧推荐人意见；⑨课题负责人所在单位意见；⑩资格审查意见、学科组评审意见、领导小组审批意见。

笔记

案例6-1

"国家大学生创新性实验计划"申报书内容

"国家大学生创新性实验计划"是教育部资助在校本科学生个人或团队,在导师的指导下,自主开展研究性学习和创新性实验的计划。本科学生以个人或团队向学校提交研究申报书,某高校研究申报书内容如下:

封面:

大学生创新性实验计划
申报书

项目名称: _____

所在学院: _____

项目负责人: _____

联系电话: _____

指导教师: _____

填写日期:

教务处制

二〇一二年四月

申报书内容:

1. 项目负责人及指导教师基本信息

2. 研究摘要

3. 项目简介(研究内容、目的意义、具体目标、国内外研究现状分析及评价等)

4. 对项目的参与兴趣和已有的知识积累或实践基础

5. 项目研究支撑条件

6. 预期提供的成果及形式

7. 项目经费概算(包括调研、耗材、资料、发表论文、印刷等费用)

8. 评审意见

三、标书评审的标准

1. 自洽性 即申报的课题要符合客观规律,标书的各项内容自相一致。全面占有资料是标书写作的基础,要有一定的理论根据和实践依据(即立项依据),同时要有科学的探索精神和科学的论证。研究的理论基础应该包括已经发表文献的研究,其中包括研究主题领域的相关理论。较大的攻关、招标课题都要求研究者就申报课题的国内外同行研究的现状进行阐述和评价,中小型或地域性较

笔记

强的课题至少也要了解国内或省内外的研究现状,以及由此获得的研究问题和研究目的。采用的研究方法应直接与研究问题和研究目的相关。时间和其他资源的分配应直接反映所运用的方法等。

2. 可行性 需要回答在既定时间和可利用的资源范围内,该研究是否能令人满意地得以实现的问题。从课题研究的内容到方法都应具有可行性,所选的课题不宜过泛、过大,应集中在解决某一领域的某一问题上,要考虑课题承担单位所具备的各项条件和研究者自身的条件。可行性的阐述应反映出研究者对所选课题涉及的学科基本理论与专业技能的掌握程度,实验技术与操作能力的熟练程度,科学思维和分析能力的强弱程度,知识结构和知识范围的深度和广度,证明既定的时间和可利用的资源范围内,这项研究能按计划得以实现。

3. 创新性 创新性是标书重要的评判标准。研究应该是一个走进未知领域,令人兴奋的探索未知的过程,而不是去寻找已知的答案。当撰写标书时,无论什么课题的创新都要求在前人没有研究过的或是在已有研究基础上的再创造。研究的结果应该是前人所不曾获得的方法或结论,它可以是结合课题研究实践提出的新观点、新发现、新设想、新见解,也可以是通过研究建立的新理论、新技术、新方法或开拓的新领域,还可以是某个学科领域、制度、政策等方面的突破。如果已经知道研究的结果,那就需要更换研究题目了。

知识拓展

某基金标书的评议指标及分值(包括:立论依据,研究方案,研究基础三部分,总分共1000分)

一、立论依据(420分)

1. 课题研究的意义(100分) 涉及重要领域的重要问题,具有重要的理论价值或应用前景。

2. 科学性(90分) 研究的背景:国内外目前的研究现状;存在的问题:提出研究的切入点;研究设想:研究目标及思路。

3. 学术思想及创新性(150分) 理论创新:新学说或理论;方法创新:新方法;技术创新:技术改进或完善。

4. 对国内外研究现状的了解(80分) 广度和深度:近5年的主要研究进展;研究中存在的主要问题;参考文献:国内外近5年数量:20~30。

二、研究方案(330分)

1. 研究内容和拟解决的关键问题(80分) 范围合适:3~5个内容;重点突出:1~2个重点;关键问题选择准确:1~2个关键问题。

2. 技术路线(90分) 设计合理;方法可行:成熟可靠,可重复性强,易于掌握。

3. 研究方法及手段(90分) 方法先进;技术成熟可靠;有创新。

4. 研究的预期目标(70分) 明确,可以达到,留有余地;发表的研究论文;申请的技术专利;可应用产品的开发。

笔记

三、研究基础（250分）

1. 与本项目有关的工作积累（90分） 主要研究者的研究背景及经验；与本研究相关的前期研究；已发表的研究论文。

2. 已具备的实验条件（80分） 实验室条件：主要仪器和设备；技术条件：实验模型的建立，预实验的结果，关键实验材料；国内及国际合作：合作的背景及技术优势。

3. 项目组成员（80分） 主要成员6~10名，结构合理；高级研究人员（1~2人），中级研究人员（2~3人），技术人员及研究生（3~5人）。

第二节　怎样撰写标书

标书撰写从格式到内容都有一定的方法、技巧和要求，掌握这些方法有助于项目申报成功。

一、标书各部分的撰写

标书一般包括：题目、立项依据、方法、可行性、预期的结果、预算、时间表和附件等。不同类型的标书有不同的内容要求，非研究基金如培训基金、中心建设基金等的结构和内容与研究基金的差异较大。撰写非研究基金主要的任务是确保申请书 ①适合赞助方的目标；②有很强的内部逻辑性；③证明项目负责人能完成研究项目包含的活动。有的标书详细地规定了每一部分的长度和内容，而有的标书则没有明确的规定。标书不同部分的重点与研究设计的类型相关，也和资助方的关注重点相关，如一些资助机构更关注项目的可能影响或者可行性，而不重视科学严谨性。

1. 题目　研究题目是标书的精髓和核心，其撰写一般要满足以下几点要求：①直观反映研究对象、方法和结果。好的题目应是立项依据和研究内容的统一，是研究方法和研究结果的统一。这些内容在题目中体现的明确程度与研究者的科学思维清晰度、课题假设的合理性、对象确立恰当、手段与方法正确、指标间因果关系明确等成正相关关系。②醒目、有新意和有感召力。切忌题目名称重复，即使研究内容与以往的研究内容有所不同，甚至有创新，但题目重复则难以使人有新意感。因此，撰写题目前应认真查看本领域历年的《科研项目汇编》，如发现课题名称重复，则应尽可能从新的视角提出问题，在课题名称上尽可能给人耳目一新之感。③言简意赅，用词准确。题目字数要适中，一般以15~20字为宜，字数太少难以清楚表达研究的主题，字数过多则累赘重复。在题目中应尽量不用缩写、化学分子式等。同时，应准确使用关键词，以免影响查新检索中的查全率、查准率和查新结论。

2. 立项依据　立项依据也称研究背景，此部分需要阐明研究课题的价值，说明为什么该课题值得努力去研究。同时，这部分也是对所搜集到的主要文献的

笔记

一个全面回顾。要清楚、客观、全面地说明国内外同行的研究状况,如已研究的程度、所用的方法和手段以及发展趋势;要特别指出目前需要解决的问题及其没有解决的原因,提出对此问题的解决办法及要达到的目的等。

3. 研究问题与目的　研究获得成功的一个关键点是能否从搜集到的数据中得出一系列明确的结论,这很大程度上取决于研究问题的清晰程度。因此,本部分要清楚地表达研究问题。在多数情况下,研究问题的确定是以研究者为中心,但获取别人的帮助也很有用。指导教师是帮助来源之一,咨询指导教师可避免研究问题太容易或者太难,或者问题以前已经有人解答过。最好与指导教师讨论感兴趣领域,使得研究问题变得更加清晰。在与指导教师讨论之前,与同辈使用头脑风暴法或者德尔菲法讨论研究问题,对此也会有帮助。同时,在已经发表的文献中,常常会阐述未来的发展方向,这也能对确定研究问题提供帮助。

研究目的与研究问题类似,不同的是研究目的比研究问题更详细、更清晰。研究者往往以全面的、焦点性的研究问题为起点,并据此提出系列研究目的。研究目的通常用来验证研究者的意图和方向,评审者往往通过检查研究目的令人满意的程度来考察该研究是否优先被考虑。Maylor和Blackmon(2005年)认为,如果研究目的能通过SMART测试,则效果更佳。测试包括:研究目的是否:①具体。希望通过所从事的研究具体实现什么目的? ②可测量。使用哪些标准衡量目的是否实现? ③可完成。在所有可能的约束条件下,目标是否能实现? ④现实。研究者是否有能力完成研究? ⑤及时。是否能按设计的时间表完成所有的目的?

知识链接

SMART原则

SMAR原则(S=Specific、M=Measurable、A=Attainable、R=Relevant、T=Time-based)是管理学大师彼得·德鲁克(Peter Drucker)在《管理实践》(The Practice of Management,1954年)一书中提出的原则。根据他的观点,管理人员一定要避免"活动陷阱"(Activity Trap),不能只顾低头拉车,而不抬头看路,最终忘了自己的主要目标。组织要设计一个完整的目标系统,它将帮助组织实现高效运作。制定目标看似一件简单的事情,每个人都有过制定目标的经历,但是如果上升到技术的层面,必须学习并掌握SMART原则,即是:

1. 目标必须是具体的(specific)
2. 目标必须是可以衡量的(measurable)
3. 目标必须是可以达到的(attainable)
4. 目标必须和其他目标具有相关性(relevant)
5. 目标必须具有明确的截止期限(time-based)

无论是制定团队的目标还是个人的目标,都必须符合上述原则,五个原则缺一不可。目标制定的过程也是自身能力不断增长的过程,管理者必须和员工一起在不断制定高绩效目标的过程中共同提高绩效能力。

笔记

4. 方法 任何一项研究都离不开方法的支撑。没有研究方法的科学研究是不存在的,没有研究方法,其研究就成了无源之水、无本之木,就不是真正的研究。在标书中明确把研究方法提出来,可以增加研究的可信度和可行性,以利于评阅者审核、检验;同时,还可以为以后做相关课题的研究人员提供参考,进而有利于研究工作的可持续发展。方法部分需要详细阐述通过哪些方法实现研究目的,并验证根据研究目的选择的方法的合理性。为了实现这两个目的,需要从两个方面进行阐述:研究设计和数据收集。

研究设计部分对选择的方法和选择的原因进行总体阐述。需要说明研究对象和为什么选择这样的研究对象,研究对象的纳入和排除的标准是什么。例如,选择哪些医疗机构进行研究,为什么要选择这些机构?在这些机构中,选择哪些人群,为什么要选择这样的人群。这部分还包括对研究方法的合理性的解释。例如,研究是否以问卷、访谈、二手数据的搜集为基础,为什么选择此研究方法,所选择的方法是否是实现研究目的的最有效的方法。

数据收集部分更多的是说明收集数据的具体方法。例如,如果采用问卷调查的方法,应详细说明调查对象、样本量和计算方法。阐明调查手段,如何发放问卷,数据如何整理分析。如果采用访谈的方法,应说明访谈的人数,时间,是否录音,如何进行分析,采用什么分析工具等。还应在方法中阐述如何遵守伦理原则等,特别是涉及以人为研究对象的课题此点尤为重要。简言之,研究者应向评审者证明已经考虑过与研究方法相关的所有问题及其与研究目的之间的关系。

5. 可行性 需要说明具有相应的条件进行研究。可以从研究团队、工作基础和条件设备等方面进行阐述。

研究团队应是梯队式的组合,既有高级职称者,也有中低级职称人员,最好有相关专业的研究生参加,很多优秀成果都是交叉学科共同研究获得的,同时创新成果的取得一般都需要团队合作,所以人员结构要合理。研究团队中,应介绍课题负责人的情况,如从事本专业研究的时间和已发表的主要学术著作,获奖情况;团队其他成员的情况也要简要说明。

如实报告本研究工作基础、条件装备、技术力量情况等,不可夸大,也不可缩小,要实事求是地说明。例如,研究单位如果是医院,要说明该医院的性质,床位数,门诊和住院病人的数量及治愈率,存在的问题等。条件装备包括现有仪器、实验室的情况,以及有利条件等。同时要说明完成课题需要补充的仪器设备,不可夸大,以免被误认为基础设施条件不足,影响评估结果。总之要使评审者相信研究团队有能力、有条件完成该研究。如当研究者为组织进行研究时,该组织出具的正式批文可作为附件材料。若是采用问卷调查的方式,也需要使评审者相信发放的问卷具有相当的回收率。

6. 预期研究成果 预期研究成果包括理论和应用成果。理论成果可包括学术论文、科技奖励和人才培养等;应用成果应以经济、社会效益衡量。预期研究成果要有力度、有数量,更要有质量。不少申请的理论成果只是笼统地说"完成本项研究后,在国内外核心刊物上发表论文若干篇,申请专利若干项"等,但发表哪方面的论文,申请什么样的专利交代得不够清楚或与研究目标关系不明确。

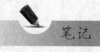
笔记

预期研究成果需实事求是,不能夸大其词。

7. **经费预算**　经费预算要合理、详细,总额需视资助机构能给予的经费支持强度而定,不要因此而丧失机会。预算一般来说超出10%~20%为好,不要超出太多,否则难以通过评审。

> **知识拓展**
>
> ### 国家自然科学基金项目经费预算编制说明
>
> **一、预算编制文件依据及原则**
>
> 1. 主要文件依据
>
> (1)《国家自然科学基金项目资助经费管理办法》(财教[2002] 65号)
>
> (2)《国家杰出青年科学基金项目资助经费管理办法》(财教[2002] 64号)
>
> (3)《国家基础科学人才培养基金项目资助经费管理办法》(财教[2002] 36号)
>
> 2. 预算编制原则
>
> (1)目标相关性原则:项目预算应以项目任务目标为依据,符合各项任务的性质、工作量等特点,有利于项目内部资源共享与任务协调,有利于项目总体目标的完成。
>
> (2)政策相符性原则:项目预算应符合国家财务政策和经费管理办法相关规定,项目任务符合经费支持方向,项目各项支出符合有关财经政策。
>
> (3)经济合理性原则:参照国内外同类研究开发活动的状况以及我国的国情,项目预算应与同类科研活动支出水平相匹配,在考虑创新风险和不影响项目任务的前提下,提高资金的使用效率。
>
> **二、预算科目说明及填列注意事项**
>
> 自然科学基金资助项目支出预算包括研究经费、国际合作与交流经费、劳务费和管理费四大类,具体说明如下:
>
> (一)研究经费
>
> 1. 科研业务费　① 测试/计算/分析费:在项目研究过程中支付给外单位(包括学校分析测试中心)的设计、计算、检验、测试、化验及加工等费用。② 能源/动力费:在项目研究过程中相关仪器设备、专用科学装置等运行发生的水、电、气、燃料消耗费用等。③ 会议/差旅费:会议费是在项目研究过程中,举办学术研讨会发生的会议费用,包括围绕举办会议所发生的房租费、文件资料印刷费、会议场租费等。项目承担单位应当按照国家有关规定,严格控制会议规模、会议数量、会议开支标准和会期。差旅费是在项目研究过程中开展科学实验(试验)、科学考察、业务调研、参加学术会议等所发生的国内差旅费、市内交通费用等。差旅费的开支标准应当按照国家有关规定执行。④ 出版物/文献/信息传播事务费:在项目研究过程中,需要支付的论文版面费、出版费、资料费、学术刊物订阅费、文献检索费、通信费、专利申请费、专用

笔记

软件购置费（需在"备注"栏中注明）、印刷费、银行电汇手续费、邮寄费、学术组织团体会费等。⑤其他：此类"其它"预算科目，是指除预算表中已列示的预算分类以外的其它支出，一般仅包括与国家自然科学基金项目相关的评审鉴定费、招标费。

2. 实验材料费　原材料、试剂、药品等消耗品购置费，实验动物、植物的购置、种植、养殖费，标本、样品的采集加工费和包装运输费。

3. 仪器设备费　专用仪器设备购置、运输、安装费和维修费。

4. 实验室改装费　为改善资助项目研究的实验条件，对实验室进行改装所开支的费用，包括：实验室零星维修，如屋面维修、外墙粉刷、室内门窗及灯管更换；水电项目设计改造，如水管、电路、光纤光缆铺设等支出。

5. 协作费　本单位以外的其他单位协作承担自然科学基金项目部分研究试验工作的费用。

（二）国际合作与交流经费

国际合作与交流费用包括项目组人员出访及外国专家来访的部分费用。出访及来访的人数、次数、时间都尽可能详细，预算标准应当严格执行国家外事经费管理的有关规定。

1. 项目组成员出国合作交流　包括项目组成员境外差旅费、签证费、手续费、保险费等，以及因执行出国（境）任务而发生的国内段差旅费、交通费、住宿费、伙食补助费、国际会议注册费等。

2. 境外专家来华合作交流　包括项目组聘请的外籍专家发生的除工资以外的费用，包括住宿费、餐费、车费、机票等。

（三）劳务费

用于直接参加项目研究的研究生、博士后人员的劳务费用，不得列支有工资性收入的课题组成员、临时工、返聘人员等其他人员的劳务费。预算科目备注中应根据基金委各学科的具体要求填写人数、发放标准及发放次数，在实际发放过程中，尽可能按规定直接打入学生银行卡中。

（四）管理费

项目依托单位为组织和支持项目研究而支出的费用，包括项目执行中公用仪器设备、房屋占用费等。除"国家基础科学人才培养基金项目"资助经费不得提取管理费之外，其他资助项目提取管理费比例不得超过项目资助经费的5%，协作单位不得重复提取。

预算科目与项目资助金额比例要求一览表

	面上项目	重大项目、重点项目	杰出青年基金项目
国际合作与交流费	≤15%	≤10%	≤20%
劳务费	≤15%	≤10%	≤10%
管理费	≤5%	≤5%	≤5%

笔记

三、其他相关政策说明

1. 确保专项经费专款专用 根据管理办法规定,项目负责人应严格按照批准的经费预算使用经费,不得用于支付各种罚款、捐款、赞助、福利劳保、投资等项支出,严禁从课题经费提成用于人员奖励支出。

2. 预算调整 经批准的项目预算一般不做调整,由于项目研究目标、重大技术路线或主要研究内容调整,以及不可抗力造成意外损失等原因,对项目预算造成较大影响时,必须按程序报自然科学基金委批准。

3. 项目经费决算 项目负责人按照该项目的财务收支明细账,对发生的科研经费支出进行归类汇总,如实编报科研经费决算报告。

4. 科研项目审计 项目负责人要注重科研项目的审计工作,在审计的过程中,对经费的具体使用负责,并作出相应的解释和说明。

5. 结余经费管理 自然科学基金在研资助项目的年度结余经费,结转下一年度继续使用。结题项目的结余经费,仍用于项目依托单位的自然科学基础研究或部分应用研究工作。建议项目负责人合理使用经费,避免结余过大。

8. 时间表 时间表将帮助研究者和评审者决定研究过程的可行性。将研究过程划分为若干阶段对研究者来说是十分有帮助的,使研究者清楚在哪个时间段该开展什么工作。在标书中,通常使用甘特图的方法来设计时间表。1917年,Henry Grant提出了干特图方法,该方法将研究任务一目了然地呈现。表6-1是一个学生研究项目的甘特图,从该图我们可以看出,该学生的时间表中安排了两次假期,第一次是春节,第二次是等待指导教师阅读已初步完成的项目报告的反馈意见;从第2栏至第6栏知道,研究者在撰写文献综述、设计与撰写研究方法时仍然在阅读新文章和新书;同时,有些活动需要按顺序进行,如第9栏在进行调查问卷时,必须先通过第8栏小规模的预调查完成问卷的修订。

表6-1 时间表

任务	2012.1–2012.12											
	1	2	3	4	5	6	7	8	9	10	11	12
1 假期		■									■	
2 阅读文献		■	■									
3 确定研究问题和研究目的			■									
4 撰写文献综述				■	■							
5 阅读方法论文献					■							
6 设计与撰写研究方法						■						
7 开发调查问卷						■						
8 预调查,修改问卷						■						

续表

任务	2012.1–2012.12											
	1	2	3	4	5	6	7	8	9	10	11	12
9 问卷调查						■						
10 数据录入							■					
11 数据分析								■				
12 起草研究报告								■	■			
13 更新文献阅读									■			
14 完成研究报告										■		
15 提交研究报告,等待指导教师反馈意见											■	
16 修改研究报告,印制研究报告并提交												■

9. 参考文献　在立项依据部分提到的参考文献和与研究直接相关的已有研究必须列出来,但也没有必要通过庞大的参考文献目录打动评审者。要注意引用文献发表的时间、页码及杂志的权威性。

二、标书撰写的技巧

1. 边想边写　标书的撰写应该尽早开始。撰写是思考、资料收集过程和综述过程的一部分,在前期的准备过程中,应尽早记下相关的理念。Bailey(1984年)将写作看成思考,津瑟(Zinsser,1983年)认为非常有必要将头脑中的语言提取出来记录在案。不少指导教师认为,阅读书面文字比与学生或同事讨论研究主题效率更高。当将研究思路、观点形成文字时,研究者本人和读者都能对最后的结论形成直观化的印象,"看到"研究结果像什么,从而澄清观念。

知识拓展

文后参考文献著录规则

中华人民共和国国家标准GB/T 7714—2005

顺序编码制文后参考文献表著录格式示例

A.1 普通图书

[1] 广西壮族自治区林业厅. 广西自然保护区[M]. 北京:中国林业出版社,1993.

[2] 蒋有绪,郭泉水,马娟,等. 中国森林群落分类及其群落学特征[M]. 北京:科学出版社,1998.

[3] 唐绪军. 报业经济与报业经营[M]. 北京:新华出版社,1999:117-121.

[4] 赵凯华,罗蔚茵. 新概念物理教程:力学[M]. 北京:高等教育出版社,

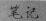
笔记

1995.

　[5] 汪昂.（增补）本草备要[M]. 石印本. 上海：同文书局，1912.

　[6] CRAWFPRD W, CORMAN M. Future libraries: dreams, madness & reality [M]. Chicago: American Library Association, 1995.

　[7] International Federation of Library Association and Institutions. Names of persons: national usages for entry in catalogues [M]. 3rd ed.London: IFLA International Office for UBC, 1977.

　[8] O'BRIEN J A. Introduction to information systems [M]. 7th ed. Burr Ridge, III. Irwin, 1994.

　[9] ROOD H J. Logic and structured design for computer programmers [M]. 3rd ed. [S. l.]: Brooks/Cole-Thomson Learning, 2001.

A.2 论文集、会议录

　[1] 中国力学学会. 第3届全国实验流体力学学术会议论文集[C]. 天津：[出版者不详], 1990.

　[2] ROSENTHALL E M. Proceedings of the Fifth Canadian Mathematical Congress, University of Montreal, 1961[C]. Toronto: University of Toronto Press, 1963.

　[3] GANZHA V G, MAYR E W, VOROZHTSOV E V. Computer algebra in scientific compu-ting: CASC 2000: proceedings of the Third Workshop on Computer Algebra in Scientific Com- putting, Samarkand, October 5-9, 2000[C]. Berlin: Springer, c2000.

A.3 科技报告

　[1] U. S. Department of Transportation Federal Highway Administration. Guidelines for handling excavated acid-producing materials, PB 91-194001 [R]. Springfield: U. S. Department of Commerce National Information Service, 1990.

　[2] World Health Organization. Factors regulation the immune response: report of WHO Scientific Group [R]. Geneva: WHO, 1970.

A.4 学位论文

　[1] 张志祥. 间断动力系统的随机扰动及其在守恒律方程中的应用 [D]. 北京：北京大学数学学院, 1998.

　[2] CALMS R B.　Infrared spectroscopic studies on solid oxygen [D]. Berkeley: Univ. of California, 1965.

A.5 专利文献

　[1] 刘加林. 多功能一次性压舌板：中国, 92214985.2[P]. 1993-04-14.

　[2] 河北绿洲生态环境科技有限公司. 一种荒漠化地区生态植被综合培育种植方法：中国, 01129210.5［P/OL］. 2001-10-24［2002-05-28］. http: //211.152.9.47/sipoasp/zlijs/hyjs-yx- new.asp？ recid=0129210.5&leixin.

笔记

A.6 专著中析出的文献

[1] 国家标准局信息分类编码研究所. GB/T 2659—1986. 世界各地和地区名称代码[S]//全国文献工作标准化技术委员会. 文献工作国家标准汇编：3. 北京：中国标准出版社，1988：59-22.

[2] 韩吉人. 论职工教育的特点［G］//中国职工教研究会，职工教育研究论文集. 北京：人民教育出版社，1985：90-99.

[3] BUSECK P R, NORD G L, Jr., VNEBLEN D R. Sub solidus phenomena in pyroxenes [M]//PREWITT C T. Pyroxene. Washington, D. C.: Mineralogical Society of America, c1980 : 117-211.

[4] FOURNEY M E. Advances in holographic photo elasticity [C] // American Society of Mechanical Engineers. Applied Mechanics Division. Symposium on Application of Holography in Mechanics, August 23-25, 1971, University of Southern California, Los Angeles, California. New York: ASME, c1971 : 17-38.

[5] MARTIN G. Control of electronic resources in: Australia[M]// PATTLE L W, COX B J. Electronic resources: selection and bibliographic control. New York: The Haworth Press, 1996 : 85-96.

A.7 期刊中析出的文献

[1] 李炳穆. 理想的图书馆员和信息专家协素质与形象[J] 图书情报工作，2000(2)：5-8.

[2] 陶仁骥. 密码学与数学[J]. 自然杂志，1984,7(7)：527.

[3] 亚洲地质图编目组. 亚洲地层与地质历史标概述[J]. 地质学报，1978，3：194-208.

[4] DES MARAIS D J, STRAUSS H, SUMMONS R E, et al. Carbon isotope, evidence for the stepwise oxidation of the Proterozoic environment [J]. Nature, 1992, 359 : 605-609.

[5] HEWITT J A. Technical services in 1983 [J]. Library Resource Services, 1984, 28(3): 205-218.

A.8 报纸中析出的文献

[1] 丁文祥. 数字革命与竞争国际化[N]. 中国青年报，2000-11-20(15).

[2] 张田勤. 罪犯DNA库与生命伦理学计划[N]. 大众科技报，2000-11-12(7).

A.9 电子文献(包括专著或连续出版物中析出的电子文献)

[1] 江向东. 互联网环境下的信息处理与图书管理系统解决方案 [J/OL]. 情报学报，1999,18(2)：4 [2000-01-18]. http://www.chinainfo.gov.cn/periodical/qbxb/qbxb99/qbxb990203.

[2] 萧钰. 出版业信息化迈入快车道[EB/OL]. (2001-12-19) [2002-04-15]http://vww.creader.com/news/20011219/200112190019.html.

笔记

[3] CHRISTINE M. Plant physiology: plant biology in the Genome Era[J/OL].Science,1998,281:331−332[1998−09−23].http://www.sciencemag.org/cgi/collection/anatmorp.

[4] METCALF S W. The Tort Hall air emission study [C/OL] // The International Congress on Hazardous Waste, Atlanta Marriott Marquis Hotel, Atlanta, Georgia, June 5−8,1995 : Impact on human and ecological health [1998−09−22]. http://atsdrl.atsdr.cdc.gov:8080/cong95.html.

[5] TURCOTTE D L.　Fractals and chaos in geology and geophysics [M/OL]. New York: Cambridge University Press,1992 [1998−09−23]. http: www.seg.org/reviews/mccorm30.html.

[6] Scitor Corporation. Project scheduler [CP/DK]. Sunnyvale, Calif. : Scitor Corporation, c1983.

2. 写完再改　津瑟(Zinsser,1983年)区别了两种类型的作者"瓦匠型"和"草稿型"。前者在进行下一段写作前习惯把此前的每一段落"砌好",后者则倾向于一口气完成研究的第一稿,而不是在写作过程中去关注论文是否缺乏逻辑性或者误用了写作技巧。大多数经验丰富的研究者倾向于采取第一种方式,即仔细书写第一稿但不马上修正它,修正工作放在写作后期进行。富兰克林(Franklin,1986年)提出的三段式写作模式,对标书的写作具有借鉴价值:①提出一个大纲,它可能是句子或者要点或者直观的理念图;②写出草案,然后在手稿中围绕整个段落对理念进行删减、提炼、移动;③对每个句子进行编辑和润色。

3. 连续撰写　选择最适合写作的时间和一个避免分心的地方,然后每天在这个时间里规范地进行写作。博伊斯(Boice,1990年)提出了建立良好写作习惯的观点:①坚持每天写作;②在头脑清醒时写作,避免情绪狂躁时写作;③写作量适中而有规律;④规划写作任务,有计划地写作;⑤提交之前,与支持你的有思想的朋友一起分享你的写作;⑥尝试同时进行二至三个项目的写作。写作是一个循序渐进的过程,必须以一种平和的心态投入到写作中,在写作时舒适的写作工具,如运行良好的电脑,心爱的钢笔、铅笔,甚至一杯咖啡或者热茶,都能给作者提供良好的思考环境,对写作有所帮助。

4. 规范撰写　在标书写作时,要注意规范性。可通过统一术语、增强逻辑性、优化句子结构、遵守填写要求等来实现。①统一术语: 在标书中,对于同一变量、现象要使用相同术语而不是这些术语的同义词,避免出现让评审者将精力放到对词意的推测理解和注意词语含义的细微变化上。②逻辑连贯: 塔西斯(Tarshis,1982年)建议用总领性想法、大想法、小想法、引人注意的或有趣的想法这几种不同层次的"想法",通过分阶段呈现想法的方式来引导读者。总领性想法是研究者总的理念或核心观念;大想法是总领性想法领域的具体体现;小想法的功能是强化大想法;引人注意或有趣的想法其目的是吸引读者保持兴趣和注意力。

笔记

③优化句子结构。在对标书进行修改润色的时候,需要尽量使用主动语态,删除被动语态;汰除冗词、滥用的短语、多余的引文、斜体词和置于括号中的注释等对句子进行"减肥",以增强学术性和可读性。④遵守填写要求。在填写标书前要认真阅读填写说明,不按规范标准填写,或是书写粗心大意,数字前后不一致,经费预算超出规定,甚至出现错别字等,这些看似小的问题,但造成的后果非常严重,必须避免发生这类低级的错误。

本 章 小 结

概要介绍了标书撰写的目的,标书的主要内容,标书评审标准,对标书题目、立项依据、研究问题与目的、方法、可行性、预期研究成果、经费预算、时间表和参考文献的撰写和标书撰写的技巧进行了详细介绍。

关键术语

标　　书	tender	
题　　目	title	
方　　法	method	
预期成果	expected results	
时 间 表	schedule	

研究问题	research question
可 行 性	feasibility
经费预算	budget
参考文献	references

讨论题

如何撰写一份打动评审者的标书?

思考题

1.标书评审的标准主要包括哪些方面?

2.简述标书撰写的目的。

(赵 莉)

笔记

定性研究方法

通过本章的学习,你应该能够:

掌握 常用定性研究方法(观察法、访谈法、德尔菲法以及头脑风暴法)的基本含义、实施步骤与操作技巧

熟悉 常用定性研究方法的优缺点及其常见分类

了解 定性研究基本特征以及发展趋势

章前案例

定性研究方法在卫生管理研究中的应用

—— 以"对当前民营医院改革进展及相关问题的认知分析"为例

新医改方案鼓励、支持和引导社会资本发展医疗卫生事业,促进多元化办医格局的形成。2010年8月,研究人员对北京市部分民营医院的院长开展了访谈研究,旨在了解北京市民营医疗机构在新医改工作中的思路、做法和所关心的实际问题,以利于总结经验、发现问题以及分析民营医院改革的形势。

访谈对象是北京市民营医院的院长和高层管理人员,涵盖了综合医院和专科医院,分别属于中外合资、私人性质、集体性质等不同所有制形式。采用定性研究中的个人深度访谈法和专题小组讨论法进行研究,所有的访谈遵循"知情同意"原则。访谈主要包括了三方面内容:①经营民营医院主要的经验和体会;②民营医院发展的主要困难和障碍;③政府在支持民营医院发展方面需要开展哪些工作。

研究发现,民营医院能够正确理解新医改中有关民营医院发展的相关政策;制约民营医院发展的主要因素包括税收政策、医保和新农合定点医院选择政策、土地政策、价格政策、准入政策、人才政策和政府监管;新医改后最大的挑战是如何构建一个公立医院和民营医院相互促进、共同发展的政策环境,最关注政府促进民营医院发展的相关配套政策和实施细则。最后研究人员提出相应政策建议:必须构建公立医院和民营医院相互促进、共同发展的政策环境,建立健全民营医院监督管理体系,选择部分民营医院进行医改试点。

第一节 概　述

由于在现实生活中,各类社会现象、活动与行为越来越多元化,许多社会现

笔记

象或社会事件很难用量化的方式进行简单测量,只能去理解或阐释,因此定性研究就作为一种认识社会现象的有效工具逐渐被广泛接受。本节主要阐释了定性研究的含义、特征及其优缺点。

一、定性研究的含义

定性研究(qualitative research),也称"质性研究"、"定质研究"或"质化研究"等,目前学术界对其含义的界定并未统一。一般认为,定性研究是以研究人员自身作为主要研究工具,在自然环境下对社会现象或事物采用非量化方式收集描述性资料、以归纳法分析诠释资料并形成理论的一种探索性研究,目前已在人文社科及管理领域中广泛使用。

定性研究发展于十九世纪后期西方学者的社会调查运动,初期主要用于研究人类在自然环境下的行为和现象。近些年来,随着定性研究方法的日益完善和推广,越来越多的领域开始采用定性研究方法开展科研工作,其中医疗服务及卫生管理领域也已广泛应用,从卫生管理、循证医学、临床系统评价到高血压、糖尿病及肿瘤等专科疾病防治方面的研究。

案例7-1

2型糖尿病患者对胰岛素治疗方式的认知状况研究

为了了解2型糖尿病患者对胰岛素治疗的认知状况,研究人员选择10名病人为访谈对象,采取小组专题会谈与个人访谈,在知情同意下进行现场录音和笔录的方法收集信息。研究发现,多数患者认为胰岛素治疗会形成依赖,会成瘾,能不用尽量不用;认为使用胰岛素影响自身形象,心理难以承受;认为注射胰岛素太麻烦;存在重复使用胰岛素针现象;认为胰岛素治疗的副作用对患者是一个打击;担心胰岛素的储存和使用期限;自我监测血糖频率低;并且在不同年龄、性别、职业、文化程度、病程等的患者在使用胰岛素时都存在认知问题。研究认为采用定性研究方法能有效分析糖尿病患者胰岛素治疗的认知状况,信息真实生动、全面,建议有必要探索有效的护理干预方法,提高患者胰岛素治疗的依从性。

二、定性研究的特征

1. 自然性 定性研究强调在自然情景下进行研究,认为任何事件和现象都不能脱离其发生的具体场景或环境。在自然情境下,研究人员融入研究对象的相关环境中,调查研究对象自然状态下的行为和特征,了解其所在环境的实际状况及其环境的影响,有利于整体把握事件或现象发生的过程及其产生原因。

2. 理解性 定性研究以理解作为分析研究对象的基本出发点,研究者只有从被研究者的角度出发,对其个人经验、态度以及社会情境进行解释性理解,了解他们的思想、感情和价值观,才能真正理解研究对象对自己行为和环境的解

笔记

释,才能更好理解其外显行为。

3. 反思性　定性研究强调研究者在研究中的反思和内省。一般情况下,定性研究人员与研究对象及其所处的现实世界是密不可分的,很难做到真正严格意义上的"客观"和"中立",研究者自身很可能对研究过程和结果、结论产生影响,因此要求研究者必须具有反思和内省精神,不但要控制好整个研究过程,还要处理好与研究对象及环境的关系,从而提升定性研究质量。

4. 归纳性　定性研究主要采用归纳法自下而上对定性资料进行整理归纳,建立分析类别和理论假设,然后通过相关检验进一步验证和完善,从而提出新的理论或发现新的现象。在研究初期,定性研究并不提出研究预假设,而是根据研究目的寻找具有某种特征的群体或社会现象进行调查,以归纳法为推理基础分析潜在的理由和动机,得到一个定性的理解,因此研究结论只适用于特定的情境和条件,不追求具有普适性的客观规律。

5. 互动性　定性研究非常重视研究者与被研究者两者之间的互动关系。在定性研究中,研究者本人作为研究工具,深入到被研究者的环境中,围绕研究对象来展开研究。研究对象也需要主动参与到研究过程中,通过与研究者平等互动、相互沟通,保障研究活动顺利进行。

6. 伦理性　由于定性研究中研究者与被研究者之间的互动关系密切,因此特别需要注意研究中的伦理道德问题。研究者必须事先征得被研究者的同意,然后再开始研究工作,对他们所提供的信息严格保密,科学对待研究结果,恰当处理敏感材料,避免给被研究者的工作和生活带来负面影响,同时还应合理回报研究对象提供的支持。

7. 文本性　定性研究人员收集到的资料需要经过转录才能进入资料分析阶段,最终以文本的形式呈现,阐述社会现象或社会事件,揭示研究对象"是什么"以及"为什么"等问题,达到反映研究对象特征和本质的目的。

三、定性研究的优缺点

1. 优点

(1)易于获得较深层次信息:可以获得定量研究难以得到的关于事件或现象内部较深层信息,如研究对象内心感受、态度、信念、动机等内容,利于回答关于"为什么"的问题。

(2)有利于创建理论:对特定问题研究具有相当的深度,可以发现和界定未知或模糊的问题和现象,能够提供解释性分析,有利于产生新理论;并且定性研究不预设理论,强调以事实和研究人员认知构建新的理论框架,也有利于创新理论和发现新现象。

(3)有利于获得真实详尽的信息:研究人员深入到研究现场,可以系统观察自然状态下的人和事,能够获得观察对象自身还没有意识到的行为,信息更真实、生动和完整。

(4)成本相对较低:研究对象一般较少,花费时间也相对较短,所需经费较少,方法较灵活,研究中所依赖的技术设备较简单,容易操作。

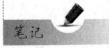

2. 缺点

（1）研究结果容易出现偏倚和非客观性：主要依赖于研究人员的主观体验和感受，研究过程和操作方法难以统一和标准化，导致研究结果可重复性差，研究结论的真实性和可靠性受研究者的科研素质和道德水平影响较大。

（2）研究结论普适性较低：由于定性研究是有目的地选择那些能提供大量研究信息的样本群体，样本量比定量研究要少得多，较少采用统计抽样方式，因此结论不易推广到其他人群。

（3）资料分析整理较困难：定性研究资料多由包含着大量信息的文字构成，内容常常浩繁、庞杂，各种有价值资料与低价值甚至无价值的资料混杂，导致资料整理分析及使用都存在一定困难。

第二节　常用的定性研究方法

根据不同的分类方式，定性研究方法有不同的划分类型。本节主要从研究策略角度，对观察法、访谈法、德尔菲法以及头脑风暴法等四种常用定性研究方法进行比较详尽的阐释，最后简单描述了其他几种定性研究方法。

一、观察法

（一）含义

观察法（observation method）是研究者在一定时间内有目的、有计划地在研究现场凭借自身的感官直接感知或借助一定的辅助设备观察和描述被研究者或某种社会现象处于自然状态下的各种外在表现，从而进行资料收集的一种研究方法；它主要依赖视觉获取信息，以听觉和触觉等作为辅助，还可以借助录音、照相及摄像等辅助手段提高资料收集的可靠性和完整性。

观察研究法不同于日常生活中个体自发性和偶然性的一般观察，它具有特定的研究目的、观察标准和实施方案，减少观察误差，防止以偏概全，事先有严密、系统的设计和记录，是一种在其他方法不合适的情况下通过对事件和行为的仔细观察收集到第一手的非语言资料的常用方法。随着科技的发展，观察法的技术手段不断提高，运用范围也越来越广。

知识链接

参与观察法的奠基巨作

——记布罗尼斯拉夫·马林诺夫斯基的《西太平洋的航海者》

布罗尼斯拉夫·马林诺夫斯基（Bronislaw Malinowski，1884—1942年），著名人类学家，"民族志之父"。《西太平洋的航海者》是一部参与观察研究方法中的里程碑式著作。作者开创性地运用参与观察法，在长达五年的研究中，克服了众多难以想象的困难和障碍，对以特罗布里恩群岛（位于西太平洋新几内亚岛东南）为中心的库拉区域进行了深入而细致的研究，揭示出当地土著社会巫术、宗教、生活、贸易等社会文化特征及其相互关系,是当时对该民族最完备而科学的研究。这部书也奠定了人类社会科学研究的基础,它在理论建构、田野研究方法、文本组织方式等方面都成为后来追随者普遍奉行的操作规范。

(二)优缺点

1. 优点

(1)无打扰性:是研究对象处于自然状态下进行的观察性研究,观察人员不干预研究对象的行为与活动,即使观察者深入参与也要尽力保持中立,客观收集一手资料,研究结果更接近实际。

(2)操作简便:研究者本身就是研究工具,可随时随地实施观察,简便灵活,容易实施。

(3)独立性:可以获得那些仅靠语言交流或文字表达不能或不便收集的资料,不会受到被观察者意愿和语言文字表达能力的影响,独立性较高。

2. 缺点

(1)标准化程度较低,内隐性资料收集存在困难:观察研究质量多依赖于研究者个人的观察力和敏感能力,研究程序标准化较低,收集的资料可能缺少客观评价标准;主要收集研究对象外显行为和现象,不易收集内在动机与想法等深层内在信息。

(2)研究周期较长:部分观察现象或事件不经常发生,因此观察时间可能耗时长,成本较高。

(3)研究对象数量少:受到时空限制,观察研究主要适用于较小规模或小范围的研究。

(三)类型

从不同分类角度可以将观察法分为不同的类型,根据观察的情境、观察方式的结构化程度、观察者角色等角度主要分为以下类型:参与性观察与非参与性观察、结构式观察和非结构式观察、实验观察与自然观察。

1. 参与性观察与非参与性观察　参与性观察(participant observation)与非参与性观察(non-participant observation)最重要的区别就是观察时研究者是否参与到被观察群体中去。参与性观察也称局内观察,研究者直接参与到观察对象的群体和活动中,将每天观察和谈话内容记录下来,整理成现场观察笔记,后期再进行分析利用。参与性观察法深入到观察对象群体中,可以是完全参与观察或不完全参与观察,但不能干扰观察对象的行为与活动,可以深入地了解观察对象特定现象构成特征及其内在关系,但是参与性观察法的研究时间一般较长,研究者也容易受到环境因素影响,要保证观察研究的客观中立性。

非参与性观察,也称局外观察,是指研究者不介入被观察者的活动与行为,只是以局外人(旁观者)的身份进行观察,可以公开观察,也可以秘密进行。非参与性观察比较客观,但是对研究对象的观察容易表面化和偶然性,难以获得深层

笔记

次材料。

2. 结构式观察和非结构式观察　结构式观察(structured observation)是研究者根据研究目的,事先计划观察内容、程序及规则,采用标准化统一的观察表(卡片)按照设计要求进行观察,并作标准化程度较高的观察记录,观察结果比较规范,便于统计分析。结构式观察有较固定的观察流程,对观察者、观察对象及观察范围都有一定限制,观察点集中在少数几个特定的现象或行为,只有预先确定的观察项目才被记录,文字资料收集较少。

非结构式观察(unstructured observation)不需事先设计严格的观察计划和观察表格,只要求观察者有一个总体明确的观察目的和任务,自行确定观察内容和范围。观察者可以在观察中充分发挥自己的主观能动性,可以根据现场的具体情况对观察内容、形式以及记录方式进行调整。非结构式观察的资料收集方式灵活性较大,很少固定观察过程与背景因素,记录信息常是文字形式,也可以使用辅助设备记录。

3. 实验观察与自然观察　根据观察环境是"人为创造"还是"自然情境",可以将观察法分为实验观察法(experimental observation)和自然观察法(natural observation)。实验观察法也称实验法,是在实验环境下进行的观察。实验环境可以是一个封闭的实验场所,也可以是一个开放的空间,无论封闭还是开放的环境,都是人为创造出来的。实验法的特点决定了这种观察有严密计划,有助于探讨事物及现象之间的内在关联;不过实验观察的环境是人为的,在这种环境下观察到的行为有可能与真实状态下的行为存在差异,因此要注意实验场景设计的自然真实氛围,有利于提高观察结果的可靠性。自然观察法就是在自然情境下进行的观察,根本目的就是观察研究对象在日常自然生活情况下的特征与表现,这样有利于提高信息收集的客观真实性。

案例7-2
观察法在社区卫生服务绩效评价中的应用
——以某省2012年创建示范社区卫生服务中心考核指标为例
某省通过创建国家级和省级示范社区卫生服务中心活动来提升全省社区卫生服务水平,促进社区卫生事业发展。示范中心的筛选主要通过全面考评候选中心服务绩效后根据得分情况产生,观察法就是其中重要的考评方式。
观察法采用的主要指标有:①机构功能建设方面:现场观察机构布局和机构服务环境,如科室名称及布局、服务对象隐私保护、无障碍设计、标识和标牌、服务环境清洁、戒烟标识等;②健康教育方面:现场查看健康教育印刷资料摆放、健教宣传栏设置、健康教育设备等;③计划生育指导方面:现场观察计划生育服务场所及相关设施配备、药具及其展示柜、宣传资料等;④院内感染管理方面:现场观察医护人员无菌操作技术水平;

笔记

⑤康复服务方面:现场观察专用场所及设备设施情况;⑥中医药服务方面:现场观察中医或中西医结合开展必备的相关设施、配备情况;⑦信息公开方面:观察服务内容公示、免费公共卫生服务项目、诊疗检查及药品等价格、特殊人群优先服务措施等情况。

此外,还有不同的分类方式。如:根据观察者是否在现场亲眼看见现象发生,还是事后的痕迹观察,分为直接观察与间接观察;根据观察是否要依赖于仪器,可分为人员观察与机器观察;根据研究对象是否知道被观察,可分为公开观察与秘密观察;根据观察记录方式,可分为封闭式观察与开放式观察;根据观察的性质、结构及观察过程控制程度,可分为正式观察与非正式观察等。

(四)实施

1. 观察准备　为了保证顺利实施,在正式观察之前必须进行周密的准备工作,主要包括以下几方面:①明确观察目的,确定研究的问题,选择观察对象(who);②了解观察目标基本特点,确定观察方法(way);③制定观察计划与实施方案,确定具体观察时间(when)、地点(where)和具体内容(what);④培训观察人员。

2. 现场进入　选择实施进入方式:在准备工作完成后就进入了正式实施阶段,在此阶段首先要考虑的问题是选择什么方式易于进入观察现场。进入方式一般有公开进入、逐步进入和隐蔽进入等,其主要区别在于观察者是否会让被观察者知道自己的真实身份、进入目的以及信息公开速度。

(1)公开进入:从研究伦理角度来看,公开进入是一种最合适的方式,观察前告知观察对象关于研究人员的真实身份和研究目的,希望对方支持,但在现实中不少研究如采用直接公开进入现场可能比较困难,或者会明显影响观察结果,因此观察者需要采取逐步进入或隐蔽进入方式。

(2)逐步进入:逐步进入是指在刚开始时并不向观察对象介绍观察的全部内容或者观察目的,避免对方不愿配合或以其他理由拒绝观察者进入,在后期观察有一定进展、对方逐渐接受时再提出扩大研究内容。另外观察者也可在观察初期先采取局外观察方式,逐步建立与观察对象的关系后再参与他们的群体活动,随着双方关系日益密切后再逐步表明自己的身份。

(3)隐蔽进入:隐蔽进入方式则是观察者在整个观察过程中都不表明自己的身份,而是将自己扮作被观察群体中的成员进入观察现场。这种方式主要适合一些特殊社会组织或现象的参与观察,如特殊的社会封闭性群体、某些违法犯罪或违背社会道德行为的观察等。隐蔽进入可以避免公开进入现场时可能遭遇的排斥,行动比较自由,容易与被观察群体融为一体,但观察者不能像公开观察那样接触大量观察对象,需时刻注意不能暴露身份。

3. 观察实施与记录　观察者进入现场之后,可根据研究目的、内容和观察对象特点采用适当形式实施观察。非参与式观察注意不能干扰观察对象,而参与式观察中要尽力获得观察对象的信任,与之建立良好的关系,尊重其文化习惯和生活方式,这些是完成观察任务的关键。观察记录是观察法的重要工作,要把握

笔记

好记录时间、记录内容和记录方式等三方面: ①记录时间: 一种是同步记录,就是边观察边记录,减少回忆误差,但不适合部分隐蔽参与观察或会影响观察对象情绪的场所;另一类是事后记录。无论是同步记录或事后记录,都应有较详尽观察场景相关情况与背景描述。②记录内容: 根据研究需要,有的是全部内容记录,有的是选择性记录,在比较复杂的场景可能需要辅助设备提高记录内容的完整性。③记录方式: 根据研究目的和形式不同,可以采用结构式记录方式(就是运用事先准备好的定量结构化方式进行观察记录)、描述记录(对观察对象进行文字描述)以及叙述记录(连续纵向记录的日记描述法,或随时随地记录有价值事件的轶事记录法)。

观察任务完成后研究人员退出观察现场,资料收集工作结束,有时根据实际情况也会出现延长观察时间或重返观察现场的情况,以完善或补充更多的信息。

4. 观察资料的整理与分析

(1)初步审核整理资料: 初步审核整理阶段主要是完成对观察记录资料的清理和完善,补充遗漏的资料和必要的背景信息,去掉明显不合理资料,使观察记录完整、清楚和准确。

(2)资料的编码与分类: 编码是用分析的概念或数字、符号对记录文字进行标注,通常有过程编码(对事物过程和状态的编码,其编码名称主要是时期、阶段、步骤等)、活动编码(对发生的活动或者行为按照一定的种类进行编码)以及策略编码(对人们完成任务所用方法、策略的编码)。分类是在编码的基础上,把同一类编码的资料整理归类在一起,然后在每一个编码条目下面标出资料所在的页码、行数等,并把各处的资料编上序号。

(3)分析资料得出结论或建立理论: 根据研究目的和内容,采用合适的分析方式,对原始资料进行分析处理,得出结论或建立理论。分析时既可以选用定量处理,就是经过编码分类的资料运用数理统计方法进行分析,也可以选用思辨定性分析进行理论建构。

(五)实施观察法应注意的问题

实施观察法应坚持客观中立原则,观察者必须客观记录社会现象或事件,不可根据个人主观倾向或情感的好恶而歪曲、编造事实。社会现象非常复杂,有的现象或事件发生需要等候较长时间才能被发现,因此应合理安排观察持续时间,不能为了提高研究效率而随意减少观察时间,在条件许可情况下坚持持久性原则。伦理道德问题是观察法另一个必须面对的问题,一方面在观察非法活动或违法社会伦理道德事件时应注意观察深入程度的把握,另一方面观察者不可侵害观察对象的各种个人权利,不能强迫观察对象做不愿做的事,在道德和法律上有义务对资料进行保密,可用假名发布研究结果,在未获当事人允许的情况下不能公开其秘密,即使会影响研究成果的可信度。

二、访谈法

(一)含义

访谈法(interview method)是一种常用的定性研究方法,它是研究人员有目

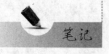

笔记

的与研究对象进行开放式或封闭式的交谈方式收集访谈对象关于某个事物的认知、态度和行为等方面信息；它可以是两个人之间的一种谈话，也可以是多人交谈，由访谈人员通过询问来引导被访者回答，以此达到研究目的。与一般随意性谈话不同，研究性访谈是一种有目的、有计划、有准备的谈话，它针对性强，谈话过程紧紧围绕研究主题展开，目前大量应用于卫生管理领域。

案例7-3

采用访谈法研究农村地区卫生服务提供与利用的影响因素

——以海南省农村地区为例

为了了解海南省农村地区卫生服务提供和利用的影响因素，为卫生部门制定农村卫生政策提供依据，研究人员按地理位置分布，在海南省抽取了5个市（县），在每个地区随机抽取5~9名医疗卫生服务机构的业务骨干，然后开展关于农村卫生提供与利用影响因素的专题小组访谈。研究发现，影响海南省农村地区卫生服务提供与利用的因素主要集中在医疗资源分配、医疗体制、农村地区自身发展状况问题、社会支持、地域文化因素等方面。最后研究人员提出了相应政策建议：继续深化医疗体制改革，增加资金投入，加强医疗队伍建设，提高农民文化素质和经济收入，改善医患关系。

（二）类型

1. 根据访谈问题设计状况划分

（1）标准式访谈：标准式访谈（standardized interview）又称为结构式访谈，它是研究者按照事先设计好的访谈提纲或访谈问卷向被访者提问，并要求被访者按照一定的要求回答问题的一种资料收集方法。该类访谈方式一般要限定访谈内容及方式，有一定的操作步骤，资料收集目标明确，访谈过程控制程度高，研究人员在访谈中起主导作用，能把访谈过程中随意性控制到最小，偏差程度较小，可以比较完整地收集到研究需要的资料，利于分析比较不同对象的访谈结果。标准式访谈的优点是访谈结果便于量化和分析，但标准化访谈缺乏灵活性，限制访问者与被访问者的主观能动性，降低深入互动交流深度，因此在实际研究中多与自由式访谈结合使用。

（2）自由式访谈：自由式访谈（free interview）也称非结构式访谈，它是研究者根据研究目的设计一个粗略的访谈提纲或要点，主要用来作为一种提示，没有固定的访谈问题，访谈方式自由随意，能根据访谈者的需要转换话题与提问方式，甚至访谈问题都可以在访问过程中形成，鼓励访谈对象用自己的语言发表看法、意见和感受，这种自由访谈方式收集资料的信息量大且较深入。与标准式访谈相比，自由式访谈的优点是访谈形式灵活、弹性大，能提升访谈者与被访问者之间的交流深度和广度，充分发挥访谈双方的主动性和创造性，交谈的信息可能是研究者事前未曾预计的，有利于产生新思路或发现新问题。不过自由式访谈

笔记

比较费时,研究规模有限,访谈结果也难以量化分析,资料整理分析难度较大,对访谈人员的素质、经验和访谈技巧要求较高。

除了以上两种形式外,还有一种折中的访谈形式——半标准式访谈法,它是一种介于标准式访谈和自由式访谈之间的半结构性访谈形式,兼有两者的优点,也可以弥补两者的缺陷。

2. 根据受访者人数划分

(1)个别访谈:个别访谈(individual interview)是指访谈者对被访者进行单独访谈,被访者感觉更受重视,安全感更强,访谈双方有更多的交流机会,有利于被访者详尽表述其观点和看法,易于得到可靠翔实的资料。其中深度访谈(in-depth interview)是一种广泛应用的个别访谈形式,访谈双方面对面进行深入交谈,可以将访谈内容和过程进行一定的标准化,也可以采用自由形式,访谈持续时间根据需要掌握,可以是几个小时或长达几天。在访谈中可以用笔记录,也可以在征得对方同意情况下利用录音录像设备记录。成功的个人深度访谈可以获得比较全面详尽的资料,还可以收集被访者的行动、表情和语调等信息,有助于评价资料真实性,是研究复杂抽象问题的有用方法。

(2)集体访谈:集体访谈(group interview)也称为团体访谈,它是研究者召集若干个研究对象通过集体座谈的方式收集资料的方法。通过集体座谈方式集思广益,参与者互相启发,互相探讨,能在较短时间里收集到较广泛信息和资料。集体访谈一般需要在访谈前准备访谈提纲,若在会前将讨论目的和内容告诉每位被访者则访谈效果会更好。集体访谈要求访谈组织者有一定的现场组织协调能力和现场气氛调节能力,偏离主题的争论则引导到主题上来,但不参与争论,同时做好座谈记录。焦点小组访谈(focus group interview)是集体访谈的典型代表,又称专题小组座谈法,就是采用小型座谈会的形式,围绕某个(类)特定的主题或问题进行讨论来获取信息,它比一般形式的集体访谈可以获得更深入和更有针对性的信息和资料。

3. 根据访谈交流方式划分

(1)直接访:直接访谈(direct interview)是指访谈双方通过面对面的交流沟通来获取信息或资料的访谈方法。在直接访谈中,访谈人员可以看到被访者的表情、神态和动作,促进交谈双方互动交流,适合较复杂抽象问题的资料收集。直接访谈可以是“走出去”的方式,就是访谈人员到被访者确定的地点进行访谈;也可以是“请进来”的方式,就是请被访谈人员到研究者安排的访谈现场。一般来说为了方便被访者,常常是到被访者选定的访谈地点开展访谈工作。

(2)间接访:间接访谈(indirect interview)是交谈双方没有进行直接面对面交流,而是研究人员借助某种工具(如电话或网络等)向被访者收集资料。间接访谈可以减少人员往来的时间成本和差旅费用支出,提高访谈效率,距离越远效果越明显。在研究周期短或其他条件限制时,间接访谈可以作为首选方式。不过间接访谈也有局限性,缺少灵活性、弹性和互动性,获得详尽细节有一定难度,不能观察被访者的非言语行为,但科技进步(如可视交流信息技术的应用)会在一定程度上弥补这些缺陷,间接访谈有着广阔的应用前景,只要措施得当也可取

笔记

得与直接访谈类似的效果。

此外还有一些其他分类方式,比如以访谈次数划分,可分为横向访谈(一次性访谈)与纵向访谈(多次重复访谈);按照正式程度划分,可分为正式访谈(双方事先约定好时间、地点和访谈问题)和非正式访谈(不影响受访者日常生活工作情况下进行随意、自由开放的访谈)。

(三)访谈前准备

1. 确定访谈主题内容及范围　根据研究目的和性质,确定访谈主题及范围,从研究时间、经费以及研究人员数量等因素考虑访谈对象数量,同时还要注意访谈群体代表性问题。一般探索性研究可以采用较小样本量,验证性研究可选较多的访问对象;横向(一次性)访谈样本可以多些,纵向(多次重复性)访谈对象可以少些;结构性访谈的访谈对象可以多些,自由式访谈则可以少些。

2. 了解访谈对象相关背景　确定访谈对象后,在可能的情况下尽力了解访谈对象的有关背景情况,比如被访者性别、年龄、职业、学历、专长、经历、性格、爱好等,然后进行相应准备,根据对象背景特征选择恰当的访谈方式和开场白,创造良好访谈环境,寻找合适的切入点,可以就交谈方式、是否允许录音(像)等问题进行沟通和认可,拉近双方距离,促进双方信任。另外,了解调查对象相关背景也有利于合理编制访谈提纲和问题设置。

3. 确定访谈时间和地点　访谈者首先需要与访谈对象建立一种友好关系,使之乐意接受访谈邀请。一般来说,访谈时间和地点应该以遵从访谈对象意愿和方便性原则,初次接触前应提前就访谈时间、地点和次数与访谈对象进行沟通,合理安排时间和地点。比较复杂或深入的资料可能需要多次访谈或较长时间,比较敏感或隐私性问题应选择比较僻静的环境,以单独访谈为宜。

4. 制定访谈计划和提纲　访谈前一般需要根据研究目的制定访谈计划,确定访谈题目、时间进度和访谈方式,准备必要的访谈工具,如访谈记录表、各种辅助材料或录音录像设备等,使得访谈流程规范,保证访谈效果。部分结构式访谈还需围绕研究目的设计问卷,编制完成后组织人员进行讨论修改,在可能的情况下进行小范围试访谈,对存在的问题进行修订。

5. 相关事宜准备　除了上述准备外,还应注意以下几点:①培训访谈员,对重要的或复杂的访谈内容进行模拟演练,熟悉访谈程序、重点和要领,提升访谈技巧和能力;②应对访谈对象进行保密承诺,保证信息不会泄露,增强访谈对象的安全感;③坚持访谈对象自愿原则和随时有权退出原则。

(四)访谈技巧

1. 提问技巧　提问的主要目的是使访谈内容围绕研究主题,访谈人员应把握提问技巧,提高访谈质量。访谈者提问的方式、词语的选择以及问题的内容都要适合受访者的知识水平和谈话习惯,访谈问题具体化,问题不能太长,避免深奥的专业术语或不确切的歧义词语,使对方能够听懂,交流尽量口语化、生活化和地方化,使用受访者熟悉的语言,可以解释问题帮助对方理解,但不能给访谈对象倾向性暗示。

2. 提问时机　访谈者应有较好的随机应变能力,根据具体情况选择合适的

笔记

时机提问。一般情况下,在被访者发言时不要急于提问,因为打断别人谈话不礼貌,容易引起反感,也可能打断其思路,导致被访者观点和意图未能充分表达。在访谈对象发言时认真倾听和记录,发现问题可先将问题记录下来,等被访者说完再提问。在被访者就某个问题发言完成或停顿、间歇时可以提问,或者在对方偏离主题时或过分叙述不必要细节时可借助提问将问题引回主题,控制访谈方向和进度。

3. 追问技巧　访谈追问是指访谈者为了更准确和完整理解访谈对象谈论过的内容,就访谈对象已经谈论过的某一个观点或事件进行进一步询问,实质是深入挖掘相关问题或信息,是访谈中获取信息的重要环节和手段。访谈人员要注意追问的时机和策略,一般可以采取直接当场追问(即直接请访谈对象回答前面没有回答的问题或回答不完整的问题)、迂回追问(即通过询问其他相关问题获得原问题的答案)或延迟追问(即过一会儿把拟追问的问题集中起来一起询问)等方式。不过追问是一种比较尖锐的访谈方式,应适时和适度使用,掌握好分寸,以不伤害访谈对象感情为基本要求。

4. 倾听技巧　良好的倾听可以调动访谈对象的积极性,促进其乐意表达自己的想法和观点。访谈中如何进行有效的倾听是一门艺术,不仅仅是访谈双方的行为和内心交流,还涉及行为、认知和情感三个层次。首先是行为(态度)层面的倾听,强调访谈者应是"积极地听",将全部注意力放在受访者身上,给予对方最大真诚的关注,而不是"表面地听"(假装听)或"消极地听"(被动机械地听)。我们平时说"左边耳朵进,右边耳朵出",就是这样的消极状况,比如访谈癌症患者的治疗状况,表面在听,而心里却在想:"你这晚期癌症已经没法治了,何必浪费这么多钱医病,不如在家休息,为什么还要治呢",或者天马行空联想到其他不相关的词语、人或事件。

其次是认知层面的倾听,要避免随时将受访者所说的话语本能地纳入自己的认知结构或习惯中,这样有可能产生理解偏差与误解,应将自己的观点撇开,倾听时积极与访谈对象交流,理解访谈对象想表达的真实意图。比如受访者患者说"我对这个医院不满意"时,访谈者可能会联想到"乱收费"的医院或"服务态度不好"的医务人员形象,而受访者说的"不满意"其实可能是指在医院看病时排队等候时间过长。

最后是情感层面的倾听,访谈者要"有感情地听"(即访谈者有情感流露,能接纳访谈对象的情绪反应)和"共情地听"(访谈双方情感共鸣,同喜同悲),要避免"无感情地听"(即对访谈对象的情感表露无动于衷)。

5. 回应技巧　访谈中的"回应"是指在访谈过程中访谈者对受访者的言行做出的反应,包括采用点头、微笑以及眼神交流等非言语行为,也可以是语言行为,主要目的是传递访谈人员的友善态度及意向表达,恰当的回应可以提升访谈对象交谈意愿。

(五)访谈记录

访谈目的是获取信息,因此有效地做好访谈记录非常重要。访谈记录方式分当场记录和事后记录。当场记录是边访问边记录,一般需要征得访谈对象的

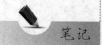
笔记

同意,常用有速记、详记和简记等方式。事后补记的好处是可以不破坏访谈双方的现场交流,但需要依靠访谈人员回忆进行记录,可能会失去部分重要信息,因此需要训练访谈人员的记忆力和整理归纳能力,访谈者在事后补记时要将自己尽量还原到访谈时的情境,提高事后记录质量。在访谈初期不容易知道哪些资料有用,哪些资料没有用,因此应尽可能详尽地记录下所有访谈信息,如能征得访谈对象的同意,可以对访谈过程进行现场录音录像,以保证资料的完整性。

三、德尔菲法

(一)含义

德尔菲法(delphi method),又名专家调查法,包含了组织者、参与专家和咨询调查表等三要素,根据固定和系统化的步骤和模式,采用背对背的匿名方式征询专家意见,经过几轮征询、归纳和修改,使专家小组的意见最终形成基本一致的一种群体决策研究方法。专家小组成员之间互不知道参与各方,不发生横向联系和互相讨论,只能与组织人员联系。

知识链接

德尔菲法名称来源及轶闻

德尔菲是古希腊地名,据说对未来有很强预见能力的太阳神阿波罗(Apollo)在德尔菲杀死了一条巨蟒,成了德尔菲主人。后来在德尔菲修了一座阿波罗神殿,专门用来预卜未来,于是人们就借用此名作为这种方法的命名。德尔菲法是在20世纪40年代由赫尔姆(Helmer)和戈登(Gordon)首创,经过戈登和美国兰德(RAND)公司完善而最终形成。1946年兰德公司首次使用,随后该方法迅速在世界各国广泛应用。

据说在20世纪中期,美国政府派兵参加朝鲜战争前,兰德公司曾采用德尔菲法研究"如果美国出兵韩国,中国态度将会怎样"课题并得到研究结论,由于美国国防部认为研究报告要价200万美元近似于敲诈,未予理睬。战争结束后,在国会开始辩论"是否真有必要出兵"时,在野党为了更有效地抨击执政党,花钱买下了这份已过时的研究报告,其核心结论是"中国将出兵朝鲜,美国不会获胜并且将以不光彩的姿态主动退出战争"。朝鲜战争任美军总司令的麦克阿瑟得知这个研究结论后感慨:"我们最大的失策是怀疑咨询公司的价值,舍不得为一条科学的结论付出不到一架战斗机的代价,结果是我们在朝鲜战场上付出了830亿美元和十多万名士兵的生命。"

(二)特性

1. 匿名性　在实施过程中,专家之间互不见面,彼此不知道有谁参加,甚至互不相识,这种方式克服了面对面专家会议法易出现受权威性影响或盲目从众现象,专家能在不受干扰的情况下独立发表自己的意见,而且有比较充分的时间进行思考和查阅资料,提升建议的独立性和科学性。

2. 反馈性　仅靠一次匿名征询意见难于让专家达成共识,意见往往比较分

笔记

137

散,需要进行多次有控制的反馈。德尔菲法需要组织者对每一轮咨询的结果进行整理分析,并在下一轮咨询中将收集的意见反馈给每个专家,让每位专家再发表意见,经过几轮反馈才能达到研究目的。

3. 一致性 通过专家的积极参与和组织者的几轮反馈,每位专家都可以在参考其他专家看法的基础上修正自己的意见,使得专家意见最终逐渐趋于一致。

4. 统计性 由于德尔菲法是由一批专家给出评价或判断,为了对专家团队的判断意见进行恰当的归纳整理以便于反馈,需要结合计量的方法来分析专家意见,因此反馈信息可能需要进行一定的统计学处理,得到的结果带有统计学特征,并且常常以概率的方式呈现。

（三）优缺点

1. 优点

（1）利于专家独立评价: 由于匿名性高,各专家可以在不受干扰的情况下独立表达自己的意见,能充分发挥每位专家的作用,还可以把各位专家的分歧整理出来进行比较,找出异同点。

（2）结论可靠性高: 结论是根据多位专家多次意见反馈后综合整理而成,体现专家集体智慧。

（3）操作较容易: 该方法无需建立复杂的数学统计模型,没有丰富翔实的数据也可以完成对研究对象的未来发展趋势的判断,应用范围广,费用较低。

2. 缺点

（1）存在结论不一致时可能难以选择: 该方法的综合预测结论主要是根据专家的主观判断,可能会受专家的学识、配合程度、评价尺度和兴趣等因素影响,缺乏客观标准,有时结论是勉强一致。

（2）研究过程较长: 该方法操作过程较长,一般需要3~4轮,花费时间较多,并且合理的反馈次数不易判断,难以找到停止收集意见的最佳关键点。

案例7-4

采用德尔菲法研究新医改最终绩效评估指标体系

为了研究医药卫生体制改革最终绩效评估指标,研究人员在借鉴WHO和世界银行对卫生系统的评估框架,研究《关于深化医药卫生体制改革的意见》和《医药卫生体制改革近期重点实施方案（2009—2011年）》等文件,通过德尔菲法对指标进行评分和筛选,最后确定十个最终绩效评价指标:农村孕产妇死亡率、5岁以下儿童死亡率、传染病发病率、慢性病死亡率、健康基尼系数、对社区卫生服务机构的满意度、对检查与治疗的满意度、医护人员对工资满意度、就医致贫率、卫生费用支出公正指数等。从筛选出来的指标看,在水平性指标和公平性指标中,专家比较关注水平性指标,认为水平性指标更能体现新医改的绩效;而在患者和医护人员满意度方面,专家意见明显倾向于患者,体现新医改"以人民群众为本"的理念。从专家对最终绩效指标与同为关键指标的中间绩效指标的打分情况对比来看,专家普遍认为最终绩效指标更为重要,说明专家认为改革应偏重结果导向。

（3）缺乏统一标准进行专家选择。

（四）运用步骤

运用德尔菲法开展研究应遵循一定的步骤,以提升研究绩效和结论的可靠性,首先是要确定研究主题,其次是选择参与专家,然后是问卷的设计、发放、回收与分析等,具体步骤见图7-1(仅描述了前三轮)。

1. 明确研究主题和目标,制定实施方案 德尔菲法常用在意见分歧较大的重大决策、指标体系构建或对未来发展趋势预测等方面。在研究初期,研究者首先要判断拟解决的问题是否适合德尔菲法,然后明确研究主题和目的,规划研究方案,制定实施计划,考虑采用什么方式获得什么资料和信息,如何整理和如何使用研究结果。

2. 选择专家组成员 按照研究所涉及的专业内容和研究目的确定专家选择条件和规模,要求入选专家应有一定的代表性和权威性,一般15~30人,根据研究复杂性和需要决定专家数量,如参与专家的专业同质性低则可能需要更多成员。在确定名单之前应取得专家的配合和支持,确保他们能认真参与每一轮咨询,提高研究质量。

3. 准备研究主题的背景资料

在专家回答问卷之前,组织人员应向全部专家阐明所要研究的问题及相关

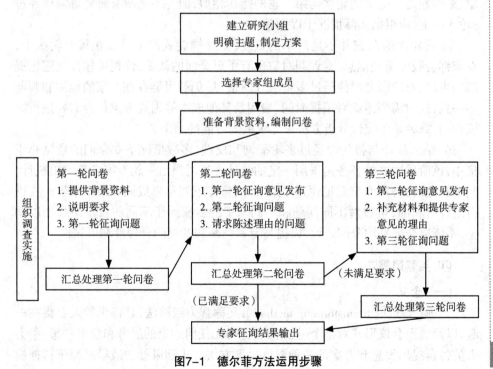

图7-1 德尔菲方法运用步骤

要求,并附上研究问题相关的背景材料,提供的信息应尽可能充分,使专家有足够的依据做出判断,还要尽力满足专家在实施中临时提出与本次研究相关的要求,比如需要补充材料和数据。

4. 编制咨询问卷 问卷是德尔菲法的主要工具,因此编制咨询问卷是德尔菲法的重要工作。在编制问卷时,研究人员应根据研究的内容和要求,在第一轮时设计一个完全开放的调查问卷发给专家,请他们自由、独立地发表自己的看法,而后续轮次的问卷会根据上一轮的咨询结果进行相应调整。除了第一轮有相关背景材料介绍外,第二次后的轮次中,问卷还应附有上一轮问卷整理分析后的相关说明,这样有利于专家参考他人意见后进行适当的修正,做出更好的判断。在编制咨询问卷时,要简化问卷,注意要集中问题,一次征询的问题不宜太多太分散,提高针对性,不要问与研究无关的问题。问卷设计应该措辞准确,不能引起歧义,避免出现组合事件,就是一个问题包含两个不同的方面,使专家难以回答,因为专家可能同意其中一个方面但不同意另一方面。

5. 征询实施/多轮征询 准备阶段完成后,就要进入专家征询阶段。每个专家根据他们所收到的相关材料,在充分思考的基础上独立提出自己的判断和看法。在第一轮时,组织者发给专家调查表一般是开放式的,不带附加条件和限制,只提出问题,请专家围绕问题提出预测及判断,然后组织者回收并汇总整理专家咨询表,结合统计学方法进行分析评价,再将处理结果编入第二轮调查问卷中。在第二轮时,组织人员将第一轮的反馈意见发给专家,让专家比较成员之间不同的意见,请专家在第一轮反馈意见的基础上调整自己的看法和评判,进行再次回答,并对回答内容说明相应理由;然后组织者回收问卷并统计处理专家意见形成结果,然后将处理结果编入下一轮的调查问卷中。一般需要3~4轮,在以后第三轮、第四轮乃至更多的轮次与第二轮的操作相似,但并不是所有研究都需要经过3轮次以上,应根据实际情况予以调整。

不同轮次的调查并不是简单的重复,而是螺旋式的上升。在每个轮次中,专家都会吸收新的信息,对评判对象也有了更全面的认识,评判可靠性也逐轮提高。当然,有的研究即使经过多轮(超过3轮)后仍然可能存在专家的预测和判断不一致,这时需要组织者根据时间、费用及其他成本等因素考虑是否需要进行继续征询,或者采用统计分析方法来寻求最大可能的结果。

6. 结果处理与报告 经过多轮征询和反馈,多数情况下专家们的意见趋于集中,该阶段主要的任务是采用一定的统计方法对最后一轮专家意见做出统计、归纳和处理,得到专家意见评判结果,最后将专家意见形成调查结果报告。在进行统计分析时,可以对不同问题和不同水平的专家给予不同的权重系数加以调整,不能搞全部平均分配系数,以提高专家判断和意见的合理性和可靠性。

四、头脑风暴法

(一)含义

头脑风暴法(brainstorming method),又称智力激荡法,是将少数人召集在一起,以面对面会议形式对某个(类)问题进行无任何约束的思考和自由联想,参会人员各自提出设想和方案的一种群体决策方法。头脑风暴法最早来源于精神病

笔记

学,原指精神病患者头脑中短时间出现的思维紊乱,会产生各种大量胡思乱想现象。1938年亚历克斯·奥斯本首次借用这个概念来比喻组织决策会议上参会者极度活跃的思维,提出打破参会人员常规思考方式来激发思维,从而使各种思想火花相互碰撞产生大量创造性设想。

头脑风暴法可分为直接头脑风暴法(简称头脑风暴法)和反向头脑风暴法(也称质疑头脑风暴法),前者是参会者在头脑风暴会议上尽可能激发想象力和创造性产生尽可能多的设想的方法;后者则是将焦点关注在反对意见上,对已提出的设想与方案进行质疑,由此发现方案的不足与缺陷,并对可能出现的后果进行评估,从而改进和完善原有方案,减少风险,提高可行性。

(二)优缺点

1. 优点

(1)有利于激发创造力,易于产生新思路和新方案:头脑风暴法强调参会者最大限度打破传统思维束缚,大胆想象,自由环境有利于激发创造力,易于产生新思路和新方案,使各种设想在相互碰撞中激起创造性。

(2)促进参会者主动参与:不受任何约束的会议总能激发人们的热情,每个人都竞相踊跃发言,积极思考,在竞争意识和参与意愿的驱动下不断开动思维机器,成员间相互影响和相互感染,寻求独到见解,提高创造思维能力。

(3)利于得到最终方案:通过参与者多角度的分析思考和自由讨论,可以找到多数人接受的具有操作性和创造性的方案,排除折中方案。

2. 缺点

(1)可能出现过多无价值方案:会议参与人员较多,水平参差不齐,奇思怪想的思路也多,头脑风暴也可能出现头脑过度发热,出现许多不可行或无现实价值的建议或方案,给后期方案的评价和选择增加困难。

(2)保密性较低:头脑风暴法不适用于那些保密性问题或较深的专业性问题。

(3)对参与者的素质要求较高:要求参与者有较强思维能力、语言能力和专业能力,这样才能提高实施效果。

(三)实施程序

头脑风暴法是根据一定的实施程序与模式来保证创造性讨论的有效性,因此规范程序实施头脑风暴法是讨论成功与否的关键因素。从实施程序来看,头脑风暴法包括实施前准备阶段、正式实施阶段以及后期评价选择阶段。

1. 准备阶段

(1)确定议题:头脑风暴会议之前,应明确要讨论的具体议题,在召开会议前应告诉参加者,同时提供与议题有关的背景信息,让参会者知道通过会议讨论想要解决的问题,使参加者能够进行必要的准备。

(2)确定主持人:头脑风暴会议应设主持人1名,要求熟悉头脑风暴会议组织特点和操作要素,掌握议题的现状和发展趋势,尽量由熟悉该领域的专家担任。主持人要善于引导和把握会议节奏,创造自由轻松的会议氛围,让各位参与者充分表达自己的想法。同时还应挑选记录员1~2人,认真将参会者每个设想(不论是否合理)都完整记录下来。

（3）确定参与者：头脑风暴会议参与者一般以5~10人为宜，也可略有增减。参与者人数太少不利于信息交流和激发思维，而人数太多则每人发言机会减少，会场气氛不容易掌握。参与者应专业学识丰富和思维敏捷活跃，并且善于语言表达，最好具有不同学科背景。虽然会议中参与者是平等自由发言，但同一次会议的参加者尽量社会地位与资历相当，避免产生权威效应，影响会议自由气氛和创造性思维发挥。

（4）确定会议持续时间：头脑风暴会议持续时间应当适中，时间尽量控制在1小时以内，发言要尽量简练到位，不在会上评论别人的观点，保证会议效率。时间过长容易偏离主题和疲劳，时间太短则与会者难以畅所欲言，不能获取充分的建议和信息。

2. 实施阶段

（1）实施开始阶段：在头脑风暴会议开始时，主持人首先介绍会议主题，说明与主题相关的背景情况，其次介绍参与人员及其专长，然后介绍会议程序和讨论过程中应遵循的原则，最后还要强调相关会议纪律，要求与会者积极投入，相互尊重，禁止相互褒贬，发言要围绕议题。

（2）现场实施阶段：要求会议氛围自由轻松，参与人员可以自由发言或轮流发言。采用某种措施鼓励参与者积极思考和发言，大胆设想。当会议进展缓慢或冷场时主持人可采取一些调剂或缓解措施启发引导，或对之前有代表性发言进行解释和深入阐述，有助于为其他人开启思路；也可以提议休息、食用茶点饮料或其他方法，让大家休息一下然后再进行下一轮的脑力激荡。在现场实施阶段，整个现场要求气氛热烈但不混乱失控、大家积极发言但不是大声争吵或喧闹。

（3）信息记录要求：在会议过程中，记录工作是一项重要内容。选择1~2名记录人员，其职责是将参会者的每一条设想都同步记录下来，并进行编号；如发言内容太多则可只记录要点，内容表述不清时则应向发言者确认；一般可将会议记录写在醒目的黑板上或活页纸上，记下来的设想或建议是大家下一步整合和完善所需要的材料，因此记录内容应让参会人员都能看清。会议记录人员也可以随时提出自己的建议，而不仅仅是记录者。

3. 后期处理阶段 头脑风暴会议结束后，紧接着的工作就是需要对会议上的所有设想和建议进行评价选择。组织头脑风暴会议一般都能获得大量的建议和设想，但这仅完成了任务的一半。头脑风暴会议只是产生设想或观点，如果没有分析评价和选择，就不能找到有价值的创造性建议来进行下一步的实施，头脑风暴会议也就没有任何实际意义。

会议结束后应该对所作会议记录进行分类整理并加以完善，补充会议现场来不及记录完整的内容和相关背景信息，然后交给专门小组进行评价筛选。后期处理人员组成一般有三种方式：①全部由没参加上次头脑风暴会议的专家组成；②由参加过头脑风暴会议的部分人员和没参加过的人员组成，没参加头脑风暴会议的人员可能提出新的设想和建议；③实施第二次会议评审，全部由头脑风暴会议参与者举行第二次会议，对建议和设想进行评价筛选。

评价选择应主要从设想和建议的可操作性、应用前景、效益回报、时间限制

以及成本约束等多方面进行思考,一般会关注会议中激发出来的多数人员支持的"好"设想与建议(有可能只是目前认为是最合适的)。后期处理尽量安排在头脑风暴会议的次日以后进行,但时间不能隔得太久,一方面需要经过短时间"冷"处理,让激情会议的成果与冷静理性结合,另一方面时间隔太久,评价小组成员可能对部分信息出现遗忘。

(四)实施原则

头脑风暴法是一种有效的群体决策方法,但要利用好头脑风暴会议,除了程序上的要求外,还应坚持以下四点基本原则。

(1)自由发言原则:要求会议现场气氛自由轻松,无拘无束,参会者解放思想,不受任何条框限制,无拘无束地思考问题,畅所欲言,鼓励构思与众不同,标新立异,不必考虑自己的想法是否"荒唐"或"天马行空"。

(2)禁止批评与延迟评判原则:会议禁止批评他人的设想和建议,但可以补充完善;也不准参会者当场对他人的想法评头论足,不使用判断性结论,不能肯定(支持)也不否定(反对),不能说"很好",也不能说"很差",对各种大胆设想的评判应放到后期会后组织专门小组完成。

(3)重量不重质原则:头脑风暴法追求参与者提供尽可能多的方案或设想,寻求最大量灵感,因此需要打破传统思维束缚,鼓励与会者尽可能多地提出设想,任何奇思妙想都可被接受,以大量构想来保证产生高质量的设想,数量多多益善,重量不重质,至于质量问题也是留到会后评价选择阶段去解决。

(4)整合完善原则:头脑风暴法鼓励利用他人已经提出的设想或灵感加以组合变化、补充、改进和扩展,以激发更多灵感,智力互补,开拓思路,取长补短,把两个或更多的设想组合成一个新的更完善设想。

五、其他定性研究方法简介

(一)民族志研究方法

民族志(ethnography)研究方法是典型的解释性研究方法,它主要是解析一个种族(群体)中个体生活方式及行为与群体文化中的人、事、地、物各因素之交互影响过程,搜集资料的方式有参与观察、无结构性访问和文献分析等方法,除了资料记录、日记、书信等纸质文献,还用照片、录音(影)等。一般情况下,民族志研究都需要研究者长时间参与到某个特殊群体的文化之中或深入访谈,从群体内部搜集资料和信息,由此研究团体与群落中的文化价值观、信念、动机、行为及其发展改变特征。

(二)女权主义研究方法

女权主义(feminism)研究方法是在女权主义运动背景下形成的研究方法,它将性别及其文化内涵作为重要变量引入到人文社科研究领域。该方法以女性经验作为社会分析的来源,把女性作为主要研究对象,分析和解释涉及女性的社会现象与事件,如社会分工、妇女社会地位、家庭暴力、职业选择、性别角色、社会福利、性骚扰等,研究目的是为女性说话;另外女权主义研究方法还适用于其他弱势群体研究,如儿童、老年人、残疾人、贫困人口等弱势。由于女权主义研究方法具有高

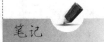

笔记

度价值导向,受到关注社会正义的学者重视,具有很好现实意义和应用前景。

(三)个案研究法

个案(case)研究法,也称案例研究法或个案历史法,指在一定时间内对具有某种典型特征的某一个体或群体(组织)进行连续追踪调查,研究相关行为或事件发展变化过程及特点的方法。个案研究法通常采用观察、访谈、文献搜集、问卷、图片或录像资料等方式收集资料,是一种综合多种研究手段来开展研究的方法,主要适用于那些需要深入研究某个个体或群体行为或现象是如何发生(how)和为什么发生(why)的问题,并可以发展某种理论或扩充知识。

(四)扎根理论研究方法

扎根理论(grounded theory)研究方法是一种通过收集经验资料从下往上建立和创新理论的定性研究方法,它强调从资料中建构理论,在研究前不先提出理论假设,也不确定理论框架,而是首先直接从收集原始资料开始,然后对材料进行编码整理,进而分析和分类,在资料分析基础上寻找反映事物现象的本质和核心概念,通过这些概念之间的建构联系,对研究进行升华,得到假设或理论。扎根理论研究方法的操作步骤一般由选题、资料收集、资料分析(编码登录)、撰写备忘录、理论抽样、检验与反思理论等阶段构成。

第三节 定性研究的进展

近年来,随着定性研究方法的不断发展和完善,越来越多的卫生管理研究人员使用定性研究方法开展研究工作。由于常用的座谈会、深度访谈、观察法以及德尔菲法等定性研究方法操作简单易行,能比较容易有效获取信息和资料,成为非常实用的研究方法。然而随着研究领域的扩大和研究目的多样性,传统操作方式的定性研究方法并不能完全满足需要。目前在新技术和现实需要的共同推动下,定性研究出现新的发展趋势。

一、定性研究方法日益多样化

随着互联网的普及,利用新技术手段开展定性研究的方式也越来越多,比如在线调查或访谈、各种语音聊天和视频聊天工具都可以是定性研究资料收集方式,可以有效突破传统定性研究的时空限制,提高研究效率。虽然目前访谈法仍然是定性研究的常用方式,但为了满足不同的研究目的和针对不同的研究对象,访谈法已经逐渐开始变得多样化,除了传统的一对一访谈形式外,三人组访谈、成对组访谈或多组访谈等方式也常常使用。除了采用长时间的小组座谈,短时间小组座谈也日益开展,餐间座谈会、周末座谈也正得到越来越多的应用,访谈的方式、时间和场所更加灵活,满足不同研究的需要。

二、定性研究规范日益提高

虽然定性研究长期以来没有普遍适用的固定标准化研究规范,但并不是说定性研究可以随心所欲,特别是近年来,规范化的定性研究范式日益得到众多研究人员的重视。为了提高研究质量,定性研究已经开始引入定量研究中的"信

笔记

度"、"效度"、"抽样"、"代表性"等概念,并已开始应用。为降低样本选择和资料收集、解释的随意性,定性研究开始遵循比较严格的研究程序,常常按照以下环节开展定性研究:首先是提出问题和确定研究目的,其次是研究设计、进入现场、资料收集和分析,最后是形成结论和建构理论、研究评价和反思等。

三、定性研究与定量研究结合日益密切

越来越多的研究人员认识到定性研究与定量研究各自都有局限性,也各有所长,虽然存在差异,但并不排斥,只是从不同的方面来研究事物。在实际研究中,若只局限于定量研究,只能实现对研究事物的局部把握;若只局限于定性研究,就很难发现研究事物或现象变化规律和发展趋势,而两者的缺陷又恰恰能被对方完善弥补。目前在卫生管理、社会学、人类学、心理学等领域,众多研究者已开展了定性研究与定量研究有机结合使用,取长补短,相互支持,发挥两者各自的优势,提高研究深度和质量,帮助研究人员更加全面了解研究事物属性或现象本质。

四、定性研究中辅助设备科技含量不断提高

除了利用互联网技术外,定性研究方法还积极与现代科技及高新装备相结合,以提高研究效率。目前许多定性研究都可以结合先进的技术设备,如视频会议设备、电脑工作站、录音录像设备和其他电脑辅助设备、访谈专用电脑记录软件等。视频录像或录像剪辑报告形式也日益流行,可以让那些没有参加座谈会的研究者都可以观看座谈会全过程,包括受访者反应、表情、体态语言等。研究内容涉及敏感问题或隐私问题时,室内手动匿名投票装置使得每个受访者都能够在小组中以匿名的方式更加自然、真实、轻松的心态参与讨论和投票表态。现代化的高效数据录入设备可以在访谈进行的同时就逐字逐句即时记录受访者原话,并可以对话语进行分类和编码,定性资料录入已经变得越来越容易和高效。

五、定性研究应用范围显著增加

定性研究领域迅速扩大,已成为一种广泛应用的重要研究方法,学界和行业的接受程度越来越高,应用领域达到了前所未有的广阔程度。比如采用专家德尔菲咨询法进行卫生政策研究,也可以召开小组座谈会来讨论公共卫生政策设计;卫生政策实施效果评价可以采用传统面访的形式,也可以网络调查的形式,还可以结合专题小组座谈;组织机构则可以用小组座谈的形式去发现和招收富有潜质的员工;各种突发事件和相关危机问题的解决可以采用头脑风暴法得到有效的解决方案。

本 章 小 结

本章首先阐述定性研究的定义、特点及优缺点;然后对四种常用定性研究方法的基本含义、特点、实施步骤与操作技巧进行分析;最后对定性研究进展进行了简单描述。定性研究是以研究人员自身作为主要研究工具,在自然

笔记

环境下对社会现象或事物采用非量化方式收集描述性资料、以归纳法分析诠释资料并形成理论的一种探索性研究。定性研究的特征：自然性、理解性、反思性、归纳性、互动性、伦理性、文本性。观察法是研究者在一定时间内有目的、有计划地在研究现场凭借自身的感官直接感知或借助一定的辅助设备观察和描述被研究者或某种社会现象处于自然状态下的各种外在表现，从而进行资料收集的一种研究方法；访谈法是一种常用的定性研究方法，研究人员有目的与研究对象进行开放式或封闭式的交谈方式收集访谈对象关于某个事物的认知、态度和行为等方面信息；德尔菲法是根据固定和系统化的步骤和模式，采用背对背的匿名方式征询专家意见，经过几轮征询、归纳和修改，使专家小组的意见最终形成基本一致的一种群体决策研究方法；头脑风暴法是将少数人召集在一起，以面对面会议形式对某个(类)问题进行无任何约束的思考和自由联想，参会人员各自提出设想和方案的一种群体决策方法。

关键术语

定性研究
qualitative research

定量研究
quantitative research

参与观察
participant observation

非参与观察
non-participant observation

焦点(专题)小组讨论
focus group interview

深度访谈
depth interview

德尔菲法
delphi method

头脑风暴
brainstorming

讨论题

1. 以小组为单位讨论"定量研究比定性研究更重要，因为它可以提供直观量化的统计信息和易评价的研究结论"。

2. 以小组为单位讨论"如果焦点小组座谈结果符合研究预期，就应该省略定量研究"。

3. 以小组为单位讨论隐蔽观察法所涉及的伦理道德问题。

思考题

1. 如何减少观察误差？
2. 比较标准式问题访谈与自由式问题访谈的优缺点。
3. 简述德尔菲法与头脑风暴法的联系与区别。
4. 如何制定定性研究计划？

（李家伟）

笔记

定性资料整理与分析

通过本章的学习,你应该能够:

掌握 定性资料的含义、分析步骤和常用分析方法,定性研究信度和效度的含义及分类,提高定性研究严谨性的策略

熟悉 定性资料的类型、整理步骤、应注意问题及资料分析特点,NVivo软件使用,影响定性研究信度的因素,排除效度威胁的策略,评价定性研究方法的一般准则

了解 扎根理论,计算机辅助定性分析的优缺点,常用计算机辅助定性分析软件简介

章前案例

　　第二次世界大战期间,美国学者H. D 拉斯维尔等人组织了一项名为"战时通信研究"的工作,以德国公开出版的报纸为分析对象,获取许多军政机密的情报,这项工作不仅使内容分析法显示出明显的实际效果,而且在方法上形成一套模式。20世纪50年代美国学者贝雷尔森发表《传播研究的内容分析》一书,确立了内容分析法的地位。真正使内容分析法系统化的是J·奈斯比特,他主持出版的"趋势报告"就是运用内容分析法。享誉全球的《大趋势——改变我们生活的十个新方向》一书就是以这些报告为基础写成的,他的咨询公司运用内容分析法对200份美国报纸进行分析综合,经过几年的积累,在这部书取得成功的同时,众多的研究者开始关注内容分析法在社会研究中的巨大作用和潜力。目前内容分析法已成为定性资料分析的重要分析方法之一。

　　从科学认识的过程看,任何研究或分析一般都是从研究事物的质的差别开始,然后再去研究它们的量的规定,在量的分析基础上,再作最后的定性分析,得出更加可靠的分析。定性研究是对事物质的方面进行分析研究的方法。定性研究与定量研究的差异,除了在哲学思想、理论基础、研究设计与方法上不同外,两者所收集的资料,无论在形式上还是内涵上都有很大的差异。定量研究所收集的资料,大都是以数字形式呈现,而定性研究所收集的资料,却是以文字形式为主。从事定性研究工作的人们,不管是初入门者还是有丰富经验者,常常都会有面对庞杂的资料一筹莫展的经历。因此,本章将系统介绍定性资料的整理分析及定性研究评价。

笔记

第一节　定性资料整理

与格式统一、能转变成数字、输入计算机,并进行统计分析的定量资料相比,定性资料显得过于零散、杂乱、无固定结构。如何从这些看起来杂乱无章的资料中寻找到某些可以依据的线索和脉络,以便进一步进行归纳总结和分析,就涉及初步的资料整理问题。资料整理是由感性认识上升到理性认识的重要环节,也是提高调查研究的信度与效度的重要步骤。因此,科学地、合理地整理资料对于定性研究来说具有重要的意义和作用。

一、定性资料与资料整理的含义

定性资料(qualitative data)是研究者从实地研究中所得到的各种观察记录、访谈记录,以及其他类似的记录材料,它们通常是以文字、图形、录音、录像等非数字形式表现出来的研究资料。定性资料通常来源于实地研究者在生活中所看、所听、所问的一切(通过访谈、个案研究、开放式问卷、非结构观察等),并有相当一部分是研究者事后追记的笔记,也包括与研究主题相关的著作、论文等。因此,定性资料具有来源多样性、形式无规范性、不同阶段的变异性等特点。

根据其形式,定性资料可分为文本(text data)与非文本(non-text data)资料两种形式。所谓文本资料是指定性研究者通过访谈、观察或文件档案所收集的资料或记录;非文本资料是指定性研究者通过研究过程,所收集到的声音、图片或影像资料。根据资料的获得方式,定性资料可分为正式与非正式沟通过程所收集的资料。所谓正式沟通(formal communication)是指沟通是以正式的形式呈现,沟通者需要特殊的技巧、知识与能力。非正式沟通(informal communication)则是指研究资料来源,是研究者通过非正式的聊天、图画等过程所收集的资料。将上述两种区分资料的形式进行整合,并用表格表示就比较容易地分辨出定性资料的类型与来源的关系(表8-1)。

表8-1　定性资料的类型

形式	正式资料来源	非正式资料来源
文本	访谈、报纸、广播节目、个案记录	聊天
影像	图片、相片、录像带	儿童绘画
声音	音乐、音乐带	唱歌

> **知识链接**
>
> **定量资料定义**
>
> 定量资料是医学社会科学研究中最具价值的资料之一,主要是指所收集到的以数字形式表现出来的资料,如数字及其组成的图文、图标资料等。定量资料有两个来源——实地源和文献源。定量资料的实地源包括封闭式问卷、结构性观察;文献源包括年鉴、实验报告、调查报告等。

笔记

定性资料整理是研究者根据研究的目的,应用科学的方法对所收集定性资料的真实性、正确性、准确性进行审核,对不同类型、不同内容的资料进行分类,对数据及其他方面的信息进行汇总统计和再加工,使之系统化和条理化,并以集中、简明的方式反映研究对象总体情况的过程。

资料的整理是卫生管理研究工作的一个重要环节,是分析研究工作的开始,它在整个卫生管理科学研究中起着承前启后的作用。研究者通过观察、访谈等方法所获得的资料多半是片段的、分散零乱的,只有通过资料整理才能使原始资料变得系统化、条理化,然后逐步用集中和浓缩的方式将资料反映出来。

定性研究中,资料整理过程可以与资料收集过程同步。在这种情况下,通过把资料与研究目的不断对照,研究者能够对刚刚收集到的资料进行各方面考核。在这个过程中,研究者能及时发现资料存在的缺陷,有可能采取有效措施加以补救。例如,研究者在访谈过程中发现谈话的内容偏离了研究主题,可以用一定访谈技巧把谈话重新聚焦到研究主题上。资料整理过程也可以在资料收集以后的一段时间内集中进行。在这种情况下,研究者面对的资料比较全面,进行的活动比较单一,能够提高整理的效率和水平。在现实的研究中,两种做法互不矛盾,经常结合在一起使用。

二、定性资料整理的步骤

定性资料整理过程主要包括三个步骤:

(一)定性资料审核

资料审核是对资料进行审查和核实,消除原始资料中的虚假、差错、短缺、冗余等现象,保证资料的真实、可信、有效、完整,从而为进一步加工整理奠定基础。对定性资料的审核集中在真实性、准确性和适用性三个方面。

1. 真实性审查(authentic examine and verity) 也属于信度审查,所谓真实性审核就是指对所收集的资料,根据经验或者常识判断其是否真实地反映了调查对象的客观情况,如果出现疑问,应该根据实际情况进行核实,以保证资料的真实性。进行真实性审查的主要方法有:

(1)经验法:研究者根据原有经验、常识,检查资料与它是否吻合。

(2)逻辑分析法:研究者考察资料的内在逻辑,检查资料是否自相矛盾。

(3)比较法:研究者比较收集到的资料与相关资料的一致性,核实资料的真实性。例如,比较不同观察者使用相同方法对同一观察对象进行同一方面观察所收集的资料,如果发现两者一致性较高,一般认为资料真实可靠。

(4)来源分析法:研究者考察文献资料的来源,核实资料的真实性。一般而言,当事人的叙述比局外人的可靠,有记录的资料比传说的可靠,引用率高的文献比引用率低的可靠。

2. 准确性审查(accuracy examine and verity) 也属于效度检查,一方面是审查资料是否符合原设计的要求,资料的指标、计量是否与调查相匹配以及是否有效用。另一方面是审查资料对实施的描述是否准确无误,特别是相关的事件、人物、时间、地点、数字等要准确无误,不要出现资料模棱两可、含混不清等现象。

例如在进行卫生服务利用的有关调查时,调查对象说"好像是半年前或者一年前,我去镇里的医院看过病,至于费用嘛,反正我兜里的钱都花光了",这其实就是很让研究者犯糊涂的结果,这是可以通过查看是否有病历和发票来确认时间和费用(什么时间看的病,花了多少钱),也可以直接到镇里的医院查看是否有相关的就医资料来佐证该事实。

定性资料的真实性审查主要涉及资料与反映对象的关系,真实性审查目的是达到两者统一。定性资料的准确性审查把研究目的作为审查标准,考察所收集到的资料对于研究目的或研究问题解决是否相关及相关的程度。为使定性资料更为简洁、典型,要放弃那些本身正确但与研究问题不相关或相关性不大的资料。

3. 适用性审查(usability examine and verity) 也就是考察资料是否适合分析与解释,即现有的资料在广度和深度上能否得出研究结论。资料的适用性可以从质和量两个方面来考察。资料的深度、广度、集中与完整性都属于质的方面;资料的分量属于量的方面。从质的方面说,资料在集中与完整的前提下,在深度和广度上越是与研究结论相似,资料的适用性就越高;从量的方面说,定性结论强调研究资料来源的广泛性,单一资料难以验证结论。

(二)定性资料分类

分类是研究者运用比较法鉴别出资料内容的共同点和差异点,然后根据共同点将资料归为较大的类,根据差异点将资料划为较小的类,从而将各种资料区分为具有一定从属关系的、不同等级层次的资料体系。

1. 确定分类标准 资料分类最重要的工作是选择分类的标准,因为在不同的分类标准下得到的结果会显示或隐藏资料之间的差异。例如,以权利、财产、声望为标准对人的社会地位进行分类和以人对生产资料的占有对人的社会地位进行分类,不仅得到的结论不同,而且彰显的意义也有很大差别。

分类标准的选择往往是基于某种假设或理论,本身就是对所研究问题的一种分析和认识。分类标准可分为: 属性标准、数量标准两大类。所谓属性标准,就是反映事物属性差异的标准,例如性别、民族、户口类别、企业的所有制等,均属于属性标准。所谓数量标准,就是反映事物的数量差异的标准,例如以人口数作为划分大、中、小城市标准。

研究者在研究起始阶段,可以选择资料的外部形态作为分类标准,如资料的来源、生成时间。随着研究的深入,研究者可以选择资料的内在含义作为分类标准,如资料所涉及的问题领域、所采用的研究方法、所体现的思维方式、可能得出的结论等。

2. 分类原则 分类标准确定以后,研究者还必须遵守形式逻辑提出的分类原则,主要包括:

(1)分类要体现研究目的: 分类是为了使资料进一步有条理,更加有力地说明研究结论。

(2)分类后的各子项互斥: 分类后的各小类不能相互包含,即不能在外延上有交叉。如将人分成男人、女人和老人就违反了这条原则,因为男人和女人中都有老人,这只是一个简单的例子。在实际的研究中,由于我们对研究对象认识不清,很容易犯类似错误。

(3)分类对象外延等于各子项外延之和:资料分类不是资料筛选,必须保证分类对象完整性。如把学生分成男学生和女学生是正确的,但是把学生分成男共青团员学生和女共青团员学生就错了,因为学生中还有党员和非党员、非团员者。

(4)每次分类只根据一个标准:如前所述,不同的分类标准下得到的结果会显示或隐藏资料间的差异,只有坚持用一个分类标准完成一次分类才能保证分类的正确性。

(三)定性资料汇总和编辑

汇总和编辑就是在分类以后对资料按一定的逻辑结构进行编排。逻辑结构要根据研究目的、要求和客观情况确定,要使汇总编辑后的资料即反映客观情况,又说明研究问题。汇总和编辑资料有两个基本要求。

1. 完整系统 资料大小类目要井井有条、层次分明,能系统完整地反映研究对象的面貌。

2. 简明集中 使用尽可能简洁、清晰的语言,集中说明研究对象的客观情况,并注明资料的来源和出处。

定性资料根据其抽象程度和处理方式,可被归纳为三个层次。第一层次为原始资料,包括田野笔记、录音或录像带、各种报章、文件等;第二层次是部分处理过的资料,包括研究者的笔记和评语;第三层次也是最高层次,是编码或译码(codes)或类别(categories),指从原始资料和部分处理过的资料中摘要出有意义的部分。

传统整理资料的做法以手工为主,是将材料分门别类地写在卡片上,分别标以不同的代码,然后按不同的类别归类放置。如今,借助计算机技术,其工作大大简化。

三、定性资料整理应注意的问题

1. 同步性 整理和分析常常互相交叉、同步进行,同时又受其他部分的制约。一方面,整理资料看似机械、单调,但实际上是十分重要的分析过程。通过对资料的梳理,研究者往往能获得许多意想不到的启示和顿悟;另一方面,整理必然建立在一定的分析基础上,任何一个整理行为都受制于一定的分析体系。

2. 及时性 整理和分析作为一个整体,与资料的收集过程也是相互交叉、不断循环的。因此,资料的整理和分析应该越早越好,不应拖到积累了很多资料以后再进行。及时整理和分析可以帮助研究者对已收集的资料获得一个比较系统的把握,并为下一步的资料收集提高方向和聚焦的依据,从而使资料收集更具方向性和目的性。

3. 完整性 ①录音、录像资料整理的完整性:整理录音材料通常要求将资料内容一字不漏地记录下来,因为整理时看似不重要的东西可能会在分析时非常有价值。②分析的完整性:对访谈文字稿的分析同样要求完整。如果时间允许,最好将资料中所有有价值的信息都提取出来。有些信息可能与本课题没有直接关系，但对今后其他课题的研究或许有重要的参考价值，因此也应予以分析，备以参考。③保存的完整性：资料整理通常要将原始资料进行剪贴，而在分析一些被挑选出来的资料片段时，研究者可能需要参照上下文来理解。因此，完整地保存原始资料是非常必要的。为便于查找，研究者还可以对备份资料进行编号，对其中的每一页编上页码。

第二节 定性资料分析过程与常用方法

对于定性资料的分析，研究者必须深深地沉浸于资料中，要完全明了资料所说的、反映的是什么。这就需要投入很大精力与时间对原始资料阅读和理解、直接感知、分析以及综合整理。定性研究资料的分析常与资料收集和整理同时进行。研究者在实施访谈或观察时，就不断查看记录，整理归纳资料并添加评语，找出问题并在下次访谈中去弥补或查证。同步分析的另一目的是确定信息是否饱和。当被证实信息已经饱和就不需要再花精力和时间继续收集资料。当收集的资料信息开始反复出现时就称为信息饱和（information saturation）。除了在资料收集过程所进行的分析外，之后常常还会花一段时间作深度分析和整理。如果资料量很大可能需要数月时间，有人说甚至要花多于实地访谈六倍的时间才能完成最后的分析。

一、定性资料分析的步骤

定量研究在资料收集之前简化资料，而定性研究在资料收集之后使其简化。定性资料的实际分析过程是在串集类似的资料；这种串集起来的概念组合被称为主题（themes），也就是资料中具有结构性意义的单元。换句话说，定性研究的资料分析过程，其实就是一种概念化的过程。研究者从资料分析中，将一般性概念逐步发展出具体的概念，进而运用对照、归纳、比较方式，将这些概念逐步发展成主轴概念，作为理论建构的基础，这也就是所谓的概念化过程（conceptualizing process）。这个过程要求研究者有较强的综合与创造能力，这种能力可以说是进行定性资料分析的核心能力。具体地说，定性资料的分析步骤包括以下几个方面：

（一）阅读原始资料

研究者分析资料的第一步是重复地阅读原始资料，以熟悉资料的内容，做到对资料了如指掌。

1. "投降"的态度 在阅读原始资料的时候，研究者应该采取一种主动"投降"的态度。研究者应该忘掉自己有关的前设和价值判断，让资料说话。定性研究认为，收集到的资料已经成了"文本"，而文本是有它自己的生命的。如果不注意它的声音，很可能会过多地受到研究者前设的影响，从而阻碍文本展现自己的真实面貌。

在阅读原始资料的时候，除了向资料"投降"，研究者还要向在与资料互动的

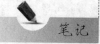

过程中产生的感觉和体悟"投降"。研究者在阅读资料时不可避免地会产生一些思想上和情绪上的反应,而这些反应是理解资料的一个有效的来源。研究者只有深切地体会到自己对资料的反应,才有可能了解自己是如何理解资料的。

2. 寻找"意义"   在阅读原始资料的时候,研究者除了应该采取一种向资料自身以及研究者自己的感受"投降"的态度,还必须完成在资料中寻找"意义"的任务。阅读资料这一活动本身便是一个在资料中寻找"意义"的过程,可以从很多不同的层面进行。比如,研究者可以在语言层面寻找重要的词、短语和句子及其表达的有关概念和命题;在语义层面探讨有关词语和句子的意义;在主题层面寻找与研究问题有关的、反复出现的行为和意义模式;在内容层面寻找资料内部的故事线、主要事件、次要事件以及它们彼此之间的关系等。

知识链接

定性分析有两个不同的层次,一是没有或缺乏数量分析的纯定性分析,结论往往具有概括性和较浓的思辨色彩;二是建立在定量分析的基础上的、更高层次的定性分析。在实际研究中,定性分析与定量分析常配合使用。在进行定量分析之前,研究者需借助定性分析确定所要研究的现象的性质;在进行定量分析过程中,研究者又需借助定性分析确定现象发生质变的数量界限和引起质变的原因。对于资料分析,定性与定量分析有下列一些不同点:

（1）分析程序与技术的标准化程度不同:定量资料分析使用专门的、标准化的资料分析程度和技术,并且这种分析程度和技术在不同的社会研究项目之间是一样的,即假设检验的模式和统计方法没有什么变化。与此不同的是,定性资料分析却很少有标准化的分析程度和技术。在实践中,与各种不同方式、不同视角的定性研究相伴随的,是同样各不相同的资料分析类型。

（2）资料分析的开始点不同:定性资料分析往往是整个研究过程中划分十分明确的一个特定阶段,常是在研究者收集了全部的资料并将它们变成数字或输入计算机后才开始进行的;定量资料分析往往是贯穿整个研究过程的,从资料收集工作一开始就同时开始了,并且从头至尾一直在进行。

（3）与社会理论间的关系上不同:定量资料分析更多的是用来检验某种带有变量结构的抽象假设;定性资料分析更多地是用来建构理论。

（4）分析的方式和所用的工具不同:定量资料分析中,研究者主要和数字打交道,他们主要借助统计的法则,寻找数字中所存在的各种变量关系和变化规律,以此来揭示社会生活的性质;而在定性资料分析中,研究者所依赖的则是那种不精确的、零散的、片段式的文字记录材料,而其所采用的分析方式也主要是主观的、顿悟性的和感知的,其对社会生活事件的描述和对社会生活内涵的表达,也主要是采用基于上下文的。

（二）定性资料的编码

编码可以说是定性资料分析的真正开始。编码是指研究者从原始资料中寻

笔记

找有意义的单位,组织成概念类别,创造出主题或概念,然后对它们进行重新分类,从而方便同类事情之间的比较,以及促成理论框架的提出。在有些研究中,确立编码的标准可能先于查阅资料,但通常是从资料中产生特定的类型。研究者要搜寻那些经常出现的,或者因某种原因而令人关注的思维或行为、词组或短语、事件的类型。描述这些现象的词汇就可以成为编码的类别。

编码是对资料进行编组和归并的过程。实质上,它是定性研究者们"从资料中发现他们有了什么研究内容"的过程。一个编码系统的重要特征是:①这个系统准确地捕捉到被编码的资料中的信息;②捕捉的信息有助于描述和认识研究中的现象。定性资料的编码是一件相当辛苦和琐碎的工作。概括的讲,编码包括三个阶段:

1. 开放性编码(open coding) 开放性编码是编码的第一步,目标是在于了解原始资料,尽可能地作资料的内化(即将资料带进研究者的意识功能层面,而且至少是中期的记忆)和简化原始资料,并不是要变成较少的页数或较少的行数,而是要作简短的大纲,以便进一步作分析单位的比较。当研究者开始阅读所整理的文本资料时,必须在文本中找出关键词,或关键的事件,并在旁边加以标记。如果文本资料分析是在纸质材料上手工进行的,研究者可以将概念在笔记的两旁注明,并以不同颜色标注;如果研究者是利用计算机进行资料分析,可以依据概念、主轴等步骤,逐步有系统地在电脑上标注。这些编码过程所建立的符码,是一种暂时性的概念,具有弹性调整的空间。开放性编码要求研究者尽可能不受已有的理论概念束缚自己的创造和抽象思维。或者说,研究者应该想办法去阻止、抑制或者减少自己认知能力在概念上作介入(conceptual interference)。开放性编码有几种不同的方式。其中一个方式是逐行分析(line-by-line analysis)。这种编码方式是指对资料作详细缜密的,有时是一个词、一个句子的分析,有时甚至是一个字一个字的分析,这或许是最耗费时间的编码方式,但也经常是最具有产能的。

在开放性编码结束后应该有一张主题名单。这些编码主题大部分产生于阅读材料和实地记录的过程当中。这种主题名单有三种主要的作用:①它可以帮助研究者一眼就看到新出现的主题;②它可以帮助研究者在今后的开放式编码中发现主题;③它可以帮助研究者建立一个研究过程中所有主题的清单,以便在进一步分析中运用。

2. 主轴编码(axial coding) 开放性编码着重于资料本身的分析,也即为资料中所出现的各种主题分配编码标签;而主轴编码却强调综合归纳或比较分析不同资料之间的编码,试图在资料中构建出主要概念。换句话说,主轴编码是帮助研究者在概念或主题之间,找出共同或相异之处,让研究者能深层次的审视概念与概念之间的关联性。在主轴编码过程中,研究者也会产生出新的观点、思想,或添加新的编码,并在分析过程中不断将各种观点、主题组织起来,同时识别作为主轴的关键概念。

主轴编码着重于发现和建立类别之间的各种关系,包括因果关系、时间关系、语义关系等。在主轴编码过程中,研究者思考原因和结果、阶段和过程,并寻

笔记

找将它们聚合在一起的概念或类别。他或许会提出这样一类问题：可以将现有概念划分为不同的维度或不同的子类别吗？能否将几个密切相关的概念归纳成为一个更加抽象的概念？能否将资料中的这些类别按某种时间顺序、或空间位置、或按它们与研究主题相关的程度进行组织？比如，研究者可将"家庭生活"划分为"夫妻关系"、"家务分工"、"子女教育"、"休闲娱乐"等维度，当这些不同的维度在资料中不同的地方重复出现时，研究者可以进行比较，并可以产生出诸如"性别角色"这样的新的主题。

主轴编码可以刺激对概念与主题间联系的思考，同时也提出新的问题。它可以揭示放弃某些主题或者更深入地探讨另一些主题。此外，它还加强证据与概念间的连接。通过多种不同的例子作为经验依据，使得主题与资料间的连接得到加强。

3. 选择性编码（selective coding） 选择性编码是编码的最后一步，目的是在前两个步骤中所突显出来的主轴概念作进一步的比较与筛选。筛选的原则是相关性、同质性和一致性。在上一个步骤中，可能出现了多个主轴概念，这里就需要对每个主轴概念反复斟酌与遴选。可采取更简洁及清楚的方式，去重新撰写这些概念，使得每个主轴概念尽可能以最少的字词（但不失去它原有的意思）表现出来。选择性编码也可以说是在主题中找到一个可以统领其他相关主题的核心主题，将所有的研究结果统一在这个核心主题的范围之内。

编码过程尽管不必严格按上述三个程序，但这是编码分类的发展路径。编码也是一个重复循环的过程，即归纳——演绎——再归纳。编码的实施，最好是两个或两个以上的人来做。这样才能比较编码的一致性和误差；如果发现误差，就应该回过头来重新逐字分析资料，直到达成一致。

（三）形成概念

将原始资料摘要出编码后，接下来的步骤是分析和探讨编码间的关系，并将之整合为概念或主题。概念形成是定性资料分析过程中的一个完整的部分，并且常在资料搜集时就已经开始。概念化是定性资料分析过程中用以组织资料、概括资料含义的一种主要方式。

在资料整理的过程中，研究者往往通过对资料提出评论性的问题来进行概念化或者形成概念。这种问题可能来自于逻辑，比如"这件事情的结果是什么？""这些是一般的或特殊的现象吗？""这一事件在此时此地发生与在彼时彼地发生的方式有何不同？"或者来自于社会学的抽象术语，比如，"这是社会分层的一个例子吗？""这是社会流动的一种形式吗？""这是角色冲突的一种表现吗？"在依据这些问题对资料进行编码的过程中，研究者就将资料概念化了。

概念的形成为定性资料分析提供了很好的基础和框架。研究者通过将资料组织成基于某种主题、概念或特征的类别来对资料进行分析。定性研究者从资料中发展出新的概念，形成概念化的定义，并考察概念间的关系，最终将概念相互连接，交织到他的理论描述中去。

（四）撰写分析型备忘录

定性研究的一个重要特征就是研究者总得不停地写笔记。分析性备忘录

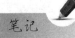

（analytic memorandum）是实地笔记的一个特殊类型。它是实地研究者对于编码过程的想法和观点的一种备忘录或一种讨论记录。这种备忘录是研究者写给自己看的，或者说是研究者自己与自己进行讨论的一种记录。这种备忘录中包含着对这一主题或概念的相关讨论。而这种粗略的理论笔记就形成了分析性备忘录的开端。

分析性备忘录把具体资料或粗略证据与较为抽象的理论思考联系在了一起。它反映了研究者对资料和编码的主动反应和思考。研究者不断将这些反应和思考添加到备忘录中，这种备忘录成为研究报告中资料分析的基础。

分析性备忘录的写作方式多种多样，每个研究者都可以有他惯用的方式。关于分析性备忘录的写作，一些研究者提出了下列建议：

（1）在收集整理资料以及编码的过程中，研究者可以随时停下来写分析性备忘录。

（2）对写好的分析性备忘录要反复进行比较，看看能否将那些相近的进行结合，或者看看是否可能将那些有差别的编码弄得更清楚。

（3）为每个主题或概念都做一份专门的分析性备忘录。将与这一主题或概念有关的资料、事例、方法、问题以及研究者的感想、认识等综合在一起，并用标签标明这一概念或主题。

（4）在写某个概念或主题的备忘录时，要注意思考它与其他主题或概念之间的相似性、差异性以及因果关系。

（5）分析性备忘录与原始的资料记录要分开写，因为它们分别用于不同的目的。资料记录是证据，而分析性备忘录则具有概念的和理论建构的目的。

定性资料分析的过程是一个对资料进行分类、描述、综合、归纳的过程。定性资料分析的基本逻辑是归纳法，即从具体的、个别的、经验的事例中逐步概括、抽象到概念和理论，其主要工作任务可以概括为对信息的组织、归类和对信息内涵的提取。在定性资料的分析阶段，一个十分重要的环节是，我们必须能够从大量的经验材料中识别那些构成更大的社会结构的社会互动和社会关系。我们不能把在实地观察中所得到的这些互动和关系仅仅看做是具体的、特别的行为，同时也要把它们看作更为抽象、更为一般的概念在具体社会生活中的例子。我们必须理解这些行为和关系是如何相互联系并形成社会结构的一种特定类型的。当然，这也是定性资料分析中最为困难的一项工作。定性资料整理与分析过程见图8-1。

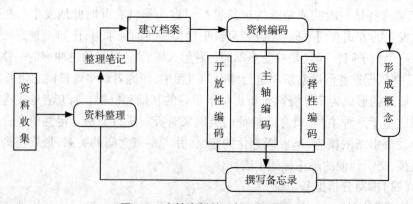

图8-1　定性资料整理与分析过程

二、定性资料分析的特点

综合上述定性资料分析的过程与策略,可以将定性研究资料分析归纳出以下特点:

(一)强调运用归纳法对资料进行分析

定性研究在资料分析过程中比较重视资料本身的变异性。通常,研究者在研究初期可以根据特定事实或现象,发展出粗略定义和解释,再进一步将这些初步发展的定义和解释运用到资料分析过程;当资料不适合初步发展的定义时,可以进一步修改定义和解释。在资料分析过程中,研究者必须不断寻求反面例证,并分析及解释反面例证的现象,直到建立普遍原则为止。

(二)资料收集与资料分析同步进行

定性研究的资料收集不是一种机械性的记录过程,往往资料收集、整理、分析与解释同时进行。同时研究者根据非线性原则对这三者反复进行分析,分析多次之后,才能确定资料之间是否有相互矛盾之处,概念之间是否已经达到饱和程度,研究者是否有必要进一步收集更多的资料。

(三)强调经验证据与抽象概念相互融合

对于任何研究而言,理论的建立需要有效地与经验世界结合才能有价值,因为理论化的目的在于产生经验世界的分析架构。所以,研究者必须对研究现象具有高度的敏感性和感受力,才能发现现象与现象之间的关联。

(四)资料分析在于理论的建构

定性研究者是从参与者的观点,来观察日常生活世界,再通过开放性编码过程对资料进行归纳,并发展出理论概念的构建。不管采用何种方法分析资料,最后都必须回归现有知识的基础,包括理论和实证两部分,研究的发现是否与文献一致? 是否能扩展已知的知识或推翻公认的理论? 虽然内在体现和观点在定性研究中很重要,但研究结果最终还是需要依赖公正的外在观点,即研究者的观点来诠释研究的发现。

三、定性资料常用分析方法

定性资料分析与定量资料分析的重要差别之一,是其具体分析方法的多样性。有的研究者将定性资料分析分为类别分析和叙述分析两种。类别分析是将具有相同属性的材料归入同一类别,材料的属性可以组成树枝形主从结构或网状连接性结构。叙述法是将材料放置于自然情景之中,生动逼真地对事件和人物进行描述和分析。叙述型和类别型分析可以结合起来使用,前者可为后者补充血肉,后者可以帮助前者分清层次和结构。

有的研究者根据分析的方式和途径,分为逐次近似法、例证法、比较分析法、事件结构分析、时间分配分析和流程图方法等。

> **知识链接**
>
> 连续接近法(successive approximation)指的是重复各种步骤,逐步完成

笔记

最后的分析。随着时间的流失，或是经过一再重复之后，研究人员从资料中的模模糊糊的概念与具体的细节，逐步接近带有推广化的全面分析。

例证法（illustrate method）是利用经验证据来证明或支撑一个理论。通过例证法，研究者把理论应用到某个具体的历史情境或社会状况中，或是根据先前的理论来组织资料。

比较分析法（analytic comparison）是19世纪的英国哲学家John Stuart Mill提出的有关比较的逻辑方法。其中，他的取同法和取异法成为定性资料分析中进行分析性比较的基础。

事件结构分析（event-structure analyst），它可以帮助研究者按照事件顺序来组织事件，从而可以帮助人们发现因果关系。

时间分配分析是指研究者研究人们或组织花费的时间或投入的时间，借此来展现行为的内隐规则或优先顺序。研究者记录投入在各种活动上的持续时间或时间总量。

流程图方法是用图描绘出步骤、决策或事件，以了解某个事件或决策的发生时间、顺序，以及如何与其他事件或决策发生关联，分析它们之间的关系。

另外，定性分析方法根据适用的主题或资料类型还可分为内容分析法、主题分析法、话语分析法、自然探究法、片段分析法、个案研究法和生态样本记录分析法等许多种，在此只对卫生管理领域常用的几个方法进行介绍：

（一）内容分析法（content analysis）

内容分析法最早产生于传播学领域，是对各种媒介所承载的信息进行系统分析的一种研究方法，定性和定量研究中均常使用。随着现代社会科技发展、工具进步和各学科间交互影响，内容分析法应用的领域也逐渐从大众传播学扩展到其他学科。近年计算机技术应用于内容分析，互联网上已出现了众多计算机内容分析法（computer content analysis）的专门研究网站，对内容分析法的发展产生了实质性影响。

20世纪50年代以来，随着理论研究的发展，产生了许多关于内容分析的定义。1952年，美国传播学家伯纳德·贝雷尔森（Bernard Berelson）将内容分析法定义为"一种对具有明确特性的传播内容进行的客观、系统和定量描述的研究技术"。根据一般性的定义，内容分析法是将沟通内容的各种层面作客观的、有系统的、质与量的描述方法。具体地说，是针对文章的特殊属性，如思想、主题、词组、人物角色或词语等，作系统化和客观化的分析，以探寻文章内容背后的真正意图。

1. 内容分析法的分类 内容分析法作为一种研究社会现实的科学方法，经过长期的理论探讨和实践应用正逐步趋于成熟与完善，该方法大致分为两种类型：

（1）解读式内容分析法（hermeneutic content analysis）：主要由研究者通过阅

笔记

读、收听或观看,然后依靠主观的感受理解、体会和分析,来解读、判断和挖掘信息中所蕴涵的本质内容。在这种研究方式中,研究者的主观分析占据绝对地位。比如,刘小京的文章《静悄悄的革命:中国农村土地制度变通问题研究》,就是通过对新中国成立以来各种制度的话语分析,研究了中国制度运作和制度变迁的特殊规律。

(2)实证式内容分析法(empirical content analysis):将文本内容划分为特定类目,然后计算每类内容元素出现的频率,并描述明显的内容特征。换句话说,即指在对编码进行界定的基础上,搜索并分析其在资料中出现的频率。是一种演绎方法,与主题分析的归纳方法论相对应。实证式内容分析法是内容分析的主流方法,许多文献中直接用内容分析法指代这一细分方法。

2. 内容分析法的程序   根据内容分析法的主要利用情况,从其研究过程来看,内容分析法包含6个步骤。

(1)提出研究问题或假设:反复阅读媒介信息的内容,形成研究问题或假设。这种假设也可以来自个人预感和常识,也可以从已有的理论、类似研究结果或实际问题中得出。

(2)确定分析单元:针对问题或假设寻找分析所需的各项考察因素。这些因素应都与分析目的有一种必然的联系。假使要分析文本材料,那么分析单位可能是字词、题目、体裁、段落、项目(例如书或信件)、概念、语意或者是以上各项的合并。

(3)抽取样本:研究者不可能对全部信息进行研究,因此需要采用抽样方法,选择最有利于分析目的、信息含量大、具有连续性、内容体例基本一致的媒介信息进行研究。随机抽样、系统抽样、分层抽样以及整群抽样等抽样方法都适用于内容分析。

(4)建立分析类目(对材料进行编码和分类):内容分析法中的编码包含着概念化和操作化逻辑,研究者必须推敲概念框架,并发展出与框架相关的具体方法。即确定分析单元的归类标准,也就是说把分析单元分配到最能说明分析目的的逻辑分类框架中去。

(5)定量处理与计算:运用频数计量法等进行统计分析。在采用计算机处理数据的情况下,首先要对分析单元进行编码,把文字语言转变成计算机识别的符号,再使用统计分析方法统计各类别出现的频数、语意强度或空间数量。

(6)解释与检验:对统计分析结论做出合理的解释和分析,并将数据统计分析的结论与媒介信息的定性判断结合起来,提出自己的观点和结论,分析结果还要经过信度和效度的检验,这样才具有最终说服力。

(二)主题分析法(thematic analysis)

主题分析法是通过对资料的仔细反复阅读来鉴定主题。其中,主题是一个研究资料的分组,且由研究者给予一个名称。主题分析的方法论是归纳的,建立在源于资料的概念和理论基础之上,与实证式内容分析的演绎方法论相对。

主题分析的中心是编码、资料排序和组织的过程。该方法在实施中有多种具体形式,下面以主题框架法(thematic framework analysis)为例说明其具体实施

笔记

步骤。主题框架分析法主要是运用分析大纲或主题框架表,作为分析文本资料的模板。它是一种比较开放性的文字结构性大纲,常常是借用已存在的理论架构,而且在资料整理分析过程中可不断添加、修正主题内容,再通过进一步的分析,描述、阐释所研究事物的性质、特点和发展变化规律。根据王涛等人(2006年)的研究,主题框架分析法从其研究过程来看,包含6个步骤。

(1)确定分析主题:确定分析主题的前提是研究者对资料的熟悉。在资料的熟悉阶段,由于受到时间等因素的限制,研究者可以仔细选择一部分资料进行阅读,这一选择往往需要结合研究方案,尤其是研究目的来完成。在阅读选出的资料时,应该确定在此过程中浮现出的主题和概念,这些可以是研究对象的态度、行为、动机和观点;也可以是访谈过程中的气氛,或是探索某特定事物的难易程度等。明确了这些主题之后,就需要利用它们以及根据调查目的所设计的问题制订出主题框架。在此基础上,将主题进一步分类及汇总,形成若干总主题及相应的分主题。

(2)资料的标记或编码:建立起初步的主题框架之后,接下来需要将其运用于原始资料,这一过程往往被称为对资料编索引、标记或编码。对于文字性的资料,标记的过程包括仔细阅读每一段文字,明确其核心内容,并运用框架中适当的主题进行标记。手工标记往往使用不同色彩的笔将原始资料中与某一主题相符合的文字加以着重,然后在文字的页边标注上该主题,标记既可以使用文字,也可以用其代码。在此过程中,还可以根据资料所反映的实际情况对主题框架进行修改和完善。

(3)按照主题对资料进行归类:资料归类使分析人员能够专注于每一个分析主题,从而将资料中隐含的细节和相互间的差别呈现出来。采用手工标记的资料常常通过剪切和粘贴或者是制作索引卡片的方法来进行归类。

(4)资料的总结或综合:这不仅可以将资料的数量减少到一个可以操作的程度,也是一个提取关键信息的重要步骤。同时,该过程还确保了分析人员再次对原始资料进行仔细检查,并对资料与研究目的的关联性给予充分的考虑。

在资料的综合过程中,需要创建主题表。创建主题表过程中应遵循平衡的原则,也就是既要在表中放入足够的信息和上下文背景,确保分析人员不需要回到原始资料就能够理解已经综合的信息;同时相关信息应经过研究人员的提炼或总结后才能放入主题表中。在此过程中还应注意:①对于关键性的词语或表达,应尽量保留被调查者的原话。②对于一些目前尚不能明确判断是否与研究目的有关的材料,不能轻易舍弃。

(5)描述性分析与解释性分析:初步的描述性分析是将某一特殊现象或特定主题的内容和特征呈现出来,主要包括以下两个关键步骤:①探索,在此过程中,某一现象所包含的具体内容及其所反映的各个方面都应加以明确。②分类,将对资料管理过程中所分好的类别进一步完善和精练,并附以描述性的说明。

通过描述性分析,既可以了解多数研究对象对各个主题看法、观点等的共性,又可以针对每一个具体的对象了解其特性。描述性分析结束后,根据研究的需要可以对资料进行进一步的解释性分析。

笔记

（三）话语分析（discourse analysis）

话语分析是最近几十年西方学术界首先从语言学、传播学和教育学等领域中形成发展起来并扩散到整个社会科学领域的一种新的社会研究方法与模式。"话语"这个词在英文里是discourse（讨论、推论、辩论、话语）。对于"话语"一词的解释有多种说法，一般而言，话语是特定的社会语境中人与人之间从事沟通的具体言语行为，及一定的说话人与受话人之间在特定社会语境中通过文本而展开的沟通言语活动。包括说话人、受话人、文本、沟通、语境等要素。

话语分析在不同的学科中有不同的意义和实践。一般而言，话语分析是指对那些已经说出来的"话"到底是以怎样的方式以及按照什么样的规则被说出和被传播的过程加以分析。话语分析用于验证文本和谈话，其目的是揭示社会现实产生的意义。

话语分析可以应用于大多数的定性资料，如访谈资料、文件与记录、报刊文章、漫画、小说、政治演讲和日常对话等。实践中，话语分析有多种应用方式，并且都有着不同的理论观点。如评论性话语分析、负面话语分析、互动话语分析。总体上，话语分析的内容包括（谢立中，2010年）：

（1）话语策略及社会效应分析：是对一定时空范围内的人们以各种话语形式（日常生活中的言论、新闻报道、政府文件、书刊文章、广告、电影电视、音乐等）所建构的某一社会现实（如"精神病人"、"吸毒"等）和他们所采用的话语策略及其社会效应进行分析。对话语策略的分析又包括以下四个方面的内容：①对特定话语形式所采用的对象描述策略加以分析，即分析说话者采用了哪些词语来描述被言说的对象。如果对象是精神病人的话，人们用什么词语来描述？如"疯子"、"神经病"等，不同的名词代表了一套不同的关于"精神病人"的话语系统。②对特定话语形式所采用的陈述模式进行分析，分析说话者采用了哪些陈述模式来陈述他要陈述的内容。陈述模式有很多，有量化模式、质性模式、表格模式以及混合模式等，不同的话语系统有不同的陈述模式。③对说话者采用的修辞策略进行分析，分析说话者采用了哪些修辞（腔调、节奏、省略、重复、语词或句子的先后次序、排比和比喻等手段的运用以及对权威话语或相关文献的引用方式等）手段来进行言说，通过这些修辞手段，他试图突出或强调什么。④对说话者的主题构成策略进行分析。如他用什么方式去强化他的主题？立论基础的根据是什么？等。

（2）话语系统、话语规则和作用机制分析：了解分析在背后支配着这个人言语行为的那套话语系统以及相关的话语构成规则，具体可从四个方面进行：①话语对象构成规则：在文本作者所处的话语系统当中，可以言说的主要对象是哪些？这些对象是由哪些人在什么样的时间、空间区域中依据什么样的标准界定出来的？将一些事物归入这一对象，而将其他一些事物排除在这一对象外延之外的根据是什么？等。②陈述构成规则：即什么人可以在什么情境下、以什么方式、什么内容加以陈述。举例来说，政府工作报告要由总理在人民大会堂发表，这就是我们的官方政治话语规则。我们对调查对象进行访谈时面临的情境也同样，访谈时，被访者会对自己被访的身份做一个界定，他会想此时此刻我的身份是什么,角色是什么,我可以说什么,不可以说什么。这都取决于他脑子里面已经有的某一套话语系统。③修辞构成规则:不同的话语系统有不同的修辞模式,政府的官方话语有政府官方的一套修辞模式,学术话语也有学术话语的规则。比如一篇学术论文,一开始要提出自己的问题,要做文献评估,然后要交代研究者的研究方案,再陈述研究者的资料来源、研究过程,最后是研究结论,这是一整套固定的学术话语规则。④主题构成规则:不同的话语系统可能会有不同的主题构成规则,比如,在经典马克思主义的话语系统内,基本的论述主题就是"生产力决定生产关系"、"经济基础决定上层建筑"等。

在分析了话语系统及其相应的话语构成规则后,我们还要对这些话语构成规则的作用机制进行分析,要去探讨和揭示各个话语系统及其话语构成规则是通过什么途径、以什么方式作用于言说者,使得言说者自觉或不自觉地按照这些规则去言说、去书写,这也应当是话语分析的重要环节之一。

(3)发掘和展示话语建构的多元性:在现实生活中存在着多种不同的话语系统,它们可能各有自己的一套对象构成规则、陈述构成规则、修辞构成规则和主题构成规则。如根据话语所在的领域可分为官方话语和民间话语。民间话语里面还有行业话语,比如学术话语是一套话语,商业话语是一套话语。在不同话语系统的约束和引导下,人们对现实可能就会有不同的感受、不同的理解和言说,因而也就会有不同的观念和行为方式。人们如果依照这些不同的观念和行为方式去行动,就可能产生不同的社会效果。话语分析工作应该尽量从多种角度出发,尽量将话语建构的多种可能性揭示出来、展现出来,使人们真正意识到社会现象的话语建构性,意识到自己所在的话语系统的局限性。

(四)编辑式分析方法

编辑式分析方法强调主观——诠释的分析,研究者可以如编辑者的角色一样,对文本资料进行编辑、裁剪、再重组,直到找出类别之间的关联和意义,并对资料加以诠释。基本上,编辑式分析方法比较适合于扎根理论研究的资料分析。目前,在卫生管理研究中应用不太多,这里就不多做解释。

> **知识拓展**
>
> 扎根理论(grounded theory)是由芝加哥大学的Barney Glaser和哥伦比亚大学的Anselm Strauss(1967年)共同发展出来的一种研究方法,它是运用系统化的程序,针对某现象来发展并归纳式地引导出扎根的理论的一种定性研究方法。研究者在研究开始之前一般没有理论假设,直接从实际观察入手,从原始资料中归纳出经验概括,然后上升到系统的理论。这是一种从下往上建立实质理论的方法,即在系统性收集资料的基础上寻找反映事物现象本质的核心概念,然后通过这些概念之间的联系建构相关的社会理论。扎根理论一定要有经验证据的支持,但是它的主要特点不在其经验性,而在于它从经验事实中抽象出了新的概念和思想。
>
> 扎根理论的主要分析思路是比较,在资料和资料之间、理论和理论之

笔记

间不断进行对比,然后根据资料与理论之间的相关关系提炼出有关的类属(category)及其属性。通常有四个步骤:①根据概念的类别对资料进行比较:对资料进行编码并将资料归到尽可能多的概念类属下面以后,将编码过的资料在同样和不同的概念类属中进行对比,为每一个概念类属找到属性。②将有关概念类属与它们的属性进行整合,对这些概念类属进行比较,考虑它们之间存在的关系,将这些关系用某种方式联系起来。③勾勒出初步呈现的理论,确定该理论的内涵和外延,将初步理论返回到原始资料进行验证,同时不断地优化现有理论,使之变得更加精细。④对理论进行陈述,将所掌握的资料、概念类属、类属的特性以及概念类属之间的关系一层一层地描述出来,作为对研究问题的回答。

扎根理论的操作程序一般包括:①从资料中产生概念,对资料进行逐级登录;②不断地对资料和概念进行比较,系统地询问与概念有关的生成性理论问题;③发展理论性概念,建立概念和概念之间的联系;④理论性抽样,系统地对资料进行编码;⑤建构理论,力求获得理论概念的密度、变异度和高度的整合性。对资料进行逐级编码是扎根理论中最重要的一环,其中包括三个级别的编码(开放性编码、主轴编码、选择性编码)。

第三节 计算机辅助定性资料分析

随着定性研究方法的发展,其应用领域日益扩展,但定性资料的分析往往需要耗费研究者大量的时间和精力。为提高定性资料分析的效率和系统性,近几十年来,随着计算机技术的发展,计算机辅助定性资料分析软件(computer assisted qualitative data analysis software, CAQDAS)得到了较快开发、应用和发展,但对定性资料进行计算机辅助分析,许多研究者的态度是矛盾的。因为总体上对于定性资料分析,计算机化的好处并不像定量资料分析那样明显。对于内容分析、符号分析等基于语言学的定性研究方法,人们对计算机的辅助作用的评价普遍较高;当定性分析策略基于编码-检索的扎根理论框架时,定性分析辅助软件的好处显而易见,研究者管理资料的效率和系统性均有很大提高,对不同定性资料的处理的一致性也有明显增加。但是,对于话语分析、个案研究和叙事分析,定性分析辅助软件的作用则比较有限。

许多定性研究者对于计算机辅助定性资料分析软件包的态度是既爱又恨,一方面,计算机辅助定性资料分析软件在提高效率和生产力方面有它的价值;但另一方面,也可能带来自由、创造力等的丢失。定性分析软件只是辅助定性分析的一种工具,是一种组织和管理原始资料的工具。使用定性分析软件并不意味着更好的定性分析结果。但在许多定性资料分析中,定性分析软件可以大显身手,帮助提高研究效率和深度。Kelle(2004年)曾指出"计算机辅助技术的发明已明显影响和改变了长期建立的定性研究习惯,……在某些方面,CAQDAS可

笔记

能被看作是定性研究工作的合理化甚至是'工业化'的更远的一步"。目前国内对计算机辅助定性资料分析软件已有所关注,但相关的介绍,特别是应用研究很少。

一、计算机辅助定性分析概述

(一)优点

1. 提高资料分析的效率 当研究者面对大量文字内容的定性资料,对他们进行分门别类或归档整理时,计算机的优势是十分明显的。用人工方法进行资料的剪切、粘贴和小卡片归档等,是一项十分烦琐和乏味的工作,需花费研究者大量的时间和精力,而利用计算机可大大提高工作效率,计算机能有效和灵活地处理储存、编码、复制、粘贴和检索资料,可以给资料分析者节省大量时间。

辅助编码是计算机辅助定性分析的最大优势。计算机辅助的定性分析过程,有助于研究者尽快熟悉资料,利用软件的自动编码功能,研究者可以较系统地考察那些被自动编码的段落,这样,一旦有资料,就可以进行编码工作,分析过程可以和资料收集过程并行。软件的检索功能也大大提高了研究者编码过程的前后一致性,代码之间的关系也更容易被发现。代码的修正过程也可能借助于程序而得以保存,成为一个记载所有代码特征的"编码簿"。

2. 提高资料分析的精确性 计算机辅助定性分析可以有效提高资料分析的精确性,如统计事件发生的次数、频率,对编码出现的频率进行统计学计算等,可以帮助实现定性研究与定量研究优势的互补。如笔者在有关医院和社区卫生服务中心协作服务的研究中,做了73份访谈,产生了大量的访谈文本,对被访谈者提到协作服务遇到的困难,用"困难"一词对访谈文本片段进行编码,可以利用Weft QDA等计算机辅助定性分析软件直接对访谈的电子文本进行编码。编码完成后,通过"view"按钮,能把所有这些编码片段检索出来。在通读分析的基础上,再按不同"困难"的种类,进行细分的二级编码。根据这些编码,可以通过计算机辅助定性分析软件分别导出相应文本片段的列表,进行深入细致的考察(如与医院相比,社区的医务人员是如何看待、讨论协作服务面临"困难"的?),而且可以进行方便的计数统计,以便读者容易地看到这些现象或事件发生的普遍性。

3. 提高编码的一致性 计算机辅助定性分析软件可以帮助合作研究者提高资料编码的一致性,进而能够评估内部信度。利用计算机辅助定性分析软件,合作研究者可以方便地相互传阅那些编码的访谈资料,能够快速地比较编码的一致性,能方便地进行计数分析与比较。

除了以上优点,还有研究者(夏传玲,2007年)提到,借助计算机,定性研究者可获得以下的优势:①更容易发现纷繁的定性材料中的隐含模式。程序中的复杂检索功能可以帮助研究者发现定性资料中的潜在模式,尽管它不能替代研究者去阐释这些模式的理论和现实意义。②更清晰地界定概念。发现概念原型以及概念之间的关系是计算机所无法替代的,但是管理这些范畴、概念、以及概念和原始资料之间的联系、概念和概念之间的联系则是计算机程序的长处。③展现概念之间的关系。定性分析辅助软件对概念网络的图示功能,可以把代码之

笔记

间的关系以图形表示出来,从而让研究者或者读者直观地把握研究的理论模型。

(二)局限性

1. 分析中易失去语境 计算机辅助定性分析软件容易使定性资料失去语境,通过把大量资料肢解成不同的段落,并把这些段落及其代码关联,失落诠释这些段落的总体参照系的可能性就更大了(Ezzy,2002年)。定性资料的特征在于其"丰富性"和"整体性",以及其揭示现实的复杂性的潜能,这让我们能够对所考察的对象有一种生动的、嵌入在真实情景中的详细描述。当借助计算机软件进行定性分析时,代码就有可能替代语境,成为分析的中心,这样,能够让代码突显的意义结构就消失了(Ezzy,2002年)。

2. 易产生数据和分析隔离 计算机辅助定性分析的第二个弱点是数据和分析隔离。有时候,研究者只能采用一种"率直归纳法"的态度,对于定性资料,不是采取一种文化和理论的取向,而是一个经验取向,形成的理论概念(代码)和日常语言之间没有多大差别(Ezzy,2002年)。

3. 易产生对技术的盲从态度 计算机辅助的定性分析还容易使研究者产生一种对技术的盲从态度,认为计算机可以替代人们的思维,从而产生误用。为了防止误用计算机辅助的定性分析方法,我们需要明晰分析原则和评估标准,而且要明确计算机只能作为获取有关数据特征的工具,不能把自己的思想局限在计算机功能上。

需要指出的是,计算机辅助定性分析软件也不是定性分析方法发展的唯一途径。在定性研究中,引入分析软件本身也给定性研究带来新的影响因素,如分析程序的复杂性、研究者学习和操作这些软件所遭遇的困难等。在对待计算机辅助定性分析软件的态度上,盲目拒绝和一味迎合都是不可取的;相反,我们应当正确认识其优劣,并结合自己的具体研究问题灵活加以应用。

(三)计算机辅助定性分析软件选择

在着手选择计算机辅助定性分析软件前,需要考虑:我们的定性资料适用于计算机辅助定性软件分析吗?将使用程序分析什么类型的资料?我们是否有经费或其他方式获得需使用的计算机辅助定性分析软件?我们是否有必备的技能和时间使用计算机辅助定性分析软件?

现在有多种计算机辅助定性分析软件,有些适合内容分析,有些适合扎根理论,有些适合分级编码设置。研究者应首先决定怎样进行分析,然后再看有哪些可获得的软件。

美国阿拉巴马大学传播资讯研究中心主任William Evans整理了近百种辅助分析软件清单(http://bama.ua.edu/~wevans/content/csoftware/software_menu.html)。也可通过互联网查找有关程序的介绍或提供示范本的网站,如在线的QDA学习网站(http://onlineqda.hud.ac.uk),提供了许多定性分析应用过程中常见问题如何解决的学习材料以及计算机辅助定性分析软件的具体应用说明。中国科学软件网(http://www.sciencesoftware.com.cn)是一个以引进国外优秀科研软件,提供全方位软件服务的网站,提供的科学软件服务包括:软件培训服务、软件下载服务、解决方案咨询服务、软件升级及技术支持服务等。一般来说,不同程序的使用指南都可从有关的计算机辅助定性分析软件网站或者直接从开发者处下载。

总之,在使用计算机辅助定性分析软件之前,可通过各种网站等资源了解这些分析软件的特点和适用对象,并事先对待分析的资料与分析方法的形态、形式和细节进行仔细考虑,结合自己的要求、技能和资源,选择一个最适合自己需求的分析软件。

> **知识拓展**
>
> 在研究方案或研究项目申请书中,关于资料分析,不能简单地提出将"用Nvivo(或Atlas/ti)来分析调查获得的资料"。定性资料分析技术如内容分析、扎根理论、主题分析等都能用计算机辅助分析,研究方案或研究项目申请书中,首先应该详细说明怎样分析资料,然后才是通过使用计算机软件包给予帮助。(Liamputtong and Ezzy,2005年)

二、常用计算机辅助定性分析软件简介

下面对一些常用计算机辅助定性分析软件作简要介绍,以使读者对这些软件有个初步的了解。

(一)ATLAS.ti软件

ATLAS.ti的早期试用版本作为ATLAS的部分项目(1989—1992年)于柏林工业大学开发。1993年,Scientific Software Development公司出版发布 ATLAS.ti的第一个商业版本。目前该软件已成为定性分析的强大工作平台之一,分析内容包括:定性文本、数字化音频、图画、视频数据。它提供了一套完整系统的分析方法来处理未经组织的定性资料。

ATLAS.ti 现在可以直接访问数据库系统。 通过 QUESSY.ti,一款ATLAS.ti 产品系列中基于服务器的外接式应用程序,您可以查找完整的 SQL 数据库、找回符合您的条件的普通内容、文档和多媒体文件,对查找结果进行在线分类和预处理,或者将其直接导入 ATLAS.ti中用于具体的分析。QUESSY.ti 目前支持 Oracle,MS SQL Server,MySQL和 MS Access 数据库。ATLAS.ti 可以实际处理许多语言,包括日文、中文、阿拉伯语、希伯来语,以及其他更多。(但请您注意,程序界面的语言仍为English,无论您资料为何种语言。)

(二)Alceste软件

Alceste是一款用于文本资料分析的软件,由C.N.R.S和ANVAR合作开发。对于文本资料(开放式问题、文学作品、杂志文章等)的自动分析来说,这是一个非常重要的工具。 Alceste被广泛应用于社会学、心理学、管理学、谈话分析、媒体分析、历史学、语言学、医学、文献研究等涉及大量文本资料分析的学科。该软件的目的就在于将文本定量化以提取有意义的资料从而分析文本中所包含的信息结果。描述、聚类以及融合和综合的自动化操作是Alceste的优势所在。

Alceste能够分析所有种类的文本,不管是利用文本版式,还是用扫描仪生成的图形版式以及语音记录生成的音频版式。它适用很多种操作系统,同时用法

语、英语、西班牙语、葡萄牙语和意大利语等多种语言写成的附带字典可以让软件适合更多的用户。

（三）Weft QDA软件

Weft QDA是由英国萨里大学（University of Surrey）的一位社会人类学教授最初于2004年开发的文本数据分析软件，这位教授因商业定性分析软件的高昂费用以及应用复杂性感到烦恼，下决心开发自己的软件。经过几次完善，后来被作者挂在网站上供大家免费下载使用，目前已发展为第二个版本。除了免费外，它的另一个重要优势是支持中文。

该软件是图形化界面操作，支持Windows和Unix，下载安装后即可以使用。使用手册内容很少，虽是英文，几十分钟就可以看完，看完后基本上可以把软件的全部内容掌握。因为软件本身并没有多少功能，很容易上手。有兴趣者可以到http://www.pressure.to/qda/站点下载该软件使用。

（四）Ethnograph软件

Ethnograph由Qualis Research Associates公司1985年开发研制，它也主要用于文本资料的分析，它能够直接输入多种文字处理软件文本，数据可以是现场笔录、访谈文本、问卷调查结果以及其他文本文档；记录、检索研究者有兴趣的段落或章节，并进一步利用代码对其进行标记、分析和管理。例如当WORD为笔记建立档案之后，它就可以计算该档案的所有行数。在有页码标示的笔记备份上，还可以把研究者感兴趣的不同变量的编码记录写在边缘空白处。

（五）HyperRESEARCH软件

HyperRESEARCH是一套操作方法极简单的定性分析软件，让操作者能够凭借键盘和鼠标点击来快速执行程序。可以运用编码类别来对数据编码，提供研究者同时对于文字、图片、声音与影像档案数据，进行定性和量化数据整合性之分析。让使用者能够在使用的时候迅速并正确地找到自己所需要的档案。该软件广泛的被运用在各个领域中，譬如在法律界，它可以让律师分析法庭的手抄本和记录；在医学方面，又可以对于医学病例上的共通点作多媒体分析和数据分析，增加了很多重要的资料和临床实验依据。

（六）AnSWR软件

由美国CDC开发研制，操作平台较为广泛，主要用于文本资料的定性分析。现在AnSWR仅支持基于文字的数据分析。AnSWR可应用于下述定性分析情况：管理大规模、复杂定性数据库；综合定量资料组成部分；分级编码结构；文本编码；编码一致性；便于输入定量和定性程序的信息输出格式。在美国CDC网站可免费下载该软件。

（七）其他软件

其他分析软件还有Nvivo8.0、CodeRead、Martinv2.0、TAMS Analyzer，免费音频和视频资料转录与分析软件如Transana；收费音频和视频分析软件如HyperRESEARCH 2.0, InterClipper Professional v 1.1.3, Kwalitan 5.0, Qualitative Media Analyzer等。由于Nvivo应用相对更为广泛，下文将进行详细讲解。

以上所列有关软件均非中文版本，读者在选用时，应充分考虑相关软件应用

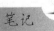
笔记

于中文资料处理中可能存在的问题,选用合适的软件。随着计算机技术的发展,定性分析软件也在不断更新和发展,因此,跟进最新发展很重要,因为许多改变对可获得程序的用途和实用性有了很大的改进。

三、NVivo软件使用说明

NVivo是一种能够有效的分析多种不同的数据,如大量的文档、PDF、视频、图片、音频文件等的计算机辅助分析软件,是实现定性研究的常用工具。从健康研究到项目评估,到客户服务、人力资源和产品开发——NVivo几乎用于各个领域。西蒙弗雷泽大学社会学和人类学系Chris Atchison教授曾指出:"NVivo不仅仅是简单的定性数据分析方案,它还是计划、团队协作、文献综述、研究设计、数据分析和报告的重要资源。"

(一)NVivo简介

NVivo为Nudist和vivo的组合词。Nudist全称为Non-numericUnstructured Data by techniques of Indexing Searching and Theorizing,意为非数值性、无结构数据索引、搜寻、理论化,vivo意为自由自在,窗口接口版的Nudsit简称Nvivo。NVivo是澳大利亚QSR(Qualitative solutions & research)公司开发的一套强大而又灵活的定性分析软件,该软件专为大规模定性研究项目设计而成,数据输入输出方便快捷,提供了导入(Internal)、编码(Node)、群组(Set)、查询(Queries)、建模(Models)、链接(links)、分类(classifications)和文件夹(Folders)八大功能,加快了定性研究分析的过程。NVivo主要适合于分析以下资料:纵向研究、行为研究、内容分析、对话分析、人类学、文献回顾以及上述多种方法混合使用的定性研究数据。

NVivo 10于2012年6月发布,相应的中文版于2013年初发布。目前国内用的较多的是NVivo 8.0中文版。NVivo 10的主界面如图8-2。在NVivo中,一般在以下三个主要视图中处理项目项:导航视图、列表视图、明细视图。菜单和工具栏按

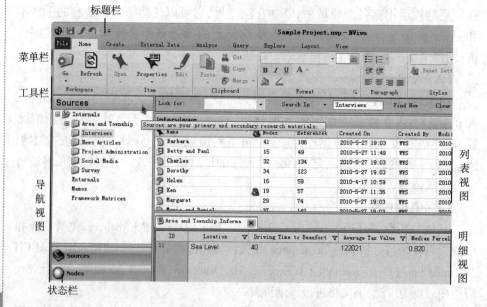

图 8-2　NVivo 10 主界面

168

钮与上下文相关,并且会随所用视图而变化。

(二)软件的安装及卸载

最近几个版本的NVivo都可从QSR公司的网站(http://www.qsr.com.au)获得。个人学习使用,可以使用官方提供的30天试用版本。下载后安装过程简单,如只需点击程序包中的NVivo10.x86.exe文件,然后按照说明操作点击下一步即可。在"控制面板"中可卸载该软件。

(三)软件操作指南

1. 准备阶段 (1)创建新项目:要使用NVivo开展研究,需要创建一个项目以保存您现有的或在软件使用中产生的所有数据和想法。NVivo项目是一个容器,用于容纳输入的有关这一研究主题的所有内容、数据、想法以及它们之间的联系。

操作:文件→新建项目→输入名称→输入项目描述,如图8-3。

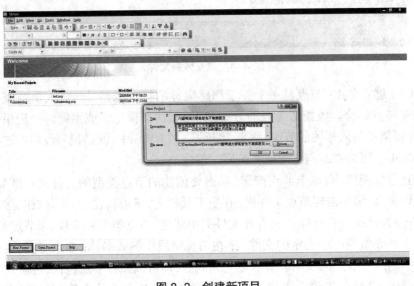

图 8-3 创建新项目

(2)建立数据文件:操作为"Sources(材料来源)→选一个存放类型(如Externals)→Document→Import document→找出原始的数据→打开→确定之后导入",如图8-4。NVivo提供了内部材料、外部材料、备忘录等存入方式,可以导入多种格式的资料,包括:Microsoft Word、RTF 格式、文本、PDF文件、视频、音频、图片等。

(3)整理资料:文件导入后,可以在文件明细视图模式下对数据进行整理,以方便编码以及进行主题的探讨。资料整理包括:①对文字进行批注:选择任何文字后,单击上方 链接-->批注-->新建批注,即可批注文字;②图片局部编辑说明:可以对图片的局部框选进行说明;③视频编辑脚本:对视频编辑脚本相当于再分析视频内容,并对视频内容进行时间段说明。

2. 编码阶段 通过编码,或是创建所谓的节点、案例、树节点等,可以帮助组建关系实现归类分析。

笔记

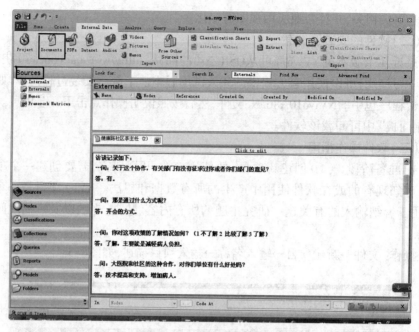

图 8-4　建立数据文件

（1）建立节点：节点是一个关于您感兴趣的特定课题、地点、人员或其他方面的参考点集合。收集参考点的方式如下：阅读会谈记录或主题讨论记录等材料,并将信息归入相关的节点,称为"编码"。在NVivo中,就是把一段内容连接上一个Node。可以在编码之前或在编码时创建节点。

在导航视图中,单击节点按钮；单击要创建的节点类型的文件夹。例如,要添加树节点,请单击树节点文件夹；在主工具栏上,单击新建(New)按钮,接着单击<Type Node> in This Folder(在此文件夹中新建<节点类型>)选项。<节点类型>取决于在导航视图中选定的文件夹；在名称字段中输入名称；如果需要,在说明字段中输入对节点的说明。节点建立完成后,即可按照各节点特征,进阶建立成树状编码。操作：先建立树状节点,再将自由节点中各个节点反白复制(右键→复制)后,再贴到树状节点上(右键→粘贴)。

建立节点有三种方法(如图8-5)：①选取的编码：反白一段文章建立节点名

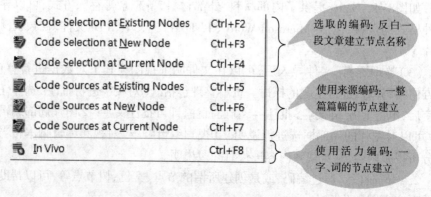

图 8-5　三种建立节点方法

笔记

> **知识拓展**
>
> NVivo 提供不同的节点类型,适用于要在项目中代表的不同类型的想法和概念:
>
> · 自由节点可用作容器以容纳和项目中的其他节点概念上不相关的"散漫"想法。随着项目发展,这些节点可能被移入树节点中的逻辑位置。
>
> · 树节点可用于代表项目中逻辑相关的概念和类别,因为它们可以按层次结构进行组织(即类别、子类别)。
>
> · 案例代表项目中的实体(即人员、学校、机构、家庭)。案例也可以具有用于记录要询问的实体特征的"属性"。与树节点一样,案例也可以按层次结构进行组织。
>
> · 矩阵可用于显示不同节点的内容的相互关联方式。矩阵是通过使用矩阵编码查询生成的,用表格格式显示。
>
> · 关系代表您对项目中各项之间关系的了解或发现。

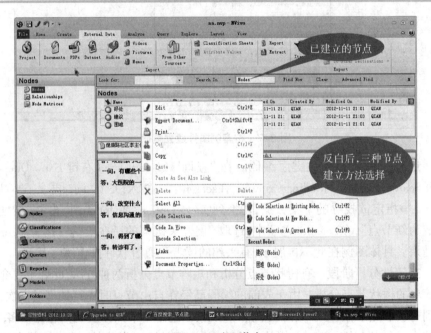

图8-6　建立节点

称;②使用来源编码:一整篇篇幅的节点建立;③使用活力编码:一字、词的节点建立(图8-6)。

(2)利用个案属性建立编码:建立属性。先将逐字稿按照探讨部分、或是段落拆开来,在document分别建立文字文件,之后将这些档案反白→(右键)create as→create cases,之后就会在nodes→cases看到建立的个案;然后在classification→Attributes在空白处,右键建立属性New attribute,在value建立属性项目;最后到Tools→Casebook→open casebook,打开案例薄来归类个案的属性。

到"查询"(query)→右键→新建查询(new query)→编码(coding)→编码条件(coding criteria)→选添加至项目,以各类节点或是个案等以编码的数据为

笔记

搜寻条件,从中找出符合搜寻选项的内容,是将已编码的节点,再次进行搜寻,并在名称输入任意名称;切换到"编码条件"(Coding Criteria),在"简单"(simple)中,点选"任何具备以下特征",在"属性"(attribute)指定欲成为节点的属性,再点选"选择"→案例→指定欲寻找的个案数据;切换到"查询"选项,选取"将结果创建为新节点",在拓展编码选项中,选取"编码参考点",接着点"运行"执行结果。接着,在查询的结果处就可看到有新的节点,然后可以复制到树状节点中,当成新节点。(结果如图8-7)

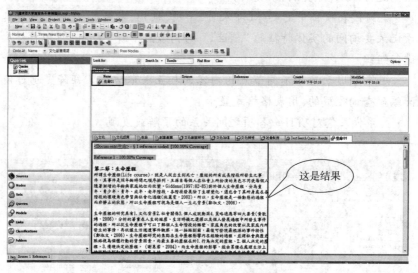

图 8-7　按案例属性建立编码

还有一种是利用关键字编码。在"查询"(Query)→(右键)New Query→Text Search;切换到Coding Criteria,在search中,输入关键词,再点选select→case→指定欲找寻的个案数据,切换到Query Option,在Option中,选取"新增结果成为新节点",在Location选项中,选取"展开关键词的所在段落",接着点run执行结果。具体图例在此不再展示,有兴趣的读者可通过软件操作练习掌握。

3. 定性分析阶段　有树状节点分析和矩阵节点分析两种方法,此处主要介绍较简单的树状节点分析。由于先前的编码已经在自由节点时先行处理过一次,在转到树状节点中,故可以从树状节点中,观察了解哪个节点涉及的信息比较多;从该节点,可浏览其对于节点相关的论述,并将相关论述做比较;针对该节点通过"备忘录"(memo)加入个人看法。操作:点选"节点"→右键备忘录链接(Momo Link)→链接到新建备忘录(Link to new memo)→编辑备忘录名称;之后到材料来源(source)→备忘录→选取刚刚建立的备忘录,点选进去编辑心得与分析。矩阵节点分析透过交叉分析方式,分析个案;分析后结果,也可以变成节点(具体方法略)。

4. 整合阶段　分析完成后,必须将分析结果与讨论进行整合,形成研究报告,此时,必须通过Set功能或模块,来整合研究结果。步骤为:

(1)建立组合:切换到导航视图的"群组"(sets)。点选后→右键新建群组(New set),任意输入名称;切换到"材料来源"(source)点选"文件"(document),将所有来源数据反白,右键增加到"群组"(图8-8)。

172

同样的,可以在"节点"(nodes)、"查询"(queries)中的结果,刚刚已做过的节点按照上述说法增加到"群组"中去。

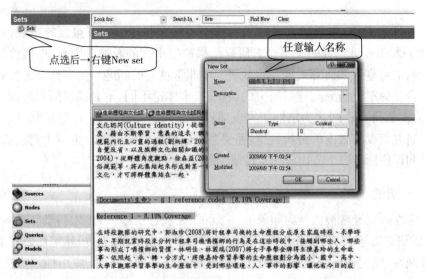

图8-8　建立组合

(2)建立关系模块:目的在表现各个数据分析后期关联性。首先要建立关系形态,才有办法进行建立模块关系;再来建立关系节点;最后建立模块。

建立关系类型步骤:分类(Classifications)→关系类型(Relationship Type)→(右键)新关系类型(New Relationship Type),建立的范例,有依据、包含、比较。

建立关系节点步骤:节点(Nodes)→关系(Relationships)→(右键)新关系(New Relationship)。

建立模块步骤:模型(Models)→右键新建模型(New Model)→输入名称后,在明细视图下面空白地方,右键添加项目(Add Project Items)→勾选关系(Relationships)。

接着就可以看到结果,为了方便编辑,在windows菜单栏中,将Docked项勾去掉,即可另开窗口,方便编辑模块,最后可建立类似图8-9的关系模块:

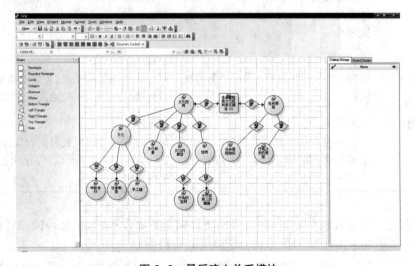

图8-9　最后建立关系模块

笔记

第四节　定性研究评价

定性研究中,由于研究者对研究情景的观察和理解带有很强的主观性,研究者个人和被研究者的关系会对研究结果产生很大的影响。因此,如何检验研究资料的可靠性和研究效度是定性研究中非常重要的问题。虽有部分定性研究的学者认为定性研究与定量研究的认识论、本体论不同,不必探讨信度与效度问题,但多数研究者则认为定性研究也须针对此问题加以探讨,以显示其科学性。定性研究信度与效度的分析,已日益受到定性研究者的重视。本节主要从效度、信度和评估标准三个方面介绍定性研究的评价问题。

一、概述

定性研究经常被批判为印象的、主观的、充满意识形态的"不科学"与"不严谨"的研究方法。其实,这种看法对定性研究是不太公平的。虽然定性研究不强调客观性,但定性研究也注重研究过程对研究结果的真实性、应用性、一致性及中立性。Cuba(1990年)根据这四个指标对定性研究与定量研究的"信赖程度"做了比较(表8-2),同时指出:当这四个评估指标转化为定量研究的语言时,关注的就是所谓的内在效度、外在效度、信度与客观性;而当转化为定性研究的语言时,就成为可信性、迁移性、可靠性和可确认性。

表8-2　定性研究与定量研究对"信赖程度"的评价取向比较

评价指标	定性研究	定量研究
真实性	可信性: 所收集资料的真实程度	内在效度: 控制不相关变项可能对研究结果产生的影响
应用性	迁移性: 研究所收集的资料对于被研究对象的感受与经验可以有效地转换成文字性陈述	外在效度: 研究结果可以推论到外在现实世界的可能性
一致性	可靠性: 研究者如何运用有效的策略收集可靠资料	信度: 测量工具测量的结果,可以不断地被重复测量,且具有一致性,稳定性高
中立性	可确认性: 研究的重点在于对研究伦理的重建,从研究伦理的重建过程获得质的信赖的资料	客观性: 研究过程对于研究资料的收集,不会因研究者个人主观价值评判而扭曲事实的真相

无论定性研究还是定量研究,要使研究结果更有说服力,都必须向读者提供有力的信度和效度说明。信度和效度的关系可以概括为:

（1）信度低,效度不可能高。信度是效度的必要条件,因为如果测量的数据

笔记

不准确,也并不能有效地说明所研究的对象。

（2）信度高,效度未必高。例如,如果我们准确地测量出某人的经济收入,但未必能够说明他的消费水平。

（3）效度低,信度很可能高。例如,一项研究未能说明社会流动的原因,但它很有可能很精确、很可靠地调查了各个时期各种类型的人的流动数量。

（4）效度高,信度也必然高。

二、定性研究的信度

对定量研究来说,信度(reliability)是指运用相关的工具或不同研究者之间其观察结果的一致性;而在定性研究中,信度也是指可靠性或一致性,包括不同参与者通过互动、数据搜集、记录与分析,或同一研究者在不同场合对事例进行分类分析,其对结果诠释的一致性。就定性研究的立场而言,信度隐含着双重含义,即外在信度(external reliability)和内在信度(internal reliability)。 外在信度是指独立的研究者在相同的或类似的情境中,能发现相同现象的程度,外在信度说明独立的研究者能否在相同或类似的情境中复制研究的问题。内在信度系指对相同的条件,搜集、分析和解释资料的一致程度,亦是表示在单一的研究内,多位观察者是否一致,特别是当有数个研究小组在几个工作场所时,内在信度便显得特别重要。

有许多因素可能影响定性研究的信度,不同的参考书都有不同的描述,常见因素可归纳如下:

（一）资料收集

由于定性研究资料收集的方法,主要采用参与性的观察和非结构式访谈,因此,有关信度问题主要涉及观察的正确性、观察的焦点和内容是否偏差,被观察和访谈的人是否是关键人物并具代表性。

（二）社会情境

社会情境指的是定性研究资料收集的时间、地点。社会环境、语言及观点等所构成的群体互动状态。如观察或访谈的时间是否充足,有足够的时间与研究参与者建立良好的关系。地点尽可能保持原有的自然环境状态,研究者与参与者之间不应该有语言沟通方面的障碍。

（三）研究群体的历史和成熟

所谓研究群体的历史和成熟是指社会情境由于时间的推移而发生实质上的变化,或过去的经验不断对正发生的事物带来的影响。如参与者已经获得的被观察的经验,从而影响其行为表现。成熟是指研究参与者成长程度的不同而在行为表现上的差异。这些都会影响对资料的解释是否可信。

（四）研究者个人因素

研究者个人因素对研究的影响主要包括两个方面: ①研究者的个人身份,如性别、年龄、文化背景、种族、社会地位、受教育程度、语言表达方式、个性特点和形象服饰等; ②研究者的个人倾向,如研究者的角色意识、看问题的角度、个人与研究问题有关的生活经历等。上述这些因素都会直接或间接的影响资料

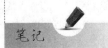
笔记

收集的信度。如有时年长的研究对象不太愿意接受年轻研究者的采访,认为他们太年轻,生活阅历浅,不太可能理解自己所经历的东西。而年幼的被访者又会认为年老的研究者与他们之间的巨大代沟根本无法理解他们的心声。此外,个人的经历与经验也是一个重要因素。比如,一位田野观察者,如果训练有素,并且了解自己及参与者的价值观和文化背景,那么就不会以先入为主的观念来批判他人的看法和行为。如果研究者不被参与者所接纳,则所得的资料就会有偏差。

(五)参与者的流失

所谓参与者的流失是指研究对象在研究还没完成前,中途退出或死亡,这种现象的发生,则会使解释的结果受到影响。然而,参与者的流失几乎是所有研究,特别是定性研究中常发生的问题。要减少流失,就必须采取合理而有效的措施,如与参与者首先应建立良好的关系,确保参与者的个人隐私不被泄露,给予物质或其他方面的奖励,尽可能按照参与者的时间安排资料收集活动等。

(六)资料的收集

实际描写和记录所观察、访谈的内容而不加任何个人推论与批判是保持原始资料信度的重要手段之一。此外,通过持续地参与观察,且不断地查证所收集的资料,可大大提高资料的信度。

(七)资料的分析

定性资料分析的方法、深度与是否过早出现议题都会影响研究的信度。因此,资料分析应该按照不同类别的资料,如文本、图片、录音等进行仔细、反复地分析,然后进行归类、舍弃和再归类。只有这样才能保证研究结果的信度。

三、定性研究的效度

在定量研究中,根据测验目标,效度(validity)的检验可分为三类:即内容效度、构想效度和效标效度。内容效度指测验题目对有关内容或行为范围取样的适当性。内容效度很容易与表面效度相混淆,实际上两者意义不同。表面效度指从外表(如测验的材料及用语、试题的印刷等)直观地看,测验题目与测量目标的一致程度,它与内容效度所指测验在实际测量上的有效程度不同。从技术意义上严格地说,表面效度不是效度,但为了取得被试的信任与合作,表面效度也不可忽视。构想效度(结构效度)是指测验能够测量到理论上的构想或特质的程度,即测验的结果是否能证实或解释某一理论的假设、术语或构想,解释的程度如何。效标效度反映的是测验预测个体在某种情境下行为表现的有效性程度。

而在定性研究中,"效度"的定义和检验没有定量研究那么确定和清楚。不过持后实证主义范式的研究者认为"效度"这个词语也可以用于定性研究,但是不能沿用定量研究对这一词语的定义和分类。定性研究真正感兴趣的并不是定量研究所谓的"客观现实"的"真实性"本身,而是被研究者所看到的"真实"。一些持建构主义范式的研究者则认为"效度"这个概念不适合定性研究,主张用其他的词语来代替,如"真实性"、"可信性"、"可靠性"、"确实性"、"准确性"等。

笔记

尽管学术界对定性研究中是否应该使用和如何使用"效度"这一概念有不同的意见,绝大部分定性研究者仍旧沿用"效度"这一词语来讨论研究结果的真实性问题。

定性研究中的"效度"是指研究者访谈和观察技巧以及分析能力的正确性,也用来评价研究报告与实际研究的相符合程度。定性研究效度的分类方法目前有很多种。如从扎根理论的观点而言,效度包含内在效度(internal validity)与外在效度(external validity)。内在效度是指研究者在研究过程所收集到的资料的真实程度,即研究者真正观察到所希望观察的。外在效度则是指研究者可以有效地描述研究对象所表达的感受与经验,并转译成文本资料,然后通过详实描述与诠释将被研究对象的感受与经验,通过文字、图表与意义的交互过程达到再现的目标。根据Maxwell(1996年)等对定性研究的效度分类及排除效度威胁的策略归纳如下:

(一)描述性效度

描述性效度是指记述的真实准确度,即没有编造、选择性描述或歪曲事实。这一概念既适用于定性研究,也适用于定量研究。描述性效度会受到多种因素的影响,如进行观察时的情景状态,研究者个人的社会地位、价值观念、思维方式、知识范围、心理特征以及生理特征等。描述性定性研究的效度威胁,主要来自资料收集过程中。因此,如果研究者在研究过程中能够辅以录音、录像等视听设备,协助研究者收集较完整的资料,并通过文本逐字转译,或许可以进一步帮助研究者减少或排除这种对描述性研究效度的潜在威胁。

(二)解释性效度

解释性效度只适用于定性研究,指的是研究者了解、理解和表达被研究者对事物所赋予的意义的确切程度。定性研究重在探索研究对象的文化习惯、思维方式和行为规范,因此,研究者在收集原始资料时必须尽最大努力理解当事人所使用的语言及其含义,并尽可能使用他们自己的词语作为分析原始资料的译码。研究者要避免这种效度威胁,就必须以严谨的、系统的方式,来理解被研究对象对事件本身的感受与看法,而不是用研究者熟悉的语言或个人主观想法,先入为主的理解和解释研究对象的语言和行为反应。

(三)理论性效度

理论性效度与定量研究中的理论效度有类似之处,指的是研究所依据的理论以及从研究结果中建立起来的理论是否真实地反映了所研究的现象,反映了研究者为研究(包括受试者)所导出的理论性构建。为避免这种效度威胁,研究者要有扎实的理论作为研究基础,也要求研究者在所研究领域的能力作支持。此外,还要注意系统、合理地选择研究对象,并且保证研究对象不流失。

(四)评价效度

评价效度指的是研究者对研究结果所做的价值判断是否确切。在设计一项研究时,由于研究者自己的经验和观念,头脑中往往对要探讨的现象已有一些自己的定见(assumptions)或"偏见"(biases)。因此,在研究过程中往往会注意到那些对自己来说是"重要"的、"有意义"的东西,而忽略那些认为不重要的东西。特别是在从事一项行动型研究(action research)时,研究者通常带有自己的理论框架(或者从研究资助者那里得到一个明确的指示),认为被研究的现象中存在着问题,需要研究者去发现并提供改进意见。在这种情况下,研究者通常会"戴着有色眼镜"去看待被研究的现象,有意无意地挑选那些可以用来支持其评价框架的材料。而最终导致研究结果并没有反映真实情况,那么该研究的评价效度就比较低。因此,研究者要注意个人偏见和研究者对情景或个人的反应对效度的影响,要反思个人主观观点是如何影响研究过程及对研究结果的诠释,反思对情景或个人的反应背后的根本原因和含义。

四、提高定性研究严谨性的策略

定性研究也有一套提高严谨性的策略,主要是:

(一)长期投入

与定量研究不一样,定性研究可以用延长逗留在研究场所的时间来减少偏差。因为长时间的投入,可使研究者与被研究者建立起接纳与信任的关系。这样,研究对象拒绝提供或说谎的可能性会大大减少,资料的真实性就随之提高。应该指出的是,有些即使是虚假的故事或资料也是有意义的,因为它代表了被研究者为何要捏造一个事件或一个故事,因此,研究者不应摒弃所有的"虚假资料";而应通过较长时间的投入,进一步了解这些"虚假资料"的真实一面。当然,长期投入也有它的缺点,那就是研究者有可能产生偏差的危险。因为过长时间的投入可能使研究者深入的太深,以至于完全本土化,而失去了解释的空间,或者会发生因亲密产生忽略的问题。

(二)多元交叉法

多元交叉法(triangulation)是指采用两种以上的资料去全面了解一个特定的事件。它是提高定性研究严谨性的最科学和有效的方法。Denzin(1978年)提出了适用于定性研究的四种多元交叉法:

1. 理论的多元交叉法(theory triangulation):使用两个或两个以上的理论或观点去解释一种现象。

2. 方法的多元交叉法(methodological triangulation):使用多于一个的研究方法去探究一种现象。如定量研究与定性研究结合起来研究某一问题,最常用的是方法多元交叉法。

3. 观察者的多元交叉法(observer triangulation):在一个研究中,使用一个以上的观察者,以取得不同观察者之间的共同结果。

4. 资料的多元交叉法(data triangulation):使用一种以上的资料来源,例如,访谈、文献资料、观察的资料等同时用来分析一个事件或一种现象。

(三)他人核查法

他人核查法中的"他人"常常既指研究对象,也包括研究队伍中或之外的其他成员。当资料收集后要进入资料分析,或分析后,甚至研究总结后,定性研究者需要对原始资料、译码及解释进行再确认就称为他人核查法。他人核查包括

笔记

定时回到场所中,去确定所有资料都准确无误,对译码前、后资料进行核实。如果研究对象的人数比较多,或资料较复杂,最好邀请两个以上的核查人员。核查人员如果发现任何误差,都应该如实向研究者说明,研究者也应认真对待核查人员所发现的每一个误差,并采取相应的措施补救。

五、定性研究的评价

定性研究的评价应该注意两个要点:第一,评价的范围,包括整个设计与研究的历程两部分;第二,评价"标准"的设立,以及标准与各派别理论的渊源或各派别方法的基本特征的关系。也即评价标准所关切的问题,不仅限于技术层面,而更涉及理论层面。一般而言,评价者无法使用单一的评价方法去判断出所有派别的定性研究法。为了弥补这个缺失,下面建议了有关评价定性研究方法的一般准则(Parahoo,2006年; Taylor 等,2007年; 刘明,2008年),希望能对读者有所帮助。这些准则是以问句的形式呈现,而问题的答案即可作为评价定性研究项目的准则(表8-3)。

表8-3　评价定性研究方法的一般准则

评价项目	评价准则
题目	➤ 定性研究题目是否精简、新颖?
	➤ 定性研究题目是否能明白地表达出研究目标?
	➤ 定性研究题目的资料是否丰富、内容是否清晰?
摘要	➤ 摘要内容是否准确简明扼要地描述研究问题、方法、设计、结果、结论?
	➤ 摘要内容是否提供足够理由吸引读者继续阅读?
文献回顾	➤ 在文献回顾中,是否清晰地将文献的资料和研究范围/问题之间关系的重要性交代出来?
	➤ 在文献回顾中,是否具体的呈现出足够的理由实施此项定性研究?
	➤ 在文献回顾中,提出了什么重要的概念? 研究问题的重点是从哪一方面着手? 有什么解决方法或行动可提议,并可以改善预期的研究问题或困难?
	➤ 现存的文献研究中,找到了什么重要的知识? 文献研究的方法是用了定量研究、定性研究或是合并的方式?
	➤ 此定性研究是用哪一个派别或方法? 在研究内容、理论架构,以及在方法论上有什么辩论的议题?
	➤ 在现存文献中,是否忽略一些重要的范畴? 在文献回顾中,是否存在空隙、冗长、或可省略的地方?
研究方法与设计	➤ 有什么理论假设成为选择此定性研究方法的基础?
	➤ 所采用的定性研究方法是否适合于探索研究问题? 此研究方法与研究的理论架构理念是否相结合?
	➤ 针对研究问题是否已采用最适当方法? 是否详细而明确地陈述说明研究的设计以及研究方法,以便读者可以自行判断该设计与方法是否恰当、有道理?
	➤ 对选择此定性研究方法的基本特征和意图、选择原因,有无详细合理的解释?
	➤ 研究方法的流程是否清楚说明?

笔记

179

续表

评价项目	评价准则
伦理考虑	➢ 研究报告中的伦理考虑是否清楚说明? ➢ 研究报告内,有无报告有关知情同意、隐私及匿名等解释?
资料收集 与抽样	➢ 原始的样本(参加研究者)是如何选取的? 理由为何? ➢ 有无陈述采取目的性或理论性抽样,而非随机性抽样的理由? ➢ 理论抽样是依据哪些类别进行的? 也就是说,理论如何引导资料的收集工作? 在完成理论抽样之后,就验证这些类别而言,资料的代表性如何? ➢ 对于样本的数目确立有无合理的解释? ➢ 根据研究问题是否已采取最佳的资料收集与抽样的方式? ➢ 是否清楚地陈述收集资料的策略及过程? ➢ 所呈现的样本特质,其深度是否足以了解到所研究议题的脉络与背景?
理论架构	➢ 有无提出用来诠释资料的理念与观点? ➢ 依据研究的目标这个理论架构适当吗? ➢ 有无交代分析中作者角色对理论架构的影响?
分析及 解读	➢ 对选择某一种的分析方法,有无作合理的解释? ➢ 依据哪些原则来组织并呈现研究发现? 每一项分析的步骤是否清楚说明? ➢ 是否使用交互检查对立的说明、研究团队成员或被研究者对结果的检验,或三角检验等方法来验证结果的策略?(假使这些讨论没有在这一章出现,在本研究的后面也应该要提到) ➢ 数据中是否存在着假设所无法解释的事例? 如何说明这些不一致情形? 假设是否需要修正? ➢ 不同的概念类目是从资料中发展出来的,还是从理论或先入为主观念中产生的? 数据组织的原则与程序是否完整地描述,并能让读者了解到原始资料是如何转变成研究结果的?
发现	➢ 研究发现是否与研究目标相关? ➢ 研究发现有无提供新贡献? ➢ 所提出的研究发现是否透过数据的系统性分析所致,而非由研究者先入为主的观念而组合起来的? ➢ 所使用的引文是否适切地支持作者的分析架构,并能够验明系统分析出的模式?
讨论、建议 及结果呈 现	➢ 能否提出有关内在效度及反省性问题的讨论? ➢ 所提出的研究发现是否能提出一些清楚的结论? ➢ 研究发现是否能与相对应的理论与经验结果交相验证与比较? ➢ 研究的缺失能否进一步解释与讨论? 而不逃避选择本研究设计所需负起的责任。 ➢ 研究报告是否易于了解并清楚呈现脉络性? ➢ 研究报告能否区分出研究者的话语与信息提供者的话语? ➢ 参考文献中,本领域中重要及特定的资料是否都涵盖,而这些资料是否被适当地呈现并应用到研究报告中?

笔记

本 章 小 结

1. 定性资料是研究者从实地研究中所得到的各种观察记录、访谈记录，以及其他类似的记录材料，它们通常是以文字、图形、录音、录像等非数字形式表现出来的研究资料。定性资料整理主要包括定性资料审核、分类、汇总和编辑三个步骤。其中，定性资料审核主要包括真实性审查、准确性审查和适应性审查三个方面。

2. 定性资料分析主要包括阅读原始资料、资料编码、形成概念和撰写分析型备忘录四个步骤。资料的编码主要包括开放性编码、主轴编码和选择性编码三个阶段。

3. 定性资料分析的具体方法具有多样性特征。根据分析的方式和途径分为逐次近似法、例证法、比较分析法、事件结构分析、时间分配分析和流程图方法等；根据适用的主题或资料类型分为内容分析法、主题分析法、话语分析等。内容分析法是将沟通内容的各种层面作客观的、有系统的、质与量的描述方法，内容分析法是将沟通内容的各种层面作客观的、有系统的、质与量的描述方法。根据内容分析法的主要利用情况，从其研究过程来看，包含6个步骤。可选择一些适用的计算机辅助定性分析软件协助进行定性资料分析，并对NVivo软件进行了初步介绍。

4. 定性研究中的信度是指可靠性或一致性，包括不同参与者通过互动、数据搜集、记录与分析，或同一研究者在不同场合对事例进行分类分析，其对结果诠释的一致性。定性研究中的效度是指研究者访谈和观察技巧以及分析能力的正确性，也用来评价研究报告与实际研究的相符合程度；它包含描述性效度、解释性效度、理论性效度、评价效度。

5. 提高定性研究严谨性的策略主要有：长期投入、多元交叉法、他人核查法。定性研究的评价应该注意评价的范围和评价"标准"问题，并可参考有关的评价一般准则。

关键术语

定性资料	信息饱和
qualitative data	information saturation
真实性审查	主 题
authentic examine and verity	themes
准确性审查	概念化过程
accuracy examine and verity	conceptualizing process
适用性审查	开放性编码
usability examine and verity	open coding
编 码	主轴编码
codes	axial coding

笔记

选择性编码	主题框架分析法
selective coding	thematic framework analysis
概念介入	话语分析
conceptual interference	discourse analysis
分析型备忘录	扎根理论
analytic memorandum	grounded theory
连续接近法	计算机辅助定性资料分析软件
successive approximation	computer assisted qualitative data analysis
例证法	software
illustrate method	信　度
比较分析法	reliability
analytic comparison	效　度
事件结构分析	validity
event-structure analyst	多元交叉法
内容分析法	triangulation
content analysis	

讨论题

　　1.找两篇公开发表的定性资料分析文献或研究报告进行阅读,并在课堂上讨论作者是如何进行定性资料分析的?

　　2.举例说明定性资料分析与定量资料分析有哪些主要的不同。

简答题

　　1.简述定性资料分析的步骤。

　　2.定性资料编码有哪几种方式?

　　3.简述运用内容分析法分析定性资料的步骤。

　　4.定性研究信度和效度的含义是什么?

　　5.简述提高定性研究严谨性的策略。

(钱东福　徐　静　葛运运)

笔记

定量研究

章前案例

定量研究与定性研究都是社会学研究方法,两者因在理论渊源、研究方法、手段及方法论方面都有很大差异。关于这两种方法学术界一直有很大争议,如果单纯从字面理解,"quantitative"是"定量的","qualitative"是"定性的",很容易按照习惯性的思维去理解,定量研究与定性研究各有其特殊的含义。本章主要介绍定量研究的基本概念、设计方案及其与定性研究的区别和联系。

第一节 定量研究概述

定量研究(study on measurement,quantitative research)是与定性研究(qualitative research)相对的概念,也称量化研究,是社会科学领域的一种基本研究范式,也是科学研究的重要步骤和方法之一。

一、基本概念

定性研究是以研究者本人作为研究工具,在自然情境下采用多种资料收集方法对社会现象进行整体性研究,使用归纳法分析资料和形成理论,通过与研究对象互动对其行为和意义建构获得解释性理解的一种活动。而定量研究是一种对事物可以量化的部分进行测量和分析,以检验研究者自己关于该事物的某些理论假设的研究方法。

知识拓展

定量,就是以数字化符号为基础去测量。定量研究通过对研究对象的特征按某种标准做量的比较来测定对象特征数值,或求出某些因素间的量的变

笔记

化规律。在定量研究中,信息都是用某种数字来表示的。在对这些数字进行处理、分析时,首先要明确这些信息资料是依据何种尺度进行测定、加工的,史蒂文斯(S. S. Stevens)将尺度分为四种类型,即名义尺度、顺序尺度、间距尺度和比例尺度。

二、定量研究的特征

1. 定量研究者在实验室条件下进行研究,以便把研究目标以外的种种影响排斥在研究之外。

2. 定量研究主要应用量化的方法。定量研究收集资料的主要工具是"非人的手段"(如量表、问卷或实验),资料是可测量、可统计的。研究得出的结论是概括性的、普适性的、不受背景约束的。

3. 定量研究只关注事前与事后的测量。

4. 定量研究主要运用演绎法,自上而下的形成理论。在定量研究中,研究者在研究开始就具有明确的问题和研究假设,研究计划是结构性的、预先设计好的、阶段明确的计划。

5. 定量研究中研究者与研究对象相互独立,彼此分离。

三、定量研究与定性研究的区别与联系

(一)定量研究与定性研究的区别

1. 两种方法所依赖的哲学体系(philosophy of reality)有所不同 作为定量研究,其对象是客观的、独立于研究者之外的某种客观存在物;而定性研究,其研究对象与研究者之间的关系十分密切,研究对象被研究者赋予主观色彩,成为研究过程的有机组成部分。定量研究者认为,其研究对象可以像解剖麻雀一样被分成几个部分,通过这些组成部分的观察可以获得整体的认识。而定性研究者则认为,研究对象是不可分的有机整体,因而他们检视的是全部和整个过程。

2. 定性研究主要是将研究者本身作为研究工具,运用观察、访谈等方法,(或运用录音、录像设备)获得描述性的资料;而定量研究则是用量表、调查表等工具进行测量,得到的资料可测量和统计。

3. 定性研究事前没有明确的研究方案和研究假设,研究计划是根据研究工作的开展情况形成的;定量研究在研究开始时就有明确的研究假设和问题,研究计划是结构性的。

二者的主要区别见表9-1。

表9-1 定量研究和定性研究的区别

定量研究	定性研究
可提供事物发生的量变信息	可发现、解决问题以及回答为什么会发生
只提供粗略的解释	对问题和现象提供较深入的解释

笔记

续表

定量研究	定性研究
结果可推论到总体（随机抽样）	结果不能推论到总体
结论是演绎性的	结论是归纳性的
资料可做统计分析	资料不适合做统计分析
研究活动	研究动机
总结性的	探索性的
提供信息来验证假设	帮助建立假设

（二）定量研究与定性研究的联系

定性研究和定量研究的这些差异，使它们在研究中各有所长，也各有所短。两者之间并没有存在一条不可逾越的鸿沟，也不能简单的分出孰优孰劣，两者各有长处，互相补充，两者之间是统一的，不可分割。

定性研究是将问题的性质阐明，但不能量化，也就是不能建立数学模型进行量化的研究。只能进行研究判断，提出初步意见，然后进行综合，作为预测未来状况和发展趋势的主要依据。而定量研究是指运用现代数学方法对有关的数据资料进行加工处理，统计数据，建立反映有关变量之间规律性联系的类预测模型，并用数学模型计算出研究对象的各项指标及其数值的一种方法。

定性研究与定量研究存在三方面的联系。第一，任何事物的质变总是从量变开始的，只有量变积累到一定程度时才会引起质变。经常进行量变的研究有助于及早发现质变。因此，量变研究在某种程度上是进行质变研究的前提和基础。

第二，两种研究方法可以互相提供帮助与支持。如进行定性研究前，通过对定量研究资料的分析可以为定性研究提供很大的帮助；而在进行定性分析时，定量研究的资料也具有较强的指导功能。同时，在进行定量分析时，定性研究的资料也具有较强的补充功能。

第三，两种研究方法可以穿插使用，相互借鉴、相互结合。在有些研究中，既运用了定性方法又运用了定量方法；有的定性研究中也插有数据来佐证，同时大多数定量研究中在提出理论假设、解释因果关系、揭示现象的规律性等过程中也离不开定性研究的理性思维。通常，我们在进行一项新的研究项目时，定量研究之前常常都要以适当的定性研究开路，有时候定性研究也用于解释由定量分析所得的结果。由上可知，定性研究与定量研究虽然存有差异，但相互间并不排斥。在实际的研究过程中，我们可以通过相互吸收对方的长处来克服自身的短处，相互借鉴，相互结合，使研究更具全面性。

第二节　常用定量研究的设计

定量研究设计的主要方法有调查法、相关法和实验法。调查法是一种古老的研究方法，是指为了达到设想的目的，制定某一计划，利用量表、调查表等工具全面或比较全面地收集研究对象的某一方面情况的各种材料,并作出分析、综合,得到某一结论的研究方法。相关法是指经由使用相关系数而探求变量间关系的研究方法。相关研究的主要目的是确定变量之间关系的程度与方向。变量关系的程度,有完全相关、高相关、中等相关、低相关或零相关等;而变量关系的方向有正相关和负相关等。实验法是指操纵一个或一个以上的变量,并且控制研究环境,借此衡量自变量与因变量间的因果关系的研究方法。本章主要介绍实验法。

一、实验设计的基本要素

科研设计是制定课题研究的技术方案和计划实施方案,尽管方案中包含方方面面的具体内容,每一个具体的课题,其设计涉及的方方面面又有所不同,但往往可以简化为各类研究均相通的三个基本要素,即实验对象(subjects)、实验因素(factor)及实验效应(effect)。

(一)实验对象

1. 定义　实验对象又称研究对象,是由研究目的决定的具有某种特征的个体组成的群体,是实验因素所作用的对象,也是实验者所要认知的对象。在管理科学研究中,实验对象大多数是人,可以是病人,也可以以人群作为实验对象。

2. 选择实验对象的基本原则　实验对象决定实验效应的真实性。因此实验对象的选择是否科学、合理,是关系实验成功的关键。选择实验对象的一般原则是:

(1)入选的实验对象能够从科研中受益:如评价药物的疗效,研究人员应清楚地掌握该药的作用机制、适应证、禁忌证或敏感菌株等资料。这样就可选入敏感菌株感染的患者,而使其受益,从实验角度来说也可获得阳性结果。

(2)实验对象应具有代表性:被选入的研究对象在病型、病情以及年龄、性别等方面应具备某病的特征,即代表性强。这样,实验获得的结论将具有明显的实用价值。若代表性差,科研结果的适用范围将受到限制。要使实验对象具有代表性,制订科学的选择标准就显得尤为重要。实验对象的选择标准包括准确的诊断标准、严格的纳入标准和明确的排除标准。

(3)实验对象应具有客观性:当选择人体(健康人或病人)作为实验对象时,社会因素是另一个不容忽视的方面。如个人爱好、生活习惯、经济状况、家庭背景、文化差异等都是客观存在的因素,如果不加以重视,同样会影响实验效应。

(4)实验对象应具有依从性:依从性是指实验对象能按照预定计划接受实验因素的合作程度。

(5)实验对象应有一定的样本含量:为了使研究的结果具有真实性和可重复性,应保证实验对象有一定的样本含量。样本含量的多少,一般根据研究目的的需要、指标的性质、误差的大小及实验对象对实验因素的反应而定。

(6)注意志愿者(volunteer)作为实验对象对研究结果的影响:一般来说,志愿者多有难言的苦衷,如经济困难或自身患病求医心切等,这些均可对研究结果产生影响。

(二)实验因素

1. 定义　实验因素又称为受试因素,是指为达到实验目的所采用的作用于

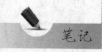

实验对象身上的因素。如阿司匹林对冠心病防治作用的研究,药物阿司匹林就是实验因素。

2. 实验因素的选择 在进行实验因素设计时应注意以下几个问题:

(1)实验因素的强度:强度就是实验因素量的大小,即所使用的实验因素的次数、每次的剂量、疗程的数量以及实验因素的总量等。

在设计时要注意掌握实验因素的使用强度,过大可使实验对象受到伤害或在临床实践上无法使用,过小则难以出现预期的效应。如以观察药物疗效为例,药物的剂量强度必须适当,使用的剂量应在最小有效剂量和最大不中毒剂量范围之内。

此外,在试验设计时还要充分考虑用药的途径、用药的时间间隔等,这些均可对药物(实验因素)的强度产生影响。

(2)主要实验因素和次要实验因素:在实验性研究中,往往有多种因素同时作用于实验对象上,造成对实验效应的干扰。因此,必须选定其中起关键作用的主要实验因素,尽可能排除或控制非实验因素的干扰。如若想观察某手术疗法的效果,则此手术疗法为实验因素,但参与实验的其他因素,如麻醉方法、手术器械、手术环境和手术者等,也都影响着手术效果。一般将这些除实验因素以外的其他影响因素称为非实验因素。因此,在科研设计时,就应考虑采用适当的方法来尽可能排除非实验因素的干扰,以观察实验因素的实验效应。

(3)单因素和多因素:在一次实验中只观察一个因素的效应称为单因素研究,如维生素K的补充对幼鼠骨量及骨强度影响的研究,就是单因素研究。一次实验中观察多种因素的效应称为多因素研究,如中西医结合研究中,比较中药与西药联合的疗效,就属于多因素研究。一次实验的处理因素不要过多,否则分组过多,检测指标的样本过多,实验耗时过长,且难以掌握;实验处理因素又不宜过少,否则影响实验的深度、广度和效率。

(4)单水平和多水平:同一类别的实验因素,有不同的水平。如以药物作为实验因素,剂量就是水平。每一种剂量就是一个单水平,而不同剂量则为多水平。

不同的因素,不同的水平,可能产生不同的效应。依据因素的类别和水平的数目,可以产生四种不同类型的组合实验:单因素单水平、单因素多水平、多因素单水平、多因素多水平。如夏枯草提取物对原发性高血压患者降压作用的观察就属于单因素单水平的实验。而比较中药与西药联合的疗效,则为多因素单水平的研究。在实际工作中,究竟选用哪种实验,应根据实验目的以及实验的可行性等诸多因素来决定。同一因素有时可设几个不同强度或不同剂量即处理因素的水平。处理因素的水平亦不宜过多。

3. 实验因素的标准化和稳定性 实验因素的标准化是指通过查阅文献或预备性实验筛选确定的"最适宜的因素",对构成实验因素的多组成分已有明确的规定。处理因素在整个实验过程中应保持不变即应标准化,否则会影响实验结果的评价。如药物疗效的临床研究,应采用相同的计量标准对药物的质量(成分、纯度、生产厂、批号、配制方法等)做出统一规定并相对固定。

实验因素的稳定性是指构成研究因素的多个组分及有关条件在研究过程中

笔记

保持恒定不变,同时要求可能影响实验效应的非实验因素处于均衡状态。

4. 严格控制非处理因素 在医学实验性研究中,除把握好实验因素外,对非实验因素的控制同样是十分重要的,因为它直接影响实验效应的可信度。

控制非实验因素就是在实验过程中要严格控制,使各组在基本相同条件下进行实验,即实验组与对照组除了实验因素不同外,其他条件应尽可能一致,以便观察该实验因素所产生的实验效应。在实验过程中寻找和确定那些因素是非实验因素、怎样对其实行严格的控制是非常关键的问题。

(三)实验效应

1. 定义 实验效应是指实验因素作用于实验对象所呈现的反应。实验效应主要是通过具体指标来反映。如对降压药的研究,就是通过具体血压值的变化来反映实验效应。指标的正确选定对实验效应的评价至关重要。

2. 指标选定的原则

(1)指标的关联性:选用的指标须与临床试验所要回答的主要问题有密切的关系,即所选用的指标与本次试验的目的有本质上的联系。不同的实验目的,体现关联性的指标也不一样。如"青霉素对恶性疟疾疗效评价的研究"和"青霉素对治疗恶性疟疾的机制探讨"。前者的研究目的是疗效探讨,与疗效评价最相关联的指标应是病死率。后者的研究目的是机制探讨,其最相关联的指标应是能反映青霉素对恶性疟原虫在体内生活史的干扰等有关指标。

(2)指标的客观性:效应指标从性质上说可分为客观和主观指标两类。客观指标是指那些不易受主观因素影响的,并能客观记录的指标,如血细胞的自动计数、心电图、血管造影、化验数据和微生物培养等。主观指标是靠实验对象回答或研究人员自行判断而不客观记录的指标,如研究对象陈述某些症状(如倦怠、疼痛、食欲不佳等)或研究人员通过体检获得的结果。这些指标易受主观因素的影响,其可靠性明显不及客观指标。因此,在科研中尽量少用主观指标,而更多地选用客观指标。

(3)指标的灵敏性:又称反应性,是指能如实地反映实验对象体内微量效应变化的指标。临床上,高度灵敏的指标很多。改进检测方法和研制新的仪器是提高指标灵敏性的主要途径。如在形态学上,光学显微镜用来观察组织和细胞水平的变化,电子显微镜可判断亚细胞超微结构的改变,细胞分光光度计可以测定细胞内某些物质含量的改变。可见,灵敏度可以提高观测结果的阳性率。

(4)指标的精确性:包括指标的准确性和可靠性。准确性是反映测定值与真实值的接近程度,是测定正确性的量度;可靠性是表示观测同一现象时多次测定结果的一致程度,即可重复性。

不同的指标,精确性要求不尽相同。影响指标精确性的因素很多,如检测指标的方法、仪器、设备、试剂及科研人员的技术水平和操作情况等均可影响到指标的精确性。

(5)指标的特异性:观测的指标应能特异性的反映某一特定的现象或效应,如研究抗病力,可选择相关的血液或免疫指标;研究营养状况可选择相关的消化吸收,代谢等指标。如痰中结核菌检出率是反映开放性肺结核疗效的特异性指标。

寻找指标的途径和方法

1. 自创指标　根据专业理论假说与现实需要和可能,自己创造的一种观测指标。自创指标要求研究者对自己的专业知识有较深的理解和坚实的理论基础及敏锐的观察力和丰富的想象力。

2. 现成(定型)指标　各种科研论文、专科实验手册或专著上的现有的指标,都可视为是现成的指标。有些已被广泛应用的指标,则为定型指标。如冠心病病因研究中的血脂等。广泛查阅有关的文献资料是寻找指标的重要途径和方法。

二、实验设计的基本原则

以人为主要研究对象的科学研究中,由于研究对象的复杂性和特殊性,影响研究效应的因素很多、许多因素无法消除,因此对研究设计的要求就更高。在研究设计中必须遵循四项基本原则: 随机化原则、对照原则、盲法原则和重复原则。

(一)随机化原则

1. 随机化的意义　"随机化"即指研究中的每一个实验对象都有均等的机会被分配到任何一个组中去,分组的结果不受人为因素的干扰和影响。实验设计中必须遵循随机化原则,这是保证试验中非处理因素均衡可比的重要手段。

2. 随机化的实施　在科学研究中,随机化包括两方面的内容: 随机化抽样和随机化分组。通过随机化选择研究对象,可以得到一个有代表性的样本。当存在未知或不可控制的非处理因素时,随机化分组将研究对象随机分配到实验组和对照组之中,使这些非处理因素在实验组和对照组的分布一致。随机抽样的方法详见本书第十一章。随机分组的方法详见本书第三节。

(二)对照原则

1. 设立对照的意义　在科学研究中,除了实验因素与实验效应有关外,还有其他许多非研究因素影响研究结果。这些因素可以分为:

(1)不能预知结局的因素:个体的人口学特征和其他生物学因素,如年龄、性别、职业、饮食、营养、免疫、精神心理、种族、遗传因素等。由于这些因素的存在,导致在同样的暴露因素或同一干预因素的作用下,研究结局有差别。研究对象产生的研究效应是包括研究因素和众多的非研究因素共同作用的结果。如果不消除这些因素的影响,很难分析研究因素的真实效应。

(2)霍桑效应(hawthorne effect):是指实验对象由于成为研究中受注意的目标而改变其行为并产生一定的效应,这些效应与所接受的干预因素无关。

(3)安慰剂效应:安慰剂(placebo)是指不具有特异性治疗或致病效应的制剂,与干预药物在外形、颜色、气味、味道等方面没有差别。使用安慰剂作为对照的措施,要注意安慰剂效应。安慰剂效应是指由于安慰剂的使用,产生一些非特异的效应,包括类似于干预因素的效应。

笔记

要消除这些非研究因素的影响,把研究因素的真实效应表现出来,必须设立对照。

2. 设立对照的原则 设立对照应满足"均衡"的原则,即:在设立对照时除给予处理因素不同外,其他可能对实验效应有影响的因素(即非处理因素)在实验组与对照组间尽可能均衡一致。考察实验组与对照组是否均衡,可用t检验、方差分析、χ^2检验等方法作均衡性检验。

3. 常见的对照类型

(1)空白对照:即无干预措施,对照组不加任何处理措施。常用于干预试验疗效研究,以评定测量方法的准确性,观察实验是否处于正常状态,也可排除自然因素或自愈因素对试验结果的影响。

(2)安慰剂对照:对照组给予安慰剂。安慰剂是不具有特异性治疗或致病效应的制剂,常用乳糖、淀粉和生理盐水制成。使用安慰剂对照主要是为了避免心理因素对试验结果的影响;也可消除疾病自然进程的影响,观察到试验药物的真正作用。考虑到伦理学原则,安慰剂对照一般用于所研究的疾病尚无有效的防治药物或使用后不会影响到对照组研究对象的健康病情。

(3)实验对照:在某些情况下,为了有效地控制影响试验结果的全部因素,仅采用空白对照是不够的。此时可以使用实验对照,即对照组的操作条件与实验组一致。实验对照可保证两组间非处理因素的均衡,排除伴随因素对试验结果的影响。

(4)标准对照:在实验研究中,考虑到要保护对照组人群的健康不受损害,不宜设立安慰剂对照或空白对照。可以采用目前公认有效的药物或治疗方法作为对照组的措施,即标准对照。采用标准对照,一方面可以起到对照组的作用,即消除非研究因素对研究效应的影响。另一方面,保护对照组人群的健康,不违背医学伦理学原则。

(5)自身对照:自身对照是指对照和实验在同一研究对象中进行。研究对象在前、后两个阶段,分别使用两种不同的干预措施,比较干预的效果,或者某种方法治疗前、后的比较。自身前后对照设计简单,但是运用的前提是如果不给这些研究对象如病人以有效的治疗药物,其效应指标如病情将保持稳定不变。

(6)历史对照:用过去研究的结果作为对照称为历史对照。历史对照不是同期对照,由于时间不同,试验条件不同,往往缺乏可比性。

三、盲法原则

在科研设计中,研究对象和研究者的主观因素往往会影响到研究信息的真实性,产生信息偏倚。采用盲法试验可避免这种偏倚。所谓盲法是指实验的研究者或实验对象一方或双方都不知道实验对象的分组情况(接受的是实验措施还是对照措施)的一种设计方法。盲法可以有效避免实验对象或研究者的偏倚和主观偏见。根据盲法设置程度不同一般可以分为开放实验、单盲、双盲和三盲实验。

1. 开放实验 开放试验与盲法相对应,试验公开进行,研究对象和研究者均

笔记

知道试验组和对照组的分组情况。有些实验无法采用盲法观察,如评价某疾病手术、饮食和其他公共卫生措施的效果。公开试验适用于有客观观察指标的试验,例如以客观的疾病或健康指标为评价效果的观察或改变生活习惯的干预措施等。

2. 单盲试验　研究中只对研究实验对象设盲。如在新药试验中,患者不知道自己具体的用药情况,而研究者知道。该方法简单,易操作,可以消除实验对象的心理因素影响,同时研究者可以较好地观察研究对象,及时处理治疗中可能发生的问题,保障研究对象安全。单盲的缺点是在获得和分析研究信息时,可能受到研究者的主观因素影响,产生偏倚。

3. 双盲实验　研究设计者安排和控制整个试验,实验对象和给予干预或结局评估的研究人员均不了解实验分组情况。双盲观察可以避免研究者和实验对象的主观因素影响带来的偏倚,提高研究的真实性。如在临床试验中患者和执行医疗措施的医务人员均不知道患者接受何种治疗,可使医生在检查、询问患者时一视同仁,不带主观偏见。该法的缺点是操作难度大,出现意外很难及时处理,因此不适用于治疗中变化大的试验和危重病人的治疗。

4. 三盲实验　实验研究对象、给予干预或结局评估的研究人员以及负责资料收集和分析的人员均不了解试验分组情况。该方法可避免资料分析人员带来的偏倚,设计更为合理,但方法复杂,实际操作困难。

四、重复原则

重复是指在相同条件下进行多次观察或多次研究以提高科研的科学性和可靠性。广义的重复包括样本数量的重复、观察次数的重复和研究结果的重复。狭义的重复即样本数量的重复。观察次数重复指的是对同一试验对象进行多次观察或测量,以提高观测结果的精确性,一般要求对某项指标至少观测三次。研究结果的重复即重复实验以验证相同条件下结果的重现性,保证结果的可靠性。无法重现的研究是没有科学意义的。样本数量的重复就是对多个试验对象进行观察,防止把偶然现象当成必然现象,把个别情况当成普遍情况,甚至错误地推广到总体。

重复设计要求样本适量。确定样本含量的原则是: 在保证研究结论具有一定可靠性(精度和检验效能)的前提下,确定最小的样本例数。样本过小,检验效能较低,易致假阴性错误,导致研究无法做出明确的结论。样本太大,将加大试验规模,延长试验时间,造成人力、物力和财力的浪费;另一方面过大的样本也难以严格控制试验条件,增大系统误差,无法保证研究质量。因此,恰当的估计样本含量非常重要。样本量的计算方法详见其他专业书籍。

第三节　常见实验研究设计方案

科学研究的实验设计是科研中至关重要的一个环节。完善的实验设计,不仅可以节约大量的人力、物力、财力和时间,更重要的是可以保证实验研究的科

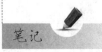

笔记

学性、可靠性和诚信度,是研究实现预期目标的重要保证。如实验设计有缺陷,即使在实验过程中观测非常细心、精确,也不能获得有价值的资料。所以周密的实验设计是科研过程的依据,也是提高科研工作质量的重要保证,提高分析问题和解决问题的能力。

一、完全随机设计

(一)基本概念

完全随机设计(completely random design)是一种单因素设计方法,应用广泛。它是将实验对象按随机原则分配到不同处理组,然后分别给予处理因素,再对它们的效应进行同期对比观察。各比较组例数可以相等,也可以不等。但对于总样本量相同的研究,等量设计的统计效率较高。

完全随机设计的优点是简单易行,统计分析简单,个别数据缺失时不影响统计分析,因此适应面广,是医学科研中最常采用的一种实验设计。缺点是直接将实验对象分组,增加了处理组内的误差,尤其是在样本较小时,各种非处理因素(如年龄、性别等)在各处理组中的分布不宜达到均衡,因此在大多数情况下,这种设计的效率低于配对设计(两组)和配伍组设计(多组)。使用完全随机设计方案时尽量保证实验对象同质,各处理组间样本例数相等,有助于提高实验效率,保证研究质量。

(二)应用范围

凡两组实验无法配对或多组实验无法配伍的情况,均可采用完全随机设计。在临床科研中,这种设计适用于非专科病室的比较研究;在实验室研究中,这种设计主要用于大动物及珍贵动物的比较实验。

(三)设计模式

完全随机设计的模式见图9-1。假设N为实验对象的总体,Ne为纳入的合格实验对象,R为随机,Ⅰ、Ⅱ…K为组别,D为实验效应,T为处理因素。

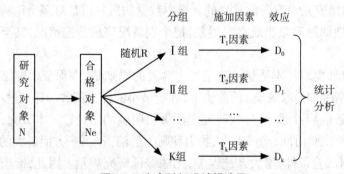

图9-1 完全随机设计模式图

例9-1:试将12只同性别、体重的小白鼠完全随机分为三组。

(1)先将12只小白鼠顺序编为1~12号。

(2)从随机数字表中任意选择某行某列的数字作为起始数,如本例从第11行11列开始查找12个两位数,如果出现重复或随机数为00时舍弃。

(3)如不要求三组例数相等,可规定随机数01~33为甲组,34~66为乙组,

67~99为丙组,则分组结果见表9-2第三行。此时,甲组4例(第1、5、7、12号小白鼠),乙组5例(第2、3、6、9、11号小白鼠),丙组3例(第4、8、10号)。

(4)若要求三组例数相同,可将获取的随机数先从小到大排序,得到顺序号X,此时可规定X:1~4为甲组,5~8为乙组,9~12为丙组,分组结果见表9-2最后一行。最终可得:甲组(1、5、7、12号小白鼠),乙组(2、6、9、11号小白鼠),丙组(3、4、8、10号小白鼠)。

表9-2　12只小白鼠的分配结果

动物编号	1	2	3	4	5	6	7	8	9	10	11	12
随机数	24	53	63	94	09	41	10	76	47	91	44	04
组别	甲	乙	乙	丙	甲	乙	甲	丙	乙	丙	乙	甲
顺序号X	4	8	9	12	2	5	3	10	7	11	6	1
组别	甲	乙	丙	丙	甲	乙	甲	丙	乙	丙	乙	甲

(四)样本含量估计

定量资料的完全随机设计实验,在组与组之间样本含量相等($n_1=n_2$)条件下,每组样本含量(n)的计算公式如下:

$$n=2\left[\left(\frac{s}{d}\right)(z_\alpha+z_\beta)\right]^2 \tag{9-1}$$

式中s为标准差;d为预定差数;z_α与z_β分别为规定的α与β在正态分布曲线下面积的正z值与负z值,计算时均取绝对值。

定性资料的完全随机设计实验,在$n_1=n_2$条件下,每组样本含量n的计算公式如下:

$$n=(p_1q_1+p_2q_2)\left[\frac{z_\alpha+z_\beta}{p_1-p_2}\right]^2 \tag{9-2}$$

若多组共用一个对照组时,则共用对照组的样本含量n应当随处理组的组数扩大而增加,通常应是:

$$n_c=n\sqrt{k} \tag{9-3}$$

式中n为各处理组样本含量;k为处理组组数(不含对照组)。

(五)数据分析

1. 定量资料

(1)两组定量资料的比较:两组定量资料进行统计分析时一般先做正态性检验,当资料满足正态分布并且方差齐时,可采用t检验;当不能满足正态分布与方差齐这两个基本条件时,应采用t'检验或秩和检验(Mann-Whitney rank sum test),又称Wilcoxon法。

笔记

（2）多组定量资料的比较：完全随机设计多组实验资料的比较，宜采用方差分析（analysis of variance，ANOVA）或Kruskal-Wallis法。K组均数比较的方差分析表见表9-3。

表9-3 完全随机设计的方差分析表

变异来源	SS	v	MS	F	P
处理组间	$SS_{处理}$	$v_{处理}=k-1$	$MS_{处理}=SS_{处理}/v_{处理}$	$F_{处理}=MS_{处理}/MS_{误差}$	
误差	$SS_{误差}=SS_{总}-SS_{处理}$	$v_{误差}=n-k$	$MS_{误差}=SS_{误差}/v_{误差}$		
总变异	$SS_{总}$	$v_{总}=n-1$			

例9-2：将18名某病患者随机分为甲、乙、丙三组，分别用三种药物治疗，试比较三种药物的疗效。实验结果见表9-4。

表9-4 三组患者服药后的疗效（X值）

	甲组	乙组	丙组	总计
	1.8	2.3	2.9	
	1.4	2.1	3.2	
	1.6	2.2	3.0	
	1.5	2.1	3.2	
	1.6	1.9	2.8	
	1.8	2.3	3.3	
$\sum x$	9.7	12.9	18.4	41
n	6	6	6	18
$\sum x^2$	15.81	27.85	56.62	100.28

按方差分析的基本思想，可以得到3种变异——总变异、组间变异和组内变异。本例计算结果如表9-5。

表9-5 三组患者服药后疗效的方差分析计算结果

变异来源	SS	v	MS	F	P
处理组间	6.46	2	3.23	107.67	$P<0.01$
误差	0.43	15	0.03		
总变异	6.89	17			

查F界值表，确定P值，下结论。

结论：按$\alpha=0.05$水平，拒绝H_0，接受H_1，认为3组的差别具有统计学意义，三种药物的疗效不同或不全相同，若欲进一步了解哪两组间有差别，哪两组间无差别，需做两两比较的q检验。

2. 定性资料

（1）当样本量较大时[np > 5且n(1–p) > 5],可采用Z检验。

（2）无序分类变量：①二分类资料：当$n>40$,且$T_{min}>5$时可采用Pearson χ^2检验；当$n>40$,且$1<T_{min}<5$时,应采用连续校正χ^2检验；当$n\leq40$,或$T_{min}\leq1$时,可用Fisher精确概率法；②多分类资料可采用行×列表χ^2检验。

（3）有序分类资料：如临床疗效的痊愈、显效、有效、无效与恶化；检验结果的 – 、± 、+ 、+ + 、+ + + 等,可采用Ridit检验或成组设计的秩和检验。

（六）注意事项

1. 尽量使各组样本间具有均衡性,减少抽样误差　在可能条件下,先按非研究因素分层,然后在分层基础上分配样本。如前面85%左右样本完全按照随机分配,其后约15%样本按非研究因素均匀分配,使组间不平衡指数达到最小。

2. 完全随机设计各组样本含量可以不等,但在总样本量不变的条件下,$n_1=n_2$的设计效率高于$n_1\neq n_2$的设计。

3. 根据研究目的确定实验组数　例如,研究某肿瘤切除后放射疗法与化学疗法的效果。假设已知化疗与放疗都有一定的疗效,研究目的仅仅是比较两者疗效的优劣,则分放疗与化疗两组即可。若化疗与放疗对该类型肿瘤的疗效尚未确定,则应设放疗组、化疗组与空白组。但若还需探索放疗与化疗在疗效上是否存在叠加或交互作用,则应设4组,即空白组、放疗组、化疗组和放疗加化疗组,这时的统计学设计应按2×2析因设计进行分析。

二、配对设计

配对设计(matched–pairs design)是将实验对象按某些特征或条件配成对子,然后再把每对中的两个实验对象随机分配到实验组与对照组,给予不同的处理措施。这种设计能严格控制非处理因素对实验结果的影响,与完全随机设计相比,可缩小实验对象个体间的差异,使组间均衡性增大,减少实验误差,提高实验效率,从而减少样本量。实验对象的配对特征或条件,主要指能影响实验结果的一些非处理因素,如年龄、性别、体重、环境条件等。

根据实验对象的来源不同,配对设计分为两种类型：同源配对(homogenetic matching)和异源配对(heterogenetic matching)。前者又称同体配对(homobody matching),是指实验措施和对照措施均在同一受试个体身上进行的一种设计,又可分为前后配对设计、左右配对设计等。

（一）前后配对设计

1. 基本概念　前后配对设计也称自身配对(self–matching),实际上是自身对照实验(self controlled study),是指同一实验对象先后接受两种不同的处理,即实验对象要接受前后两个阶段、两种不同的处理措施,然后对处理措施的效果进行对比研究。如研究比较同一实验对象在对照药物与实验药物处理前后的血压变化。此外,有人也将以下两类设计归为自身配对设计：①同一实验对象或同一样品用两种方法或仪器检测：如分别用新法和旧法测定同一儿童的血钙含量；②用同一方法或仪器检测同一实验对象不同标本的检测结果,如用原子吸收法测定

笔记

同一儿童的血锌和发锌,以观察比较能否用发锌测定代替血清锌的测定。

前后配对设计的优点:由于这种设计的前后变量均来自同一研究对象或标本,因此一般情况下,这种设计实验的可比性最高;且因是同一个体,可消除个体间的差异,且不需另设对照组,所以可节省一半的样本量;全部实验对象都得到了应有的防治措施,所以较少引起伦理学问题。但是每个实验对象的研究期限延长了一倍,所以患者的依从性较差;同时为说明被试因素的效应,排除非研究因素的影响,这种设计要求被试因素施加前后的影响因素相同,往往不容易做到。外界环境等条件可能前后有些差别,不同实验对象前后影响因素变化难以齐同,无疑将给实验结果带来偏倚,也就带来了自身前后配对设计的缺点。

2. 应用范围 根据该设计的特点和优缺点,前后配对设计主要应用于急性与短期的实验,耗时较长的实验不宜使用这种设计,因为随着时间延长,可能混入一些干扰因素,从而使处理前后失去可比性。如慢性病不宜使用这种设计。除此之外,在疾病的研究时,有3种情况不能采用自身前后对照:①自限性疾病;②有季节性、随时间变化的疾病;③以主观指标为测量指标的疾病。但这也不是绝对的,某些疾病虽是慢性病,但新的治疗措施能够迅速奏效,亦可采用这种设计。其次,对于病情稳定的慢性疾病,如研究目的仅仅是观察短暂的对症治疗效果,也可采用这种设计。

3. 设计模式 假设N为实验对象的总体,Ne为符合纳入标准的实验对象,D为实验效应,C为对照措施,T为实验措施,则自身前后配对设计的基本模式如图9-2。

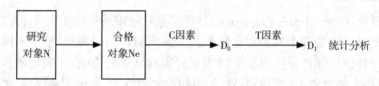

图9-2 自身前后配对设计模式图

4. 样本含量估计 自身前后配对设计样本含量(n)估计公式见式9-4。

$$n=\left[\left(\frac{s}{d}\right)\left(z_\alpha+z_\beta\right)\right]^2 \qquad (9-4)$$

式中s为标准差,d为预定差数,z_α与z_β分别为规定的α和β在正态分布曲线下面积的正z值与负z值,计算均取绝对值。

5. 数据分析

(1)定量资料:当差值呈正态分布或经转换后成正态分布者均可采用配对T检验。资料不符合正态分布,采用非参数检验的符号秩和检验,即Wilcoxon signed rank test。

(2)有序分类资料:可采用符号检验法及配对秩和检验法。

(3)无序分类资料:两组间的差异比较可用配对χ^2检验,Kappa检验通常用于一致性检验评价。

笔记

6. 注意事项

（1）利用这种设计方案时，前后两个用药期或观察期必须相等，在前一个阶段可使用对照措施，后一个阶段使用干预措施，两个阶段之间的间隔时期叫作洗脱期。洗脱期要求足够长，不能将第一个阶段的治疗效应带到第二阶段，即第二阶段治疗效应的出现应不受第一阶段治疗的影响。一般药物实验的洗脱期应为第一阶段治疗药物的5倍半衰期以上。

（2）自身配对设计一定包括前后两个阶段的两种处理措施。以往常将同一组对象治疗前后的比较也称为自身配对设计，其实这种方法缺乏实质性的对照，因此，如果只用一种处理措施将治疗前后的情况进行对比，则不能称为自身前后对照研究。

（3）离体实验中，由于器官组织脱离正常体内环境，它们的生物反应可能有一定的变化，因此必要时应另安排配对或改为异体配对设计。

（4）个体间差异较大时，可用相对差数进行分析，即变化（比）率=（处理前—处理后）/处理前。

（二）左右配对设计

1. 基本概念　左右配对设计（left-right paired design）是指两种不同处理分别施加于同一实验对象两个对称部位或器官的设计，也是自身配对的一种形式。如药物皮试，在受试者一侧上臂注入受试药液，另一侧上臂注入溶媒作对照。

左右配对设计同样可以消除个体差异的影响，可比性强，可节约一半的样本量。但这种设计的前提是所实施的处理必须是局部性的，不能通过神经反射或体液途径引起全身反应。此类设计主要限于身体浅表部位，深体器官不易实施，如研究某药的散瞳作用，如果理论上已经证明，该药只有局部作用，不易吸收或不至于通过神经反射及体液因素影响对侧眼，则可以用双眼进行配对，故此种设计的应用面较窄。

2. 注意事项　①若研究目的是利用病理模型观察不同处理因素的疗效，应尽量做到条件齐同，保证两侧模型病变程度的一致性；②处理组和对照组的左右分配可用简单随机方法决定。若自身配对实验结果为计量资料，一般进行配对 T 检验。

（三）异体配对设计

1. 基本概念　异体配对设计（individual matched paired design）是将实验对象按照一定的条件（依专业知识确定），将条件相同的个体配成对子，然后将对子内的两个实验对象随机分配至实验组与对照组，最后对其结果以配对分析的统计分析方法加以处理。

异体配对的主要目的就是使每对的内部，除处理因素不同外，各主要影响因素尽可能均衡、一致，由于人为地控制了主要的影响因素，同样具有良好的可比性，因而异体配对设计的实验效率在多数情况下高于完全随机设计。另外，由于异体配对设计实验组与对照组是同期平行进行观察的，可以排除时间、外界环境条件改变与医疗条件等因素对疗效的干扰。因此，异体配对设计实验结论的可靠性大于自身前后配对设计，所以两组比较在可能条件下尽可能采用异体配对设计。

2. 应用范围　由于异体配对设计进行同期平行观察，不仅适于急性实验，也可用于慢性实验或较长期观察。临床实验配对的基本要求是病种、病期、病情、病程、年龄与性别相同。动物配对的基本条件是同种、同品系、同性别、同体重，若是小动物，尽量要求同窝。

在配对设计中，除要求基本条件齐同外，关键在于是否将实验结果影响较大的非研究因素包括在配对条件之内。例如，研究药物对动脉硬化的疗效，血脂水平、动脉血压、饮食因素、吸烟、血糖等也应有选择地列为配对条件。但在实际工作中，如病例对照研究，研究对象的分配不是随机决定的，严格的配对（除实验对象不同外，其他条件完全齐同）是难以做到的，有时由于知识与条件的局限性，可能还有一些未知的影响因素或已知但无法配对的因素，这些因素仍可能干扰实验结果。因此，配对条件规定是否正确与全面是异体配对设计成败的重要条件之一。配对条件力求包括所有主要影响因素。理想的异体配对是同卵双生，齐同性要求$P>0.2$。

3. 设计模式　以N代表总体，Ne代表纳入的合格实验对象，P为配对，R为随机，C为对照措施，T为实验措施，D代表效应指标数据，则异体配对的设计模式如图9-3。

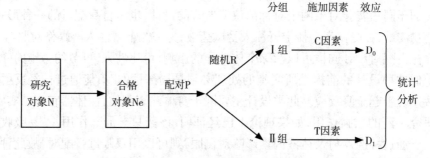

图9-3　异体配对设计模式图

例9-3：试将20只动物按配对设计分为甲、乙两组。

（1）先将同性别、体重（相等或非常接近）的两只动物配成一个对子，共配成10对，并依次编号1~10号。

（2）从随机数字表任一处开始，如第10行第1列开始取前10个随机数字，依次排在配对号下。

（3）凡随机数字为奇数者，将该对子中的第1个动物分配入甲组，而同对子中的另一只动物则归入乙组；反之，若随机数字为偶数者，则该对子中的第1只动物分入乙组，另1只动物归入甲组，结果见表9-6。

表9-6　配对设计实验动物分组表

配对号	1	2	3	4	5	6	7	8	9	10
随机数字	58	71	96	30	24	18	46	23	34	27
第1只动物组别	乙	甲	乙	乙	乙	乙	乙	甲	乙	甲
第2只动物组别	甲	乙	甲	甲	甲	甲	甲	乙	甲	乙

4. **样本含量估计**　1:1异体配对设计实验的样本含量估算公式与自身前后配对设计相同。但求得n在自身配对设计中为实验对象数,在异体配对设计中则是实验对象的对子数,即每组样本例数。

5. **数据分析**

(1)配对t检验:考虑到组间的齐同性问题,异体配对设计实验资料分析一般先对处理前两组资料进行配对t检验,以检验配对是否成功。此时检验假设应当是$H_0: \mu_d=0$,$\alpha=0.2$。若配对成功,则$t < t_{0.2/2, v}$,$P > 0.2$。在此处以$\alpha=0.05$,显然是不太合理的;然后对两组处理前后分别进行配对t检验,以了解各组处理前后变化是否具有统计学意义;最后对两组处理前后的差值进行配对t检验,回答处理组与对照组的前后差值的差异是否具有显著意义。

应注意,不宜以两组处理后资料直接进行成组t检验。因为即使处理前两组比较$P > 0.05$甚至$P > 0.2$,并不意味着两组处理前基线水平完全相等,所以应以两组对子前后的差值作配对t检验。

对于无处理前资料的配对实验,处理前两组对子的齐同性只是表观认可,并无直接指标数据支持,故配对可能是成功的(即配对设计),也可能是不成功的(即完全随机设计)。在这种情况下,若配对设计实验两组处理后资料经配对t检验结果$P > 0.05$,此时可试用成组t检验。

(2)符号秩和检验:应为两组前后的差值或对子差值的统计分析。

(3)定性资料的差异比较可用配对χ^2检验。

6. **注意事项**　①配对时应尽量做到对子本身的齐同,配对条件应包括所有主要影响因素;②慢性实验中或长期观察过程中应设法保持非处理因素的可比性,如生存条件和饲养条件等必须全程保持齐同;③尽管处理前两组比较$P > 0.05$,甚至$P > 0.2$,但并不意味着两组处理前基线水平完全相等,不宜以两组处理后数据直接进行成组t检验,而应以两组对子前后的差值作配对t检验;④对处理前两组对子的齐同性只能是表观认可,并无直接数据支持,故配对可能是成功的,也可能是不成功的。在这种情况下,若配对设计实验两组处理后数据经配对t检验结果$P > 0.05$,此时可试作成组t检验;在某些情况下,不可能取得处理前数据(如比较两组内脏病变),可直接进行处理后的比较,其样本含量应适当增大。

(四)交叉设计

1. **基本概念**　交叉设计(cross-over design)是一种特殊的自身对照设计。是将一组实验对象随机分为两组,一组接受甲种处理,一组接受乙组处理,待第一阶段处理作用完全消失后,两组交换处理进行第二阶段实验,最后对两种处理的效应进行比较分析。

交叉设计最简单的形式是二处理、二阶段交叉设计,其显著特征是将实验时间划分为两个阶段,同一实验对象在不同实验阶段先后接受两种处理,不同组别的实验对象接受处理的顺序不同。由于交叉设计处理间的差别是在实验对象内进行比较,允许实验对象之间有较大的个体差异,因此交叉设计特别适用于不宜控制个体差异的临床实验。

2. **设计模式**　以N为实验对象的总体,Ne为纳入的合格实验对象,R为随机,

笔记

T为实验措施,D代表实验效应,交叉设计的模式如图9-4。

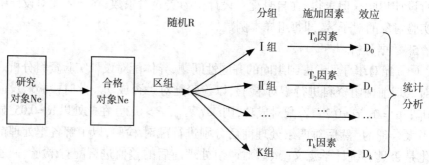

图9-4 交叉设计模式图

从模式图可以看出,这种设计兼具异体与自身配对的优点,每个研究对象先后接受两种处理。一个实验对象当作两个样本使用,较大程度地节约了样本例数。但在应用交叉设计时,通常有一个严格的限制条件:前一个实验阶段的处理效应不能传递到下一个阶段。因此,在两个处理之间应有足够的间歇期,称为洗脱期或清洗阶段(washout period),这使得该设计的应用受到很大程度的限制。这种设计的另一特点是利用方差分析,可以得到处理组间、阶段间与个体间3个信息,有利于较准确地判断被试因素的有效性。

3. 适用范围 在医学研究中,交叉设计主要用于样本来源较少且实验对象状态比较恒定的情况。临床上适用于目前尚无特殊治疗而病情稳定的慢性病患者的对症治疗效果观察。如止痛、镇静、安眠、抗风湿、降血压等短期缓解症状效果的比较。在实验室研究中,适用于离体器官的研究,如比较不同药物对血管平滑肌收缩效应的影响等。本设计不宜用于具有自愈倾向或病程短的疾病研究。在慢性病观察过程中,应尽量保持条件的可比性。

4. 样本含量估计 交叉设计的样本含量估计与异体配对设计相同,由于较省样本,实际上可略少些。

5. 数据分析

(1)定量资料:通常可采用T检验、方差分析或秩和检验进行统计分析,但常用的是方差分析。两阶段交叉设计实验资料通常使用三因素方差分析法,将变异来源分为处理间、阶段间、个体间与误差4个部分,以回答3个方面的问题,更有利于判断被试因素的效应;对于三与四阶段交叉设计实验资料常用单因素方差分析法,将变异来源分为处理间与误差两部分,仅回答处理间差异有无统计学意义。

(2)分类资料则常用列联表的χ^2检验进行分析。

三、配伍组设计

(一)基本概念

配伍组设计又称随机区组设计或随机单位组设计(randomized block design),是配对设计的扩大化,也可视为1:R的配比设计。它是按照一定的条件,将几个条件相同或条件近似的实验对象划成一个配伍组或区组,然后在每个区组内部按随机原则,将每个研究对象分配到各组,每组分别予以不同处理,然后对其结

笔记

果进行统计分析。适用于三组或三组以上的实验。

配伍组设计的优势在于把条件一致或相近的实验对象组成同一单位组,使得处理组间的可比性更强,组间均衡性好,既缩小了误差,又可分析出处理组间与配伍组间两因素的影响,实验效率较高;但是,缺陷在于分组较繁,各处理组的样本含量要求相等,而且每个区组所含的实验对象例数(单元数)与处理组数相等或是处理组数的倍数,有时实际应用有一定困难。实验结果中数据若有缺失,统计分析则较麻烦。

(二)应用范围

一般来说,若实验目的是回答两种因素(研究因素、配伍组因素)各自的差异有无统计学意义的情况,不管是两个或多个处理组(水平),均可采用配伍组设计。例如,研究哮喘的治疗,除比较不同药物疗效,还需观察不同年龄段对效应的影响,就应采用配伍组设计。

同一个研究对象用不同的方法或在不同的部位、不同时间对某一指标的测定也是一种随机区组设计。在药效研究中,比较一个化合物的多个剂量的药效也是一种随机区组设计。对于随机区组设计数据的分析,可用相应的方差分析法。如果仅是两组,也可以用配对比较的T检验法。

(三)设计模式

若以N为实验对象的总体,Ne为纳入的合格样本,B代表区组划分条件,R代表在区组内随机,Ⅰ、Ⅱ…K为不同的处理组,D为实验效应,则配伍组设计模式如图9-5。

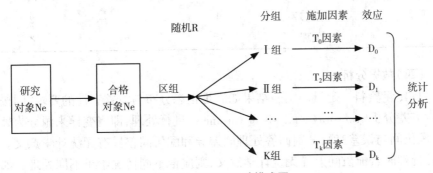

图9-5 配伍组设计模式图

研究设计时样本分配按以下步骤进行:

(1)按规定条件划分区组。若每个区组内所含例数是处理组数(K)的倍数,则应将条件非常接近的实验对象按组数分为若干小区组。

(2)将每个区组实验对象统一编号。

(3)对每个区组(或小区组)进行随机分配。

例9-4:将12只动物按配伍组设计分为三个处理组,分别给予甲、乙、丙三种处理。

(1)先将12只动物每3只按性别、体重相近似等条件组成1个区组,共得4个区组。

（2）再固定甲、乙、丙3种处理对应的顺序号，如甲对应1，乙对应2，…，依次类推。

（3）再将每个区组内体重相近的3只动物称重后，按体重由小到大依次编号为1、2、3。

（4）从随机数字表任一处开始，如第5行第11列开始取3个随机数字，如有相同则舍弃，对随机数字排序后得顺序号X，由X决定对应动物的处理措施。本例动物随机分配结果见表9-7。

表9-7　4个区组设计随机分配结果

区组编号		动物编号		
		1	2	3
1	随机数	73	37	32
	顺序号X	3	2	1
	处理	丙	乙	甲
2	随机数	04	05	69
	顺序号X	1	2	3
	处理	甲	乙	丙
3	随机数	30	16	09
	顺序号X	3	2	1
	处理	丙	乙	甲
4	随机数	05	88	69
	顺序号X	1	3	2
	处理	甲	丙	乙

（四）数据分析

1. 定量资料　定量的实验结果如满足正态分布与方差齐性的要求，则按两因素方差分析（two-way analysis of variance）进行处理，即将变异来源分为处理间、配伍间与误差3项，分别回答处理间差异和配伍间差异有无统计学意义。在统计处理时若配伍间差异无统计学意义，则应依不同情况给予不同处理。如从专业角度考虑，第二因素（配伍因素）作用尚待确定者，则将配伍间与误差两项合并为组内；若第二因素的作用已确定无疑，设计与分析该因素的目的是为了减少误差，且不应合并。配伍组设计方差分析表格见表9-8。

表9-8　配伍组设计的方差分析表

变异来源	SS	v	MS	F	P
处理组间	$SS_{处理}$	$v_{处理}=k-1$	$MS_{处理}=SS_{处理}/v_{处理}$	$F_{处理}=MS_{处理}/MS_{误差}$	
配伍间	$SS_{配伍}$	$v_{配伍}=n-1$	$MS_{配伍}=SS_{配伍}/v_{配伍}$	$F_{配伍}=MS_{配伍}/MS_{误差}$	
误差	$SS_{误差}=SS_{总}-SS_{处理}-$ $SS_{区组}$	$v_{误差}=v_{总}-$ $v_{处理}-v_{区组}$	$MS_{误差}=SS_{误差}/v_{误差}$		
总变异	$SS_{总}$	$v_{总}=k_{n-1}$			

2. 缺失值处理　与完全随机设计不同,配伍组实验的数据必须是完整的。若缺失一项数据,势必引起该区组其他数据也无法分析。因此,能补做的应当重新实验,在无法重做的条件下,可按以下公式对个别缺项进行估算。

随机区组实验缺失一项的缺项值(x)估算公式如下:

$$x = \frac{(gC_x + bR_x - T)}{[(g-1)(b-1)]} \qquad (9-5)$$

式中g为处理组数; C_x 为缺项所在列的合计; b为区组数; R_x 为缺项所在行的合计; T为总合计。这种估算方法也适用于双因素析因设计和裂区实验设计。

3. 定性资料　配伍组设计的定性资料,可用Friedman秩和检验进行统计分析。

(五)均衡不完全配伍组设计

在配伍组设计中已提到只有当每个区组内的实验对象数(实验单位数,m)与处理数(k)相等,或者前者是后者的倍数时,才能采用配伍组设计。在医学研究中,由于受实验条件的限制,有时会遇到实验的处理数大于区组内的单位数,即 m<k,每个区组只能容纳部分处理,如将狗的坐骨神经切断后用三种术式吻合,此时,每只狗只有左右两条坐骨神经(1只狗为1个区组,3种处理,2个实验单位)。这时无法按配伍组设计进行实验,可采用均衡不完全配伍组设计。这里均衡指的是每种处理的重复相等。不完全配伍组指的是每个区组没有包含全部处理数,通过校正方法可使处理间的比较仍带有配伍组设计的性质。

设k表示处理数,b表示区组数,n代表每种处理的重复数,m代表每个区组所含的实验对象数(单元数),λ代表每两种处理同时出现的区组数,BIB(均衡不完全配伍组)设计在每个区组内安排m个处理,每个处理在n个区组中重复出现,任一对处理在同一区组中的比较次数均为 λ,从而使各处理间的比较公平合理。均衡不完全配伍组设计应当符合以下 3个条件: ① k>m; ② kn=bm; ③ λ(k-1)= n(m-1),即 λ =n(m-1)/(k-1),要求 λ 必须是自然数。

均衡不完全配伍组设计的具体设计方法及统计分析请参见有关专业统计书籍。

(六)层次分组设计

1. 基本概念　在医学研究中,实验对象可按照 A因素分为几个大组,然后按 B因素又可将大组分为几个小组,每个小组又可依 C因素分为几个亚组……,这种设计称为组内分组设计或系统分组设计。因为这种设计是依照不同因素将实验对象进行分层,层内再分层,所以又称为层次分组设计(hierarchical classification design)。这种设计的前提是每一实验对象具备一再分组所需的各种因素。层次分组设计依分层因素的多少来分类。如只按A 因素分为几个大组,每个大组再按B因素分为若干小组,这种设计属于两因素层次分组设计。如果还按C因素再将每个小组分为几个亚组,则属三因素层次分组设计,依此类推。

一般说来,在多因素层次分组设计中,将重要研究因素作为划分大组的依据,次要因素作为划分小组的依据。

笔记

2.设计模式　两层次分组设计思路如图9-6。

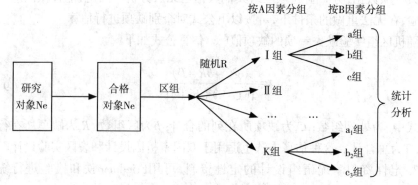

图9-6　两层次分组设计模式图

注:层次分组设计具体设计方法及统计分析请参见有关专业统计书籍。

四、拉丁方设计

(一)基本概念

假若实验的目的除比较不同处理的反应外,还需考察另外两个因素或试图将另外两个因素对实验的影响分离出来,这种情况可以用拉丁方设计(latin square design)。拉丁方是指用r个拉丁字母排成r行r列的方阵,且每行每列中的每个字母只能出现一次,这样的方阵叫r阶拉丁方或r×r拉丁方。按拉丁方的字母及其行和列来安排各因素的实验设计叫拉丁方设计。

拉丁方设计的要求:①3个因素的水平数是相等的,即$n_{处理}=n_{行}=n_{列}$。在设计中用拉丁字母代表处理因素,用行与列分别代表另外两个控制因素,将实验单元排成方阵。通常将第二因素排于行,即区组;第三因素排于列,即序列。②任何处理因素间、区组间与序列间没有交互作用,并且方差齐性。

拉丁方设计实际上是配伍组设计的进一步扩展,配伍组设计只能从一个方面(行,即区组)来控制非处理因素对实验效应的影响,而拉丁方设计则能从行和列两个方面来控制,充分显示出处理因素间的差异,这是拉丁方设计的优点。而且由于拉丁方设计的变异来源于处理间、区组间、序列间与误差4项,得到的信息有3个,且误差较小,因此这是一种节约样本量的高效率实验设计。由于拉丁方设计在因素和水平上有严格的限制,且不能显示因素间的交互作用,故在应用上有一定的局限性。

(二)适用范围

凡三因素实验,若每个因素的水平数相等且因素间无交互时均可采用拉丁方设计。在实验室研究中,条件相对容易控制,尤其是体外细胞培养的实验,拉丁方设计有着广泛的用途。动物实验或离体器官实验有时以一个动物或器官为一个区组,当顺序因素对实验结果有影响时,必须使用拉丁方设计。如观察不同药物对兔血凝固时间的影响,由于血液与带负电荷表面接触的面积与时间不同,常是第一管凝固时间最短,最后一管凝固时间最长,为排除顺序影响,将药物作为第一因素,兔作为第二因素,顺序作为第三因素。再如观察不同防护装置对劳

笔记

动者的保护作用,也可将实验对象作为区组因素,时间作为序列因素。

（三）设计模式

1. 拉丁方设计的基本单位　在拉丁方设计中,正确安排3个因素是首要环节。一般实验单位按两种属性(非处理因素)形成区组,即每个实验对象既属于一个行区组,又属于一个列区组。因此,拉丁方设计的基本单位是一个"方格"。若处理数为4,即处理为A、B、C、D; 区组为1、2、3、4 ; 序次为Ⅰ、Ⅱ、Ⅲ、Ⅳ,则可有3种不同安排方案(表9-9)。

表9-9　三因素设计的3种方案

第一方案				第二方案				第三方案			
Ⅰ	Ⅱ	Ⅲ	Ⅳ	Ⅰ	Ⅱ	Ⅲ	Ⅳ	Ⅰ	Ⅱ	Ⅲ	Ⅳ
1	A	A	A	A	1	A	B	C	D	1	A	B	C	D
2	B	B	B	B	2	A	B	C	D	2	B	C	D	A
3	C	C	C	C	3	A	B	C	D	3	C	D	A	B
4	D	D	D	D	4	A	B	C	D	4	D	A	B	C

从上可知,第一方案将处理因素与区组因素混杂在一起,第二方案将处理因素与序列因素混杂在一起,因此这两个方案是不可取的。第3个方案做到了3个因素在行与列均无混杂,这样能够分离三者的效应,这个方针就是拉丁方设计的基本方案。凡拉丁方的第一行(横向)与第一列(纵向)按拉丁字母顺序排列者称为标准方。例如ABC的标准方有1个, ABCD的标准方可有4个。由标准方又可派生出若干拉丁方。

2. 拉丁方实验设计方法

例9-5 : 在某医学研究中,研究者用某药的4 种不同剂量,分别注射于4个实验对象,每个实验对象给药共4次,试做拉丁方设计。

（1）根据处理数确定拉丁方的标准方。本例每个因素为4水平,因此选择4阶拉丁方。见表9-10的第三方案。

（2）拉丁方随机化,就是为排除固定顺序的影响,将基本方随机地进行(整)列→(整)列与(整)行→(整)行二次交换,由此获得的拉丁方称为工作方。

ABCD　　　　　　　　　ADCB　　　　　　　　　CBAD
BCDA　2,4列对调　　BADC　1,3行对调　　BADC
CDAB　──────→　CBAD　──────→　ADCB
DABC　　　　　　　　　DCBA　　　　　　　　　DCBA

（3）规定行、列、字母所代表的因素和水平。一般三因素中最重要的为处理因素,常用字母表示,另外两个是需要加以控制的因素,分别用行和列表示。如本例中可规定方阵中字母表示四个不同剂量,行为药次,列为实验对象号。分组结果见表9-10。

笔记

表9-10 4阶拉丁方设计的工作方

给药次数	受试对象号			
	I	II	III	IV
1	C	B	A	D
2	B	A	D	C
3	A	D	C	B
4	D	C	B	A

（4）按表9-10的拉丁方安排实验,如第3次实验(表9-10中第1行第3列)是编号为III的实验对象,进行第1次注射,取药物剂量A;又如第14次实验(表9-10中第4行第2列)是对编号为II的实验对象,进行第4次注射,取药物剂量C。

（四）数据分析

拉丁方实验数据通常采用方差分析,其变异来源分为处理间、区组间、序列间、误差4项。拉丁方设计方差分析表格见表9-11。

表9-11 拉丁方设计方差分析计算表

变异来源	SS	v	MS	F	P
处理组间	$SS_{处理}$	$v_{处理}=k-1$	$MS_{处理}=SS_{处理}/v_{处理}$	$F_{处理}=MS_{处理}/MS_{误差}$	
列间	$SS_{列}$	$v_{列}=k-1$	$MS_{列}=SS_{列}/v_{列}$	$F_{列}=MS_{列}/MS_{误差}$	
行间	$SS_{行}$	$v_{行}=k-1$	$MS_{行}=SS_{行}/v_{行}$	$F_{行}=MS_{行}/MS_{误差}$	
误差	$SS_{误差}=SS_{总}-SS_{处理}-SS_{列}-SS_{行}$	$v_{误差}=(k-1)(k-2)$	$MS_{误差}=SS_{误差}/v_{误差}$		
总变异	$SS_{总}$	$v_{总}=k^2-1$			

（五）拉丁方设计注意事项

1. 除样本分配需要在区组内随机外,处理因素诸水平与拉丁字母关系的确定也要随机化。

2. 必须明确3个因素彼此之间无交互作用。

3. 为提高结论的可靠性,应用另一个或两个拉丁工作方进行重复。

五、析因设计

（一）基本概念

析因设计(factorial design)也称全因子实验设计或完全交叉分组实验设计,是指将两个或多个因素的各个水平进行排列组合,交叉分组进行实验。这种设计所涉及的处理因素数至少为2,每个处理因素的水平数也至少为2。析因设计可对各种因素不同水平的全部组合进行实验,因此全面性与均衡性都好。

析因设计的优点在于它不仅可以检验每个因素各水平之间是否有差异,而且可检验各因素之间是否有交互作用,同时还可以找到各因素各水平的最佳组

笔记

合。因此,析因设计是一种全面的、高效率的设计。析因设计的缺点在于全面考虑并全部实施的工作量很大,析因设计的方案数为各因素各水平的全面组合数,即各因素与各水平的乘积,如以n代表方案数,k代表水平数,m代表因素数,则$n=k^m$。如7个因素二水平的实验,它的实验方案$n=2^7=128$个;4个因素四水平的实验方案$n=4^4=256$。所以,析因设计的因素数与水平数不宜过多。科研中大多析因设计是等水平(指每个因素的水平数相等)的,如2^2、2^3或3^2、3^4…设计,但也可以是水平数不等的,如2×4、3×5…设计。本章以2^2析因设计为例介绍。

(二)设计模式

2^2析因设计是指有两个因素A和B,每个因素有两个水平:A_1、A_2,B_1、B_2。将各个因素的各个水平间进行排列组合、交叉分组,构成4个不同搭配组,其组配如表9-12。

表9-12 2^2析因设计研究因素组配情况表

A	B	
	B_1	B_2
A_1	A_1B_1	A_1B_2
A_2	A_2B_1	A_2B_2

每个因素的水平选择取决于实验目的。如仅了解因素主次及两因素有无交互作用,可设有、无两个水平。若欲摸索两因素的最佳组合,则应以两个实际剂量作为两个水平。

若以N为实验对象的总体, Ne代表纳入的合格实验对象, R为随机, I~IV为4个组,D为实验效应,A、B为两因素,则2^2析因设计的模型如图9-7。

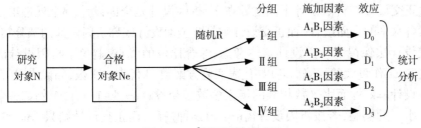

图9-7 2^2析因设计模式图

(三)数据分析

析因设计实验的数据分析不宜采用成组t检验或配伍组F检验,因为这些检验方法无法分析交互作用,应采用析因设计的方差分析方法。两因素析因设计方差分析表见表9-13,其中假设A因素有I水平, B因素有J水平, A×B表示两因素的交互作用。

笔记

表9-13　两因素析因设计方差分析表

变异来源		SS	v	MS	F	P
A	处理间	SS_A	$v_A = I-1$	$MS_A = SS_A/v_A$	$F_A = MS_A/MS_{误差}$	
B		SS_B	$v_B = J-1$	$MS_B = SS_B/v_B$	$F_B = MS_B/MS_{误差}$	
A×B		$SS_{交互}$	$v_{交互} = v_A v_B$	$MS_{交互} = SS_{交互}/v_{交互}$	$F_{交互} = MS_{交互}/MS_{误差}$	
误差		$SS_{误差}$	$v_{误差} = v_总 - v_A - v_B - v_{交互}$	$MS_{误差} = SS_{误差}/v_{误差}$		
总变异		$SS_总$	$v_总 = n-1$			

（四）注意事项

1. 若研究侧重了解两个因素的主次与交互作用时,在设计上易犯的毛病就是只设3个组,即A因素、B因素、A+B因素,实际上这是不妥的。这种情况应采用2^2析因设计,除这3个组外,还应设立一个空白对照组。没有空白对照组,很难说明前3组作用是正性还是负性的。在临床疗效研究中,由于不宜设空白对照组,各组均应在常规治疗基础上进行,此时空白(指无A无B)对照组就是单纯的常规治疗组。

2. 设计时要注意,样本分配是随机的,应尽量保持组间样本的均衡性,最好采用先划分区组,然后在区组内随机分配。

3. 被试因素数与水平数应当尽量少而精,以避免工作量过大。若确需多因素多水平进行实验,则宜选用正交设计。

六、正交设计

（一）基本概念

正交设计(orthogonal design)是利用一套规格化的表格(正交表和相应的交互表)进行的实验设计,它是进行多因素多水平实验的效率很高的设计方法。

正交设计与析因设计不同之处在于,析因设计是全面设计,n个处理组是各因素各水平的全面组合;而正交设计则是非全面设计或称析因设计的部分实施。正交设计法保留了析因设计整体考虑、综合比较的优点,避免了析因设计的全面实验、工作量大的缺陷。若以n代表实验方案数,k代表水平数,m代表因素数,析因设计$n=k^m$。而水平数相等的绝大多数正交设计$n=(k-1)m+1$。例如,7个因素二水平的实验,若按析因设计需$n=2^7=128$种搭配,而正交设计则只需$n=(2-1)×7+1=8$种搭配。按$L_8(2^7)$正交表有8种方案,按$L_{16}(2^{15})$正交表需16种方案,这就使工作量减少至原来的十六分之一或八分之一。

（二）适用范围

正交设计不仅能明确各因素的主次地位,而且可以知道哪些因素存在交互影响,还可以找出诸因素各个水平的最佳组合。因此,一切多因素多水平的实验,诸如临床上多因素综合治疗,细胞培养最佳条件组合,PCR最适条件,有效成分提取与纯化的最优条件,多步骤的化验过程与多环节的药品生产等,都可使用正交设计来确定最佳搭配。中医治病大多使用复方,并且各药剂量不一,因此,利用正交设计研究中药或西药复方,是一种值得提倡的多快好省的设计方法。

笔记

（三）正交表和交互作用表

1. 正交表　正交设计是按正交表安排实验，即各因素各水平的组合要查正交表才能决定，因此，正交表是正交设计的重要工具。

每个正交表都有一个表头符号，记作$L_n(k^m)$，其中L代表正交表，n代表实验方案号，k代表水平数，m代表可能安排的最大因素数。如$L_8(2^7)$正交表（表9-14），其中L下角的数字8表示有8个横行，即有8种搭配（实验方案）；括号内的指数7表示有7个纵列，即代表允许安排的最多因素数是7个；括号内的数字2表示每个因素有两个水平，即水平1与水平2。

表9-14　$L_8(2^7)$正交表

处理编号	1	2	3	4	5	6	7
1	1	1	1	1	1	1	1
2	1	1	1	2	2	2	2
3	1	2	2	1	1	2	2
4	1	2	2	2	2	1	1
5	2	1	2	1	2	1	2
6	2	1	2	2	1	2	1
7	2	2	1	1	2	2	1
8	2	2	1	2	1	1	2

正交表都具有以下两个特性：①每列中不同数字出现的次数相等，如表9-14中表示水平数的数字1和2在各列中都分别出现4次；②任意两列同一横行所组成的数字对，出现的次数相同，如表9-14中任意两列的数字对（1，1）、（1，2）、（2，1）、（2，2）各出现2次。这两个数学性质就是正交性的体现。正交性的存在，使得各种搭配均衡地分散到实验范围各部分中去，因而使各部分具有较强的代表性。

正交设计根据实验中各因素的水平数是否相等可分为同水平正交设计和混合水平正交设计。如果各因素的水平数相等，则使用同水平正交表安排实验，常见的同水平正交表有：$L_4(2^3)$、$L_8(2^7)$、$L_{12}(2^{11})$、$L_{16}(2^{15})$…。如果各因素的水平数不等，则用混合水平正交设计，即用混合水平正交表安排实验。如$L_8(4^1 \times 2^4)$，即实验中考虑5个因素，其中一个因素为4个水平，4个因素为2水平。

在正交表中，每列的自由度v=水平数-1。例如$L_8(2^7)$正交表每列自由度v=2-1=1，而$L_8(4^1 \times 2^4)$正交表，其第一列自由度为4-1=3，其他4列的自由度为2-1=1，依此类推。

2. 交互作用表　在部分2^m型正交表的安排中，任何两列同一横行的水平相同时（1，1；2，2），交互列该横行的水平数字必为1；若不相同（1，2；2，1），则交互列该横行的水平数字必为2。正交表这一性质是适应研究两个因子对反应综合影响的需要而产生的。正由于这样，虽某些搭配未做，但交互作用可以推导出来。根据这个原理，每个正交表还配有相应的交互作用表。从交互作用表上可以查出正交表中任何两列的交互作用列。

例如，$L_8(2^7)$的交互作用表（表9-15）。从表中带括号的列号起由左往右看，

笔记

它与另一列号垂直交点的数字就是交互作用列,如第(1)列与第2列的交互作用是第3列,第(3)列与第6列的交互作用是第5列……。

表9-15 $L_8(2^7)$ 交互作用表

列号	1	2	3	4	5	6	7
(1)		3	2	5	4	7	6
	(2)		1	6	7	4	5
		(3)		7	6	5	4
			(4)		1	2	3
				(5)		3	2
					(6)		1
						(7)	

考虑n个因素之间的交互作用称为(n-1)级交互作用,比如两个因素A和B之间的交互作用叫一级交互作用,用A×B表示。三个因素A、B、C之间的交互作用称为二级交互作用,用A×B×C表示,依此类推。一般来说,医学科研设计中考虑一级交互作用就可以。当然,对于交互作用哪些必须考虑与哪些可以忽略,应视具体情况具体分析,主要根据专业知识与实验目的而定。二级或多级交互作用并无专表,仍使用普通交互表,采用逐级查找法。如欲找出2、3、5三列的交互列,则先查到(2)、3列交互在1列,而后查到(1)、5列交互在4列,此即表明2、3、5三列交互在4列;依此类推,常用交互作用表请参见相关统计书籍。

(四)设计方法

正交设计的关键是表头设计。所谓表头设计,就是确定实验所考虑的因素和交互作用,在正交表中该放在哪一列的问题。一个表头设计就是一个设计方案。

1. 表头设计的原则

(1)研究因素与不可忽略的交互作用不能排在同一列,不相混杂是表头设计的根本原则,否则无法分析效应究竟由何引起。

(2)水平数与具体的量,应根据实验目的,参照专业知识、预实验或实践经验而定。

(3)能忽略的交互作用应尽量忽略。

(4)在多因素中凡已成定论者可不列入观察的因素,需观察的因素应当精选,宜少勿多。

2. 表头设计的步骤

(1)确定列数:欲观察的处理因素与不可忽略的交互作用共有多少个就需要安排多少列。当每个实验号无重复,只有1个实验数据时,为便于统计分析,可设2个或多个空白列,以作计算误差项之用。在多数情况下,每个实验号有重复(即有多个实验数据时,一般3~5个),可以不设空白列,这样能够获得较多的信息。

(2)确定水平数:水平数如何确定(不同剂量或等级)取决于实验目的。如果实验目的是决定因素取舍,则可设有、无两个水平;若欲了解最佳剂量搭配,则应用不同剂量作为不同水平。

(3)选定正交表:根据确定的列数与水平数,选择相应的正交表。需要考虑交互作用时,应该选用可分析交互作用的正交表,对$L_n(k^m)$正交表,当N恰为k

的整次幂时,可以分析交互作用。如$L_4(2^3)$、$L_8(2^7)$等均可分析交互作用;而$L_{12}(2^{11})$、$L_{18}(3^7)$则不能分析交互作用。如欲观察5个因素,10个一级交互作用,不留空白列,且每个因素取两个水平,则应选$L_{16}(2^{15})$正交表。

（4）表头安排: 在正交表的表头进行处理因素与交互作用的合理安排。检查需观察因素与交互作用在列安排上有无混杂现象,如有混杂,应予调整,以确保无混杂。

（5）组织实施方案: 抽出处理因素所占的列组成实施方案表。

（五）数据分析

1. 定量资料　正交设计的定量资料可用直观分析法或方差分析法进行分析。

（1）直观分析法: 如果对于实验数据只进行一般的算术分析,并不进行正规的数理统计处理,这种分析法叫做直观分析法。这种分析法较粗糙,不能对误差的大小作出估计,但简单易行,计算量少。在对分析的精确度要求不高时或筛选实验,可使用直观分析法。

（2）方差分析法: 正交设计方差分析的计算比较灵活,一般依所采用的正交表和分析目的而异。最好用统计软件处理,如SPLM。

2. 定性资料　原则上是首先将定性资料进行数据转换,然后再用方差分析法。一般说来,属于Poisson分布的数据,进行平方根转换;属于百分数的资料,可进行反正弦函数转换。

（六）正交设计注意事项

1. 正交实验依正交表进行,有若干个实验号。在实验对象分配时,注意各实验号的均衡可比性。在可能条件下,尽量争取按随机区组分配,这就要求每个区组的样本含量应等于实验号数或是它的倍数。

2. 不同实验号尽量同时平行进行,不宜在不同时间和条件下进行不同实验号实验。若的确无法安排同时平行实验时,应设法保持不同实验号实验的条件严格一致。

3. 由正交设计得到的诸因素最佳组合,可能是做过的最好实验号,但也可能是未包括在已做过的正交表中。不论哪种情况,均应以常规或经验组合为对照,进行再确认实验。特别注意实验值是否落在最佳组合指标值95%置信区间之内。如远离此区间,应查寻原因或重新实验。

4. 在条件允许情况下,表头尽量设计不留空白列,利用重复实验的办法,这样既增加信息量,又提高准确性。

5. 正交设计重复实验: 结果若有个别缺项,在无法补做时,也可参照随机区组实验的补缺方法。

本 章 小 结

在科学研究中,定性研究和定量研究都是重要的研究方法。本章重点介绍了定量研究方法的基本概念、特征及其与定性研究的区别和联系,定量研究方法中的实验研究的基本要素、基本原则以及常见的实验设计方案。在进行研究设计时,首先要明确研究目的,根据研究目的及专业知识等选择具体

笔记

的研究因素及水平,然后再依据研究因素和水平的数量、实验组数等来选择设计方案。实验设计技术正在不断改进,特别是多因素设计有很大发展,可根据研究目的和要求选择应用,以获得最合适的实验设计类型。

关键术语

定量研究
quantitative research

定性研究
qualitative research

实验对象
subjects

实验因素
factor

实验效应
effect

注意志愿者
volunteer

完全随机设计
completely random design

秩和检验
Mann-Whitney rank sum test

配对设计
matched-pairs design

同源配对
homogenetic matching

异源配对
heterogametic matching

同体配对
homobody matching

自身配对
self-matching

自身对照实验
self controlled study

左右配对设计
left-right paired design

异体配对设计
individual matched paired design

交叉设计
cross-over design

配伍组设计
randomized block design

两因素方差分析
two-way analysis of variance

层次分组设计
hierarchical classification design

拉丁方设计
Latin square design

析因设计
factorial design

正交设计
orthogonal design

讨论题

结合实际,查阅相关文献资料,讨论定量研究方法在卫生服务领域中的应用。

思考题

1. 定量研究是一种_____进行测量和分析,以检验_____的研究方法。

2. 实验设计的三个基本要素是_____、_____、_____。

3. 实验设计中应遵循的四个基本原则是_____、_____、_____、_____。

4. 简述定量研究的特征。

笔记

（李晓枫）

第十章

问卷的设计与评估

学习目标

通过本章的学习，你应该能够：

掌握 问卷结构、问卷设计的程序和问卷内容的设计

熟悉 问卷的功能与作用

了解 信度、效度的含义及其评价方法

章前案例

　　2010年3月，有媒体报道："国家电网公司近期在全国660个城市的调查显示，有高达6540万套住宅电表连续6个月读数为零，这些空置房足以供2亿人居住，也动摇着整个中国房地产市场的根基"。此后，许多媒体关注中国住房空置率问题。国家电网公司、国家统计局纷纷否认此事。但网友在各种论坛上开展了"晒黑灯"、"晒水表"、"晒电表"等民间空置率调查活动，将中国房屋空置率问题的讨论推向了高潮。中国房屋空置率到底是多少？黑灯率等能否作为房屋空置率的替代指标？

第一节　概　　述

　　问卷（questionnaire）又称调查表或询问表，它是根据研究的目的，用书面形式将所需调查的问题具体化后而形成的一组或一系列问题，用于从调查对象获取必要信息的工具。问卷和各种调查表不仅用于抽样调查和普查，而且也用于收集各种行政数据。在数据收集过程中，问卷起着核心作用，也是影响数据质量的主要因素。

一、问卷的功能与作用

　　美国社会学家艾尔·巴比（Earl Babbie）称"问卷是社会调查的支柱"，英国社会学家莫泽（C·A·Moser）说："十项社会调查中就有九项是采用问卷调查的"。问卷已经逐渐成为管理学者了解社情、掌握民意、辅助决策的理想工具，也是研究者研究问题的最重要的工具之一。在实际调查研究中，问卷作为一种收集资料的主要工具，常常同抽样调查和资料的定量分析相联系，可以说抽样—问卷—定量分析三者的有机结合，是现代管理科学定量研究中最常见也是最重要的一

笔记

种方式。

1. 把研究目标转化为特定的问题。

2. 使问题和答案范围标准化，让每一个人面临同样的问题环境。

3. 通过措辞、问题流程和卷面形象来获得应答者的合作，并在整个谈话中激励被访者。

4. 可作为调查研究的永久性记录　无论研究者是否参与了调查，或者参与的多少，都可以从问卷上了解被访者的基本态度与行为。这种方式是其他任何方法都不可能做到的，而且问卷调查可以周期性的进行而不受调查研究人员变更的影响，可以跟踪某些问题用户的变化。

5. 能加快数据处理分析的进程。

现在有大量的相关统计分析软件可以帮助我们进行数据分析，有些其至能直接帮助我们设计问卷，方便实施和分析，也方便数据挖掘。

二、问卷的特征

1. 易于操作　与其他研究方法相比，问卷调查几乎不受空间的限制，可以跨地区、区域乃至进行全球调查，而且反馈比较快，可以节省较多的时间和费用，特别是电话和互联网的普及，可以进行电话和网上调查，因此问卷调查法可以进行大规模的调查。

2. 客观性　多数问卷的多数问题是封闭式问题，可以将调查所得到的答案进行编码，能够用计算机进行识别，易于统计整理和分析，所得的结果较为客观。

3. 标准化　问卷调查是一种结构化的调查，其调查问题的表达形式、提问的顺序、答案的方式与方法都是固定的，而且是一种文字交流方式，因此，任何个人，无论是研究者，还是调查员都不可能把主观偏见带入调查研究之中，避免人为原因造成偏差。

4. 真实性　能充分考虑被访者的社会阶层、行为规范等社会文化特征，易于被访者接受。

5. 保密性　调查过程中，调查者和被调查者不直接见面，问卷不署名，可以减轻被调查者的心理压力，便于他们如实回答那些敏感性问题，如个人隐私、道德伦理、政治态度、社会禁忌等。这样的问卷调查更能客观地反映社会现实的本来面貌，更能收集到真实的社会信息。

三、问卷的分类

1. 根据调查方式的不同，问卷可分为派调查员访问调查问卷、电话调查问卷、邮寄调查问卷、网上调查问卷和座谈会调查问卷等。派调查员访问的问卷，是分派调查任务的调查员所使用的问卷，一般由调查员带至调查对象，并实施访问调查；电话调查问卷则是在电话调查中所使用的问卷；邮寄问卷是根据确定的样本，将调查问卷邮寄给调查对象；网上调查问卷则是将问卷发送到网上，由调查对象填写完毕后直接发回给调查者；座谈会调查问卷是将问卷发放给参加座谈的与会人员填写的问卷。

笔记

2. 根据填答的方式不同,调查问卷可划分为自填式问卷和代填式问卷两类。自填式问卷是由调查对象自己填答的问卷,而代填式问卷则是由调查员来填答的问卷。

3. 根据回答问题的方式可分为开放式问卷和封闭式问卷。封闭式问卷是指将问题内容和备选答案做了精心设计,调查对象只需按规定进行选择,没有自由发挥的余地;开放式问卷则允许调查对象根据所提问题自由回答。一般调查中使用的问卷往往既有开放式问题又有封闭式问题。

四、问卷的发展历史

被誉为"比较教育之父"的马克·安托尼·朱利安(Marc. Antoine. Jullien de Paris,1775—1848年)于1817年出版了著名的《关于比较教育的工作纲要和初步意见》,该著作中列出了一份34页的包括初等教育的120个问题和中等教育的146个问题,共266个问题的问卷,并拟对世界各国的教育系统进行比较研究,这是世界上最早采用问卷进行大规模的调查研究。很遗憾,朱利安的问卷寄出去后没有收到回音。

真正对问卷的应用进行推广的是19世纪中期英国人类学家、优生学家弗朗西斯·高尔顿(Francis Galton),他在进行人体测量研究时使用问卷和调查来收集人类群落的数据。时至今日,问卷法日臻完善,不仅是经济学、社会学、心理学和各种教育研究的重要方法,也成为管理科学研究中最常用的方法之一。

第二节　问卷的结构

一、内容结构

内容结构是问卷的核心,内容结构有偏差,则整个问卷就会产生偏差。所谓的内容结构是指问卷条目所涉及的内容能够在多大程度上反映研究者构建问卷的目标,即问卷要测量什么? 从几个维度去测量所要回答的问题? 问卷的内容结构是问卷效度评价的基础。

二、体例结构

(一)标题

问卷标题要简明扼要,易于引起应答者的兴趣,但又必须点明调查对象或调查主题。例如"新型农村合作医疗制度满意度调查"、"乡镇卫生院院长胜任力调查"等比较明确;而"患者问卷调查表"则让人不明就里。当然更不要采用"调查表"这种简单标题,容易引起应答者不必要的怀疑而拒绝回答。

(二)封面信

即一封致被访者的短信,一般放在问卷的最前面。封面信的主要目的是为了让被访者清晰了解调查的意义、内容等,降低被访者的顾虑以取得被访者的理解、信任和合作。封面信一般包括调查者的身份、向被访者介绍研究目的和重要性、调查的简要内容及为被访者的回答保密等内容。封面信力求言简意赅,文笔

笔记

亲切又不太随便。自填式问卷的封面信还要求把填写问卷的要求、方法、寄回的时间等内容写进信中。下面以2008年我国开展的第四次国家卫生服务调查的实例加以说明。

您好！我们是第四次国家卫生服务调查的调查员，这次调查由卫生部统一组织，国家统计局批准的家庭健康询问调查，主要是了解居民健康状况，为国家制定卫生政策提供信息，希望得到您的配合。所调查的内容仅用于相关的分析，我们将按照中华人民共和国《统计法》的要求，对您和您家人回答的问题加以保密。希望您能够如实回答下面的问题，非常感谢您的合作！

（三）知情同意书

随着卫生管理研究规模的不断扩大及人们自我保护意识的增强，知情同意日益受到关注。知情同意是指在以人作为研究对象的任何科学研究领域，研究者都必须获得研究对象或参与者的同意。具体是指在潜在研究对象/参与者获得了关于该项科学研究的所有必要信息并充分理解了这些信息后，在没有强迫、不正当压力和引诱的情况下，自愿做出是否参与科研以及在科研过程中是否退出的决定。知情同意的三大要素是指研究者提供信息、对方完全理解、对方完全自愿。以往知情同意书多用在涉及生物医学研究中，但近年来，由于卫生管理学等学科的研究往往涉及特殊对象如艾滋病高危人群，以及对高水平调查研究的追求，已经将知情同意作为卫生管理研究的一项重要原则。在调查研究中，一般应当做到知情同意、尊重与平等、无伤害与受益等三个方面。

（四）指导语

即用来指导被访者如何正确填答问卷的各种解释和说明，对问题中一些概念和名词给予通俗易懂的解释，包括卷头指导语和卷中指导语。指导语的作用是使调查员或被访者正确理解表中的问题和如何回答这些问题，更能引起回答者的重视。指导语根据对象的不同有所区别，自填式调查表的指导语是针对被访者而写，而访问式调查表的指导语是为调查员准备的。

请在每一个问题后适合你自己情况的答案序号上划圈，或在"____"处填上适当的内容。

如国家卫生服务调查对"患病"就有如下三个规定：①自觉身体不适，去医疗卫生单位就诊、治疗；②自觉身体不适，未去医疗卫生单位就诊治疗，但采取了自我医疗，如自行服药；③自觉身体不适，未就诊和未自我医疗，但因为身体不适在家休工、休学或卧床休息一天及以上。

（五）被访者基本情况

被访者的一些社会人口学特征，如性别、年龄、民族、婚姻状况、文化程度、职业、经济状况等。这些项目一般用于对调查资料进行分组，从而探讨这些因素对调查主要结果的影响。在实际调查中，列入哪些项目应根据调查目的、调查要求而定，并非越多越好。

（六）问题及答案

问题及答案是调查问卷的主干部分，也是问卷设计的基本内容。问题及答案需要按照以下两方面来设置：首先，调查问卷必须将研究目的转为明确的问

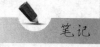

笔记

题,通过回答相关问题为假设检验提供资料;其次,问题需要能够激发调查者的应答,否则无法获得必要的信息以进行分析。

调查项目有不同的提问形式:

(1)开放式问题和封闭式问题:开放式问题是对所提出的问题未列出可能的答案,由被访者自由作答。例如:您的月收入是多少? 您认为老龄化对医疗保险将会造成什么影响? 开放性问题的优点是被访者可以充分按照自己的想法和方式回答问题和发表意见,调查者得到的信息量较大,资料内容更丰富;缺点是资料整理和分析的难度较大,而且回答者容易离题,并且由于被访者表达能力不同而造成调查偏倚等。封闭式问题是指针对某一问题所有的可能性,事先设定了两个或多个固定答案,被访者根据自己的实际情况选择。封闭式问题的优点是答案标准化,回答简单且方便,节约时间,调查表回收率和有效率较高,记录汇总方便;缺点是无法获得被访者答案之外的信息;应答者猜答或随意选答、调查员代答等不易觉察;设计比较困难等。

(2)直接性问题、间接性问题、假设性问题:直接性问题是指在调查表中能够通过直接提问方式得到答案的问题。如:你的体重是多少? 间接性问题是指那些不便直接询问的问题(通常会让被访者产生顾虑、不敢或不愿意真实地回答项目)。假设性问题是指通过某一情景或现象的存在而向被访者提出的问题。例如:如果您可以选择,您是否会参加健康咨询讲座?

(七)编码

对于封闭式问题为主的问卷,为了利用计算机进行统计处理和定量分析,必须用数字来代替问卷中的问题及答案,称之为编码,即赋予每个问题及答案一个数字作为它的代码。对问卷的编码,包括编定被访者的地址、类别的代码;调查开始时间、结束时间和合计时间的代码;调查完成情况的代码;调查员和调查结果评价的代码;复核员和复核意见的代码等。所有这些,都是对问卷分类和处理的依据。对问题的编码,就是对每一个询问问题编定一个代码。对答案的编码有前编码和后编码之分,封闭性回答的每一个答案,在设计问卷时就设计了代码,叫前编码;开放性回答的答案,一般是在调查结束后根据答案的具体情况再编定代码,叫后编码。实际调查中,研究者大多采用预编码,一般放在问卷每一页的最右边,有时还可用一条竖线将它与问题及答案部分分开。

(八)结束语

结束语一般采用四种表达方式,分别为周密式、响应式、开放式和封闭式。周密式是对被访者合作再次表示感谢,以及关于不要填漏与复核的请求。这种表达方式既显示访问者首尾一贯的礼貌,又督促被访者填好未回答的问题和改正有错的答案。例如:"对于你所提供的协助,我们表示诚挚的感谢! 为了保证资料的完整与翔实,请你再花一分钟,翻阅一下自己填过的问卷,看看是否有填错、填漏的地方。谢谢!"响应式提出了关于本次调查的形式与内容的感受或意见等方面的问题,征询被访者的意见。开放式是为了了解被访者在标准问题上无法回答的想法。(常用)例如:"你对(于)制定关于学生医疗保险的政策有何建议?"封闭式:你填完问卷后对我们的这次调查有什么感想?(单选)

笔记

217

（九）作业证明的记载

在调查表的最后,常需附上调查员的姓名、访问日期、时间等,明确调查员完成任务的情况,以便于审核和进一步证明调查的真实性。为了进一步追踪调查可同时写上应答者的姓名、单位等个人信息。

第三节　问卷的设计

问卷设计就像渔民在织网，网眼过大，则捕不到鱼；网眼太小，捕到太多的小鱼没有价值，浪费力气，又影响未来的收益。

—— 潘 勇

一、问卷设计的理论基础

问卷本质上是一种测量工具,进行问卷调查的首要任务就是对调查的目标有一个明确的认识,并在此基础上提出调查的假设,进一步对概念进行操作化则是设计调查问卷的首要工作。因此,测量工具如何才能达到测量目的便是问卷设计者必须掌握的核心知识,即如何构建理论假设、概念操作化和有关测量尺度理论知识是问卷设计的理论基础。

（一）理论假设

所谓理论假设是指问卷设计所依据的一定的社会理论或社会现象,对于有关问卷调查主题的"因素"和"概念"之间的关系的推测性判断。如要设计一份关于院长胜任力的问卷,其理论假设是"医院主要管理者的素质是医院兴衰成败的关键",医院管理者的素质指标、医院的兴衰成败用哪些来衡量以及这些指标将会有哪些关系就是要进行考虑的。因此在问卷设计初期,设计者要尽可能地列出所有想得到的假设,并以清楚的文字表述出来。常见的理论假设表达方式有三种:

第一,条件式假设: 格式为: 如果A则B。

第二,差异式假设: 格式为: 不同的A则B不同。

第三,函数式假设: 格式为: B是A的函数。如果想指出这两者之间共变关系的方向,则可写成B是A的递增（递减）函数。

当列出所有可能的假设之后,就可以得到本次问卷调查项目的最基本框架。该项目框架中可能包含一些需要通过查阅文献等非询问方法就可以收集到相关信息的项目,经过筛选以后,就得到了本次问卷调查的基本项目结构。

理论假设能使问卷的设计有明确的方向,并使研究的目标明确、重点突出。

（二）概念操作化

概念是人们相互交流所采用的一个有共识的术语,它被用来表示在社会上观察到的相似现象,概念并不真实存在,是人们创造出来的术语。概念的操作化就是将抽象的概念转化为可观察的具体指标的过程。它是对那些抽象层次较高的概念进行具体测量所采用的程序、步骤、方法、手段的详细说明。操作化的最大特征在于可测量性。

笔记

操作化的过程其实是对概念进行限定的过程,因此有利于提高问卷的客观性,并保证了问卷的统一性,使得问卷调查的结果具有可比性。

操作化一般采用3种方法:

1. 利用客观存在的具体事物来设计操作定义

例如,在进行卫生服务调查中,居民的收入水平对卫生服务的利用可能存在差别,所以研究者就可以将被调查者分为"低收入"、"中等收入"和"高收入"三类人群,并用"每年每人平均纯收入"这一客观存在的具体事物给这三类人群进行归类,如规定每人每年平均收入1000元以下的为"低收入",1000~10 000元的为"中等收入",10 000元以上的为"高收入"。

2. 用看得见、摸得着的现象来设计操作定义 例如,在进行卫生服务调查中,居民的卫生服务需求可以用就诊的次数、住院的时间和次数等来反映。

3. 运用前人已有的指标对抽象概念进行操作化 可以采用经典文献中定义来测量,如从3个方面对患病进行测量。

(三)测量层次理论

问卷是测量工具,因此用问卷调查具有不同的性质和特征的现象时就有不同的层次和标准。史蒂文森1951年创立了被广泛采用的测量层次分类法,他将测量层次分为4种,即定类测量、定序测量、定距测量、定比测量。

1. 定类测量 是测量层次中最低的一种,是将调查对象的不同属性或特征加以区分,标以不同的名称或符号,以确定其类别,具有对称性和传递性。如性别"男"、"女"。

2. 定序测量 其取值可以按照某种逻辑顺序将调查对象排列出高低或大小。如调查对象的学历是"小学"、"初中"、"高中"、"大专"、"大学本科"、"研究生"等。

3. 定距测量 能将市场现象或事物区分为不同的类别、不同的等级,而且还可以确定他们之间的数量差别的间距。如人的身高值、医生的门诊量等。

4. 定比测量 具备上述三个层次的所有特征,还具有一个绝对的原点,所以定比测量所得到的数据既能进行加减运算又能进行乘除运算。如性别比。

二、问卷设计的基本要求

1. 提供必要的决策信息 要使问卷中的每一个问题都紧紧围绕研究目的、都与研究内容密切相关,除了在设计前明确研究目的的要求,并根据研究假设确定所需要的资料的内容和范围外,在问卷初稿设计出来以后,还要进行检查,去掉那些似是而非的问题。它必须完成所有的调研目标,以满足管理者的信息需要。

2. 考虑到应答者 设计问卷的研究人员不仅要考虑主题和受访者类型,还要考虑访谈的环境和问卷的长度。问卷设计的另一个要求是使问卷适合于应答者。它必须以可以理解的语言和适当的智力水平与应答者沟通,并获得应答者的合作。

3. 问题少而精 体现在问卷中问题含义明确、概念具体、答案恰当、形式简

笔记

单、语言通俗易懂、填答方便等。可有可无的问题不必采用。

4. 具有较高的信度和效度　信度和效度是衡量测量工具效率的重要指标，只有具备较高信度和效度的问卷才能真正测量出研究者所需要的现象等。

5. 便于编辑和数据处理　对访谈员来讲，它必须易于管理，有利于方便地记录应答者的回答，同时，还必须有利于方便快捷地编辑和检查完成的问卷，并且易于编码和录入数据；可转换为决策者所需要的信息。

三、问卷设计的原则

（一）要从被访者的角度出发设计问卷

要使调查取得良好的效果，在设计问卷时要从被访者的角度出发，注重考虑调查中人的心理及情感的需求，设计出让被调查者乐意接受、简单易懂的问卷。一般不要用否定式形式提问，更应当避免直接询问敏感性问题。项目的设计应有严格的逻辑性，对于选择性答案的调查设计，应使所有可能的答案都在表上得到反映，调查项目尽量选择客观指标。

（二）便于处理原则

使被访者的回答便于进行检查、数据处理和分析。设计好的问卷在调查后，能够方便地对所采集的信息进行检查核对，以判别其正确性和实用性，也便于对调查结果的整理和统计分析。避免出现无法分析或使处理过程复杂化的问题和答案。一个问题只能有一个问题点，如果一个问题有若干问题点，不仅会使被访者难以作答，其结果的统计也很不方便。在问卷中要特别注意"和""与"""、等连接性词语及符号的使用。

（三）要从调查目的来思考问卷设计

问卷中每一个问题都应与研究的目的相关，从实际出发拟题，问题目的要明确、重点须突出。若某些研究要求被访者在不注意或不知道真正目的的情况下才能得到真实的答案，这时可以有目的的在问卷中安排一些掩盖真实目的的问题，这些问题不是研究者所研究的相关内容。

四、问卷设计的程序

问卷设计是由一系列相关工作过程所构成的，为使问卷具有科学性和可行性，通常依照一定的原则、按照一定的程序进行，只有这样才能保证设计出一份高质量的问卷。

（一）问卷设计的一般程序

1. 准备阶段　按照调查的目的，依据概念操作化的程序，明确确定调查主题的范围和调查项目；明确受访对象及分析受访者的各种可能特征，充分征求专业技术人员、统计人员和受访者等各类人员的意见，以了解问卷中应该包含的问题，力求使问卷切合实际，并且易于今后的统计分析。

2. 初步设计　首先是根据概念操作化的要求，列出所有可能的各种问题及其答案，并对问答题进行检查、筛选、编排，设计每个项目，对提出的每个问答题都要考虑是否必要。确定编码要求与规则、问卷的目的、要求和基本注意事项。

笔记

3. 试答和修改　将初步设计出来的问卷在小范围内进行试验性调查,一方面了解问卷初稿是否存在设计缺陷,特别是是否达到了研究的目标,同时也了解受访者对问题的看法,了解应答率等。

4. 定稿印刷　根据将试验性调查的情况对问卷进行修改以后,交由包括统计人员、相关专业技术人员和专家进一步修改后得到问卷的最终文本,按照调查工作的需要制成正式问卷打印复制。

(二)问卷设计的具体步骤

1. 确定调研目的和限制因素　调查的目的决定了问卷的内容和形式。根据研究的目的和对象设立由各方面有关人员组成的研究工作组负责调查问卷的设计。

2. 确定数据收集方法　不同的资料收集方式对问卷设计影响较大,如采用电话访问,则问卷要简短、简单,而采用入户访问方式,由于存在面对面交流的机会,问卷可以询问较长的、复杂的和各种类型的问题。

3. 确定问题的回答形式　即是以开放式问答题还是封闭式问答题(详见体例结构)。

4. 确定问题的措辞　问题的措施要准确反映研究目的,措施应当注意避免诱导性和暗示性,要考虑受访者对问题回答的意愿,要提高问的效率,措辞要尽量采用最简单的词语表达最准确的含义。

5. 确定问卷的编排流程　一般来说:①把简单易答的问题放在前面,逐渐移向难度较大的;②问题的排列要有关联、合乎逻辑,便于填卷人合作并产生兴趣;把能引起被访者注意的问题及被访者熟悉的问题放在前面,把容易引起他们紧张或产生顾虑的问题及感到生疏的问题放在后面,因为如果涉及敏感的问题,容易引起被访者的警惕、抵制情绪,尤其在电话式问卷调查中;一般先问行为方面的问题,再问态度、意见、看法方面的问题;③个人背景资料,一般放在结尾,但有时也可以放在开头;若有开放式问题,则应放在问卷的最后面。

6. 评估问卷　问卷的评价实际上是对问卷的设计质量进行一次总体性评估,可以采用专家评价、受访者评价、掌握评价等方式评价问卷的初稿。重点是评价问卷是否已经包含了研究目的所需要的条目、问题的必要性。

7. 预先测试和修改　在问卷用于实地调查之前,先初选一些调查对象进行测试,根据发现的问题进行修改、补充、完善。

调查问卷的预先测试是通过访问来寻找问卷中存在的错误解释、不连贯的地方、不正确的跳跃模型,同时为封闭式问题寻找额外的选项以及应答者的一般反应。预先测试也应当以最终访问的相同形式进行。如果访问是入户调查,预先测试应当采取入户的方式。试用问卷的具体方法是客观检验法(试调查)和主观评价法。最后,还要对问卷的整体结构和问题的数量及顺序进行进一步的完善及修改,经过对问卷初稿中存在的问题进行全面、反复地分析和修改后,最后才能形成问卷定稿。

8. 定稿和印刷问卷　定稿的问卷要保障精确的编排、预先编码的安排、精良的印刷、装订(图10-1)。

笔记

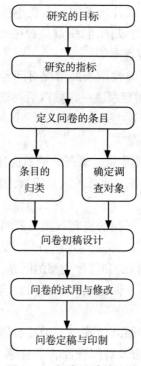

图10-1 问卷设计的流程

五、问卷内容的设计

(一)问题的设计

在问题的设计中,问题必须紧紧围绕研究的目的和研究假设,问题必须符合客观实际情况,被访者有能力回答而且愿意回答,必须本着少而精的原则。

问题设计过程中应注意以下相关问题:①设计的问题要语言简单,陈述简短。②问题避免带有双重或多重含义,例如,收入是指工资,还是包括奖金、补贴及其他收入。③问题不能带有倾向性或诱导性,例如,"很多人认为艾滋病可以通过握手传播,您同意吗?"诱导性问题会导致被访者不加思考就同意问题中暗示的结论,常会引出有严重偏倚的结论。④不要直接询问敏感性问题。例如,"您是否有婚外性行为?"对于这类问题,被访者往往不愿意回答或不予真实回答,而且还会引起对调查的反感。⑤不要提问被访者不知道的问题。例如普通民众对一些医学术语不懂,所以不能将这些术语写到问卷中。⑥不要用否定形式提问。例如,"您不知道吸烟会引起肺癌。"问卷中包含问题的数量,主要是根据调查的内容、样本的性质、分析的方法、拥有的人力、财力等多种因素而定,没有统一的标准。但是总体来说,问卷不宜太长,问题不宜太多,一般以被访者能在30分钟时间内完成为宜。

1. 填空式　填空式是在问题后划一短横线,让被访者直接在空白处填写。填空式问题通常适合只需填写数字的调查问题。例如:被访者的年龄、家庭人口、收入、从事某项活动的时间及对事物的评分等。

2. 自由式　此回答方式是让被访者自己酌情填写答案。

笔记

例如: 你认为大学生医保制度中最需要改善的三个方面是:

(1)＿＿＿＿＿＿＿＿＿＿＿＿＿＿＿＿＿

(2)＿＿＿＿＿＿＿＿＿＿＿＿＿＿＿＿＿

(3)＿＿＿＿＿＿＿＿＿＿＿＿＿＿＿＿＿

3. 二项选一式　二项选一式是答案有两项,由被访者从中选择一项。二项选一式的问题主要有以下两种:①答案只能列举两项,被访者根据自己的情况选择其一,例如:您的性别是(男/女);②答案只有肯定与否定两种答案,被访者根据自己的情况选择其一,例如:您有子女吗?(有/没有);您对目前医院的服务满意吗?(满意/不满意);您对社区卫生服务中心开展基本公共卫生服务的态度?(赞成/反对)

4. 多项单选式　多项单选式即问题的答案至少有两个以上,被访者选择其一。这是调查问卷中最普遍采用的形式。

例如:您的受教育程度(　　)

①小学及以下　②初中　③高中或中专　④大专　⑤大学本科及以上

5. 多项限选式　多项限选式即问题的答案至少有两个以上,由调查者限定被访者选择其中的几项。

例如:您知道哪些途径可以感染上艾滋病?　(最多可以选择3项)

　　　①血液传播　②母婴传播　③性传播　④握手拥抱

　　　⑤空气传播　⑥不知道

6. 多项任选式　多项任选式即问题的答案至少有两个以上,由被访者根据自己的实际情况选择其中的若干项。

例如:您对就诊单位最不满意的是什么?

　　　①无　②技术水平低　③设备条件差　④药品种类少

　　　⑤服务态度差　⑥提供不必要服务(包括药品和检查)　⑦收费不合理

　　　⑧医疗费用高　⑨看病手续烦琐　⑩等候时间过长　⑪其他＿＿＿

7. 矩阵式　矩阵式是将若干个具有相同答案形式的问题集中在一起,构成一个问题的表达方式。

例如:您在本次就诊期间觉得医院各方面的满意度如何?(请在每一行适当的方框内打√)

	很满意	满意	一般	不满意	很不满意
①门诊医生	□	□	□	□	□
②门诊护士	□	□	□	□	□
③门诊挂号	□	□	□	□	□
④门诊收费	□	□	□	□	□
⑤门诊取药	□	□	□	□	□
⑥门诊检查	□	□	□	□	□

(二)答案形式的设计

确定每个问题的回答选项,不同的问题有不同的答案设计方法。若为开放式问题则无固定的回答选项,留下一定的空白供回答即可。若为封闭式问题,应

笔记

列出各种可能的答案,并按一定的顺序编号。在封闭式问题中,为防止列举不全,可在备选答案的最后列出"其他"一项,即混合型回答,是指封闭式回答与开放式回答的结合,它实质上是半封闭、半开放的回答类型。

在设计答案的过程中应遵循以下原则:①相关性原则:即设计的答案必须与询问问题具有相关关系;②同层性原则:即设计的答案必须具有相同层次的关系;③完整性原则:即设计的答案应该穷尽一切可能的、起码是一切主要的答案;④互斥性原则:即设计的答案必须是互相排斥的;⑤可能性原则:即设计的答案必须是被访者能够回答、也愿意回答的。

六、问卷设计的质量控制

问卷的质量主要受以下方面的影响:

1. 问题的数量　问题的数量要依据研究内容、样本性质、分析方法、拥有的人力、财力等因素而定。问卷不应太长,以回答者能在20分钟内完成为宜,至多不超过30分钟。当然在付给回答者一定的报酬和礼物等情况下,问卷可稍长一些。

2. 内容、语言和答案　尽量用简单的语言,避免专业术语和抽象概念;问题尽量简短明了;问题的参考框架要明确,避免含糊,多重含义,或定义不清等情况;问题不可以带有倾向性,应保持中立态度;不能以否定形式提问;不直接询问敏感性问题,要间接、委婉,或者采取其他形式(如随机应答技术)调查;注意问题的提法,别让回答者有考试之感;避免语病;答案应具有穷尽性和互斥性,善于使用"其他"但是不能滥用"其他"。

3. 问题的顺序　一般是先事实问题、后行为问题,最后是态度问题;从基本情况到具体问题;从简单问题到复杂关键问题;涉及时间先后的问题,按时间顺序排列;将询问同一类事物的问题尽量安排在一起。

从操作层面讲,一份优秀的问卷应当符合前面所讲的合理、科学、艺术三大标准,具体而言,主要有如下参照标准:

第一,问题应适合被访者,避免代表性偏差。

第二,正确运用了测量尺度。

第三,避免了双重错误。

第四,避免回答者可能不明白的缩写、俗语或生僻的用语。

第五,问题的表述要具体、准确而不能含糊。

第六,充分照顾到回答者的心理与记忆规律。

第七,问题的编排遵循"漏斗原则"。

编制调查表:调查表的编制直接影响着调查结果的科学性和准确性,关系到调查工作的成败。一份可靠、有效的调查表至少有以下几个要求:紧紧围绕调查目的、逻辑顺序合理、符合调查对象特点、用语通俗易懂无歧义、提问方式不存在倾向性。若有敏感性问题,可采用匿名回答或间接提问的方式,并且应尽量排在后面。

笔记

224

第四节　问卷的信度和效度

一、测量误差

(一)基本概念

广义而言,测量就是用实验手段对客观事物获取定量信息的过程。由于测量仪器、观测者的技术水平和外界环境等因素的限制,每次测量不可能无限精确,测量值之间都有一定的近似性,它们与真实值之间存在一定的差异,这种差异在数值上的表示称之为测量误差,简称误差(error)。其公式表示为:误差=测量值-真实值。

(二)测量误差类型

根据误差的性质,可将误差分为两类:随机误差和非随机误差,其中非随机误差又可进一步分为系统误差和非系统误差。

1. 随机误差　又称偶然误差,是由人力所不能控制的因素引起的误差。在相同观测条件下对某一物理量进行一系列观测,观测误差的符号和大小没有表现出一致的倾向,但就大量观测误差来看,它可出现或大或小或正或负的,呈一定的规律性变化,是对同一被测量对象进行无限多次测量所得结果的平均值之差。随机误差呈正态分布,可用医学统计学方法进行分析。

2. 系统误差　是实验过程中产生的误差。在相同观测条件下对某物理量进行一系列观测,如果观测误差的正、负号及数值大小恒定不变或保持一定的函数关系,这种误差称为系统误差,其特点是误差产生原因是可知的或可掌握,且具有积累性,对观测结果影响较大。例如,仪器本身的结构、工艺水平、老化或故障等原因,不同实验者操作过程中主观因素或技术水平上的差异,还有可能来自外界环境(温度、湿度、气压等)非实验因素的影响,系统误差可通过周密的研究设计和严格的技术措施来消除或控制。

3. 非系统误差　又称为粗误差或过失误差。指在一定的测量条件下,由于研究人员在实验过程中的偶然失误而造成的误差,其测量值明显偏离真实值。例如仪器失灵、测量人员由于疲劳、不良习惯、操作失误或缺乏责任心,如读错数字、写错单位等引起的误差。该类误差应当在核对过程中予以剔除,否则会影响研究结果的准确性。

二、信度

(一)基本概念

信度(reliability)又称可靠性或精密度,是指用同一个问卷对同一组调查对象进行两次或多次测量所得结果一致性的程度。一个好的调查问卷必须是稳定且可靠的,用其进行多次测量所获得的结果前后应当是一致的。如果问卷调查的信度高,那它提供的测量结果就不会因为指标、测量工具或测量设计本身的特性而发生变化;反之亦然。因此,信度可以视为问卷测量结果受随机误差影响的程度,随机误差越大,信度越低。

可以从三个方面理解这个概念:首先,信度是指测量结果稳定性和一致性程度的指标。如果我们用相同的或可以互相换算的测量工具反复对同一组客观事物进行测量的话,在多大的程度上可以保证这些结果是相同的;其次,信度是指测量的准确程度,即使我们可以在很大程度上保证反复测量的结果是稳定的和一致的,但是仍不能保证得出的结果是准确的,准确性的定义蕴涵着稳定性的定义;最后,从理论和应用的角度看,信度是指在多大的程度上可以保证测量工具本身是精确的。对这个概念的准确理解应该是"测量结果的信度"(reliability of measurement results)而非"测量的信度"(reliability of test)。由于每一次的测量均存在随机误差,因此不能说任何一次的测量结果均是绝对可靠的。

(二)信度评价类型

常用的信度评价类型有客观信度、精确信度、重测信度、内部信度,其中内部信度又分为分半信度和克朗巴赫系数(α)。

1. 客观信度(objectivity reliability) 又称测量者间信度,指2个或2个以上的测量者在同一时间段内对同一对象进行重复测量,评价指标与重测信度指标相同。例如,2名医生同时测量n个患者的体温,两名医生的客观信度用简单相关系数r表示。当有2名以上医生测量同一对象(n名患者),可计算测量者的两两相关系数,其评价指标多用组内相关系数。

2. 精确信度(precision reliability) 又称测量者内信度,指同一测量者在m(m≥2)个时间段内对同一对象进行重复测量。当m=2时,该测量者的精确度用简单相关系数表示;当m>2时,用组内相关系数表示。

3. 重测信度 又称复查信度或稳定性系数,为常用信度评估方法之一,指对同一群被试对象,在不同的时间点采用相同测量工具先后测量两次,根据两次测量的结果算出相关系数,这一相关系数称为重测信度,它主要反映了测验跨越时间的稳定性和一致性,即相关程度高,表示前后测量一致性高,稳定性好。重测信度的优点是它能提供有关测量结果是否随时间而变异的资料,缺点是易受时间因素的影响,故评价重测信度时应注意重测间隔时间长短对重测相关系数的影响。重测信度的评价除了简单相关系数外,还可计算重复测量误差。

4. 内部信度(internal reliability) 内部信度反映的是测验内部题目之间的相关程度,考察量表的各个题目是否测量了相同的内容或特质,又称为内部一致性。若一份调查问卷包括几个互不相关的内容,则要分别计算每部分内容的内部信度。通常用克朗巴赫系数(Cronbach's coefficient)和分半信度系数(r)反映测量的内部信度。

克朗巴赫系数(α)反映调查总变异中因不同调查对象所致的比例大小,是目前最常用的信度系数。α系数取值在0到1,α越大,信度越高,表示测量条目间的相关性愈好,Cronbach's α系数不仅适用于两级记分的问卷,还适用于多级计分的问卷。在样本量足够大,经统计学检验有统计学意义的前提下,一般认为,$\alpha > 0.8$为极好,$0.6 \leqslant \alpha \leqslant 0.8$为较好,$\alpha < 0.6$为较差;一般地,问卷的$\alpha$系数在0.8以上该问卷才具有使用价值。

笔记

分半信度系数是常用信度检验方法之一。具体分析过程是在测验后将测量条目分成等价的两组（两半），通常采用奇偶分组方法，即将测验题目按照序号的奇数和偶数分成两半，然后计算这两半条目分之间的相关系数r（0≤r≤1）。相关系数越接近1，表示二者间相关性大，即信度高，或内部一致性程度高。计算分半信度常用模型有Spearman–Brown公式、Guttman公式和Rulon公式等。这种方法一般不适用于事实式问卷（如年龄与性别无法相比），常用于态度、意见式问卷的信度分析。在问卷调查中，态度测量最常见的形式是5级李克特（Likert）量表。

上述两种信度系数是同质的，克朗巴赫α系数反映的是测量条目之间的一致性，而分半信度系数反映的是两半测量条目所测分数间的一致性。

（三）信度的判断标准

究竟以上各种系数应当多大才能认为该问卷信度较高呢？许多学者的观点认为，任何测验或量表的信度系数大于0.9，则该测验或量表的信度十分可信；信度系数在0.8以上都是可接受的；如果在0.7以上，则该量表应进行较大的修订，但仍不失其价值；如果低于0.7，则应该舍弃，尤其当系数小于0.3时，本次测量不可信。

三、效度

（一）基本概念

所谓的效度（validity），是指调查工具所能反映调查对象真实情况的程度，即调查或调查结果与真实情况或真值的接近程度，它又称准确度或真实性。效度越高，即表示调查结果越能显示其所要调查对象的特征，越能够达到问卷调查的目的，该问卷才正确而有效。鉴别效度须明确调查的目的与范围，考虑所要调查的内容并分析其性质与特征，检查调查的内容是否与调查的目的相符，进而判断调查结果是否反映了所要调查的特质的程度。也就是说，不但要明确调查对象是否是所要调查的变量，还要明确被测变量的结果是否接近真实值。严格地说，任何调查在正式实施以前都应做出效度分析。由于无法确定目标真实性，因此效度评价较为复杂，常需要与外部标准比较才能判断。卫生管理研究中，选择观测指标应同时兼顾效度和成本两方面，即根据实际需要选择高效度低成本的调查方法。例如，评价某人的健康状况，调查方法有本人主述、统计3个月内的就诊次数及对其进行临床检查。三种调查方法效度最差的是主述，其次是就诊次数，临床检查效果最好，但是从成本来看，则临床检查最高，主诉最低。

（二）效度评价类型

常用的效度评价类型有表面效度、效标关联效度、内容效度和结构效度。

1. 表面效度（face validity）　是最容易达成且最基本的效度指标，指调查效果与专家和公众形成的共识之间的吻合程度，吻合程度高，表面效度就高。如请专家面对面或背靠背地阅读问卷，根据研究目的来评判该问卷可达到研究预期目的的程度；用专业技术职称说明医生的学术水平等。表面效度是测试出受试者正常水平的一种保证因素。

2. 效标关联效度（criterion–related validity）　又称平行效度（convergent validity）

笔记

或标准效度(criteria validity),以相对准确的调查手段或指标的调查结果作为"金标准",考察待评调查手段或指标的调查结果是否与其一致。例如,评价新的影像学诊断手段的效度,常以病理学检查结果作为"金标准",考察两种诊断手段诊断结果的一致性。根据选择效标的时间不同,又可分为同时效度(concurrent validity)和预测效度(predictive validity)。同时效度是指测验分数与实施测验同一时间所取得的效标之间的相关,如调查学生智力时,将学生当时成绩作为校标;预测效度是指测验分数与实施测验后一段时间所取得的效标之间的相关,如调查学生智力时,将调查之后一段时间的学生成绩作为效标。

3. 内容效度(content validity) 又称吻合效度或一致性效度(agreement validity),指调查在多大程度上涵盖了被调查概念的全部内涵,调查工具代表概念定义的内容越多,内容效度就越高,可采用集合效度、区分效度检验等方法。内容效度是一个定性评价效度的指标,它关心调查手段是否能够调查我们所需要调查的抽象概念、领域和方面内容。其具体测评方法主要有两种:(1)专家判断: 即由有关专家对问卷条目与原定内容范围是否符合性作出分析,判断问卷题目可否较好地代表原来的内容;(2)统计分析: 即计算每个条目的得分与其所属领域得分的相关性,相关系数愈大,说明该调查的内容效度愈好。通常是请一批有代表性的专家独立对各项预选指标的效度进行判断,用一致率的高低说明效度的大小。虽然表面效度和内容效度都是对测验内容作出的主观判断,但判断的标准不同。前者只考虑测验项目与测验目的之间明显的、直接的关系,后者则同时考虑到测验项目与测验目的和总体内容之间的逻辑的、本质的联系。

4. 结构效度(construct validity) 亦称构想效度或概念效度,即测验在多大程度上正确地验证了编制测验的理论构想。结构效度主要用于智力测验、人格测验等一些心理测验方面。在测验中建立结构效度的大致过程是: ①提出一个假说性结构,假设用它来解释测验表现; ②从产生结构的理论中推导出关于测验表现的一个或几个假设; ③用逻辑的和经验的方法对假设进行检验。如果测验结果出现了我们假设的行为,那么测验就是有效的,同时,我们的理论假设也得到了证明。结构效度的评价通常没有"金标准"或专家意见可以参照,需要先收集一定数量的时间调查数据,采用统计分析方法进行分析评价,如因子分析方法。

因子分析的主要功能是从量表全部变量中提取一些公因子,各公因子分别与某一群特定变量高度关联,这些公因子即代表了量表的基本结构。通过因子分析可以考察调查工具是否能够调查出研究者设计问卷时假设的某种结构。在因子分析的结果中,用于评价结构效度的主要指标有累积贡献率、共同度和因子负荷。累积贡献率反映公因子对量表或问卷的累积有效程度,共同度反映由公因子解释原变量的有效程度,因子负荷反映原变量与某个公因子的相关程度。

四、信度和效度的关系

信度是研究结果所显示的一致性和稳定性程度,也是对研究结果一致性和稳定性的评价标准。效度是一个研究程序的性质和功能,也是对研究结果正确性的评价标准,一项有效度的研究,不仅能够明确地回答研究的问题和解释研究

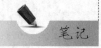

结果,而且能够保证研究结果在一定规模的领域中推广。信度和效度的共同点都是以相关系数来表示其大小,都是整个运用问卷调查技术进行科研工作的可靠性保证。

信度是效度的必要条件,但不是充分条件。一个调查工具要有效度必须有信度,没有信度就没有效度,但是有了信度不一定有效度;信度越高,效度不一定越高,但是效度高信度必定也高。可简单表述为三种情况:如果调查结果不能可靠地反映调查对象的实际情况,它就必然不能正确说明调查所要说明的问题,即不可信,必定无效;如果问卷是完全可信的,那么问卷可能达到完全有效,也可能达不到,这种现象产生的原因是调查误差的存在,即可信条件下,可能有效,也可能无效;如果调查结果能有效说明调查所要说明的问题,它所反映的调查对象的实际情况就一定是可信的,即有效必定可信。

将二者关系相结合,信度是为效度服务,因而效度是信度的目的;效度不能离开信度单独存在,所以信度是效度的基础。一般来说,内容效度和结构效度是必须考察的,至于标准关联效度则视情况而定,如不能找到恰当的效标则也可以不作此项考评;分半信度和内部一致性信度根据一次调查即可计算,原则上都是要考评的;若进行重复测定,则重测信度也应进行考评。对于一项研究而言,可通过科学的设计研究方案和正确的选择调查指标来保证效度,通过选择合适的调查方法(工具)、提高调查员技术水平来提高信度。

本 章 小 结

本章主要介绍卫生管理研究方法的调查技术。调查是卫生管理研究方法的基础之一。一般可以将调查技术分成全面调查和非全面调查;全面调查的主要形式是普查和全面统计报表;非全面调查可以分为抽样调查、个案调查和典型调查,而抽样调查可以有概率抽样和非概率抽样两种形式。

问卷是调查的重要工具。一般问卷的结构由标题、封面信、知情同意书、指导语、被访问者基本情况、问题及答案、编码、结束语和作业证明的记载等九个部分组成。问题及答案的设计是问卷设计的难点。一般要遵循从被访者的角度出发设计问卷、要便于处理、要符合调查目的等原则。按照答案的形式,问卷可以分为开放式问卷和封闭式问卷,两种形式各有优缺点。

任何一项调查均有误差;调查问卷的信度和效度高低是衡量问卷调查结果的重要指标。信度是指用同一个问卷对同一组调查对象进行两次或多次测量所得结果一致性的程度,克朗巴赫系数是评价问卷内部一致性信度的最常见指标。效度是指调查工具所能反映调查对象真实情况的程度,即调查或调查结果与真实情况或真值之间的接近程度,它又称准确度或真实性。信度是效度的必要条件,但不是充分条件。信度是为效度服务,因而效度是信度的目的;效度不能离开信度单独存在,信度是效度的基础。

调查质量受许多因素的影响。一般应当在调查设计、调查过程以及资料的整理等调查研究的全过程注意质量控制。

笔记

关键术语

问　卷　questionnaire　　　　　　　　效　度　validity
信　度　reliability

讨论题

为了探讨大学生对大学生医疗保险的满意度及其影响因素,应当如何进行调查?

思考题

1.调查表中问题的排列要讲究一定的逻辑顺序,下列对问题排列无关(　　)
　　A.慎重设计敏感性问题　　B.先排列容易回答的问题
　　C.开放式问题要后排　　　D.考虑人们的思维方式
　　E.检验信度的问题要分开

2.对调查问卷评价常用的指标(　　)
　　A.问卷回收率,调查符合率　　B.信度系数,效度系数
　　C.信度系数,相关系数　　　　D.效度系数,相关系数
　　E.回归系数,相关系数

3.调查问卷的一般结构包括哪些?

4.信度和效度之间有何联系?

(李跃平)

笔记

抽样方法

通过本章的学习,你应该能够:

掌握 常用的概率抽样和非概率抽样的基本方法

熟悉 抽样的概念、基本术语和常用抽样方法的适用范围

了解 抽样的过程,概率抽样和非概率抽样的区别

章前案例

　　某研究拟对云南省玉龙县少数民族吸烟与慢性病的关系进行调查研究。3个同学对样本的选取进行了讨论:甲主张在该县的16个乡镇中根据村子的人口规模按PPS抽样法,随机抽取30个村子,再在抽取的村子中按单纯随机法抽取少数民族进行调查;乙认为应该采用多阶段分层抽样办法,先按种植烟草与否将16个乡镇分为种烟乡和非种烟乡,然后再在种烟乡和非种烟乡中按经济状况分为好、中、差三个等级,共6个组,再从每个组随机抽取1个乡,共6个乡,最后对抽中乡随机抽取若干个行政村,对抽取村中的少数民族进行调查;丙认为最简单的办法是按典型抽样的办法直接抽取1~2个少数民族聚居乡镇,再在这些乡镇中按整群抽样的方法抽2~3个行政村,然后对抽出村中的所有少数民族进行调查。究竟哪种抽样方法最好呢?

第一节　抽样概述

一、抽样的重要性

　　在现场调查工作中对全体研究对象(即总体)进行全面调查,有时由于研究对象的总体太大或受研究经费、人力和时间的限制,全面调查常常难以做到。此外,为了以较低的成本获得较准确的研究结果,全面调查很多情况下也是不必要的。抽样就是从研究总体中选取一部分代表性样本的方法。抽样调查的目的是通过有限样本的指标来估计总体的参数。抽样调查虽然是非全面调查,但它的目的却在于取得反映总体情况的信息资料,因而也可起到全面调查的作用。由于用样本来估计总体,因此如何提高样本的代表性,是值得重点关注的问题。

二、调查研究分类

调查研究从不同角度可有多种分法:

1. 按调查设计的对象分

(1)普查: 在特定时间、对特定范围内的所有个体进行全面调查。

目的: ①对某些疾病早发现、早诊断、早治疗; ②了解人群中疾病和健康状况的分布或制定某生物学检验标准。

普查的原则: ①所普查的疾病患病率不宜太低; ②检测手段和方法应简易而准确; ③有足够的人力、物力和财力进行调查。

(2)抽样调查

(3)典型调查

2. 按调查涉及的时间分

(1)按调查时间的顺序分: ①回顾性调查(如病例-对照研究); ②现况调查; ③前瞻性调查(如队列研究)、历史前瞻性调查。

(2)按时间的长短分: ①横断面调查; ②纵向调查。

3. 从抽取样本的方式分

(1)概率抽样调查

(2)非概率抽样调查

三、抽样的基本术语

1. 总体(population) 是指所研究对象的全体。组成总体的每个单位称为个体。总体既可以是指同类事物的全体,也可以是指满足某种要求的事物的全体。

例如: 研究某县农村居民的血压分布情况,此时该县全体农村居民的血压值是一个总体,而每个村民的血压值则是一个个体。

总体有研究总体和调查总体之分。研究总体是在理论上明确界定的个体集合体,是理论上的总体;而调查总体是研究者实际抽样样本的个体的集合体,是实际操作中的总体。实际调查的总体与理论上设定的总体会有所不同,总体越复杂,二者的差别越大。

此外,根据个体数目有限还是无限来划分,总体还可分为有限总体和无限总体。

2. 样本(sample) 样本与总体相对应,样本是从总体中抽取的一部分元素的集合,是总体中某些单位的子集。由于要从样本来推断总体的分布并进行各种分析,因此要求所选择的样本能最大程度地代表总体。

3. 抽样(sampling) 抽样是指从总体抽取部分个体的过程。根据抽样原则的不同,有不同的抽样方法。从一个总体中可以抽取出若干个不同的样本。

4. 抽样单位(sampling unit) 抽样单位是指被抽取样本中的一个或是一组元素,是收集信息的基本单位。总体中的每个个体只属于一个单位。抽样单位和构成总体的元素有时相同,有时不同。

在现场调查研究中,常用的抽样单位是人,也可以是一定类型的群体或组

笔记

织,如家庭、居委会、社区等。

5. 样本含量(sample size) 样本含量是指调查抽取的样本所包含观察单位的数目。

样本含量过大或过小都有其弊端,要正确估计样本含量,用最少的经费达到调查结果所要求的精度。

6. 抽样框(sampling frame) 抽样框又称抽样范围,它指的是抽样过程中所包含的所有抽样单位的名单。一个理想的抽样框应该与目标总体一致,应包括全部总体单位,也要尽可能利用与所研究变量相关的辅助变量的信息。

例如:欲从某村的所有村民中,抽取150名作为样本。则该村的全体村民的名单就是这次抽样的抽样框。

7. 参数值(parameter) 关于总体中某一变量的描述指标。

例如:某县村民的家庭人均收入、平均年龄、平均血压值。

8. 统计量值(statistic) 关于样本中某一变量的描述指标。

例如:从某县村民中抽取200名,计算得到的家庭人均收入、平均年龄、平均血压值。

9. 抽样误差(sampling error) 抽样误差是指样本统计值与被推断的总体参数值之差。抽样误差是抽样方法本身所引起的误差,由于总体中各观察单位之间存在个体差异,抽样误差是不可避免的,但是抽样误差的大小是可以控制的。

抽样误差是衡量样本代表性好坏的标准,抽样误差越小,说明样本的代表性越好;反之,则样本的代表性越差。

10. 置信水平(confidence level) 也称置信度,是指总体参数值落在样本统计值某一区间内的概率。置信水平反映的是样本统计量的精确度。在样本量相同的情况下,置信水平越高,置信区间越宽。

11. 置信区间(confidence interval, CI) 是指在一定范围的置信水平下,样本统计值与总体参数值之间的误差范围。

置信水平与置信区间的关系:

(1)置信水平反映的是抽样的可靠程度,而置信区间反映的是抽样的精确程度。

(2)在其他条件不变的情况下,置信水平越高,置信区间越大;置信水平越低,置信区间越小。对抽样的可靠性程度要求越高,抽样的精确性程度将越低;对抽样的可靠性程度要求越低,则抽样的精确性程度将越高。

四、抽样的过程

按照一定原则进行抽样时,抽样过程大致可分为以下几个步骤:

(一)界定总体

要明确总体的范围、内容和时间。调查研究内容的不同,对总体的限定也会有所不同。

(二)制定抽样框

根据界定的总体范围,收集总体中全部抽样单位的名单,列出名册或排序编号,以确定总体的抽样范围和结构。

例如:要从某大学的10 000名学生中抽出500名组成一个样本,则该学校10 000名学生的名册,就是抽样框。

抽样框的形式受总体类型的影响。简单的总体可直接根据其组成名单形成抽样框;但对构成复杂的总体,常常根据调查研究的需要,制定不同的抽样框,分级选择样本。当采取多级抽样时,则需制作多个抽样框。

抽样框要力争全面、准确,避免有重复、遗漏的情况发生,以提高样本对总体的代表性。例如:在对城市居民户的抽样中,会经常出现一户有多处住房的情况,这样很容易把同一户重复列入抽样框。

(三)选择抽样方法,确定抽样的精确性程度与样本规模

关于抽样方法的选择,将在下一节作详细介绍。

(四)样本量的估算

1. 样本量估算的意义　样本含量过大或过小都有其弊端。过小所得指标不稳定,用以推断总体的精密度和准确度差,检验的功效低,应有的差别不能显现出来,难以获得正确的研究结果,结论缺乏充分的依据。过大则会增加实际工作的困难,浪费人力,物力和时间,影响数据质量。因此,确定合适的样本规模是抽样设计中的一项重要内容。

2. 样本量估算的依据　欲事先估算现场调查所需的样本量,必须掌握三方面的信息:

(1)总体中个体的变异程度:常用标准差σ或者变异系数CV来反映个体间的变异程度。变异程度可以通过预调查的资料粗略估计。如果个体间变异程度小,则所需样本量也较少;反之,则所需的样本含量就较大。

(2)精度:通常用最大的相对误差ε反映精度的要求,ε是最终估计范围的半宽度与真值之比。精度要求越高,样本含量就越大。

(3)置信程度:通常用置信水平$(1-\alpha)$反映置信程度。α越小,置信水平越高。置信程度越高要求的样本含量也越大。

3. 样本量的估计方法　常用的有经验法、查表法和计算法。

经验法是根据以往的研究结果总结出的经验或别人研究的经验而确定的拟调查的样本例数。查表法是根据已知的条件查专门的样本例数估计表来确定样本含量。计算法是根据已知条件或确定的条件代入相应公式计算而确定样本含量。根据前述提供的三方面的信息,可以推出不同抽样方法估计样本含量的公式。本章不作详细介绍。

(五)实际抽取样本

在前述步骤的基础上,严格按照所选定的抽样方法和确定的样本量大小,从抽样框中抽取相应的抽样单位,构成调查样本。

(六)评估样本质量

主要对样本的代表性和偏差等进行评估,评估的主要标准是样本的准确性和精确性。前者是指样本的偏差,偏差越小,其准确性越高;后者是指抽样误差,误差越小,其精确性或代表性越高。

笔记

具体做法是：将可得到的反映总体中某些重要特征及其分布的参数值与样本中的同类指标的统计量值进行比较。若二者之间的差别很小，则可认为样本的质量较高，代表性较好；反之，若二者之间的差别十分明显，则表明样本的质量和代表性不高。此时，需要对前面的抽样步骤进行检查、修正，直到抽出质量较高、代表性较好的样本为止。

第二节　常用的抽样方法

一、抽样方法的分类

根据抽取样本的方式划分，可分为两类：

1. 概率抽样（probability sampling）　概率抽样又称随机抽样，是按照概率论和数理统计的原理从调查研究的总体中，根据随机原则进行抽样，排除人的主观因素，组成总体的每个单位都有被抽中的概率（非零概率）。概率抽样可以从数量上对总体的某些特征作出估计推断，可以避免样本出现偏差，样本对总体有很强的代表性。但操作比较复杂，花费的时间和经费较多。

概率抽样可以分为等概率抽样和不等概率抽样。不等概率抽样是指当总体中的个体有大小差异，而所要调查的标志变量又与其有密切的正相关关系时，在抽取样本之前给总体的每一个单元赋予一定的被抽中概率的抽样方法。

常用的等概率抽样方法有六种类型：单纯随机抽样（simple random sampling）、系统抽样（systematic random sampling）、分层抽样（stratified sampling）、整群抽样（cluster sampling）、多阶段抽样（multistage sample）和按规模成比例抽样（proportional probability to size, PPS）。

2. 非概率抽样（non-probability sampling）　非概率抽样又称非随机抽样，主要是依据研究者的主观意愿、判断或是否方便等进行的抽样（非随机的），使得组成总体的很大部分单位没有被抽中的机会（零概率），因此调查很容易出现倾向性偏差。在大规模的正式调查研究中一般很少用非概率抽样，常用于探索性研究或在研究的初期阶段。但对于一些无法确知总体的调查，可采用非概率抽样来抽出样本。

非概率抽样得到的资料不能计算抽样误差，因此一般不能进行统计推断，但能反映某类群体的特征，是一种快速、简易且节省的数据收集方法。

非概率抽样主要适用于以下情形：

（1）当对调查的总体不够清楚，或者总体太复杂，不适于采取随机抽样时，可采用非概率抽样来抽出样本；

（2）适用于经常性的调查和方便灵活的调查。

常用的非概率抽样方法有四种类型：偶遇抽样（accidental sampling）又称为便利抽样（convenience sampling）、立意抽样（purposive sampling）又称目的抽样或判断抽样（judgmental sampling）、配额抽样（quota sampling）和滚雪球抽样（snowball sampling）。此外，同伴推动抽样法（respondent driven sampling, RDS）也

是目前较常用的一种抽样方法。

概率抽样与非概率抽样两者的最大差别在于：概率抽样能够比较精确地给出样本的抽样误差，能够在相当的程度上确定样本对总体的代表性；而非概率抽样无法知道样本的抽样误差，无法判定样本的代表性，即使碰巧得到一个代表性较好的样本，也无法推断总体。

3. 概率抽样和非概率抽样方法的比较（表11-1）

表11-1　概率抽样和非概率抽样方法的比较

	概率抽样	非概率抽样
抽样原则	根据随机原则进行抽样，组成总体的每个单位都有被抽中的概率，客观性强	非随机抽出样本，主观性强
作用	以部分推断总体	研究总体的局部现象
误差的估计	能计算和判断抽样误差	不能计算和判断抽样误差
优点	科学规范，抽取的样本具有一定的代表性，可以从调查结果推断总体	省钱、省事、灵活方便；可以根据某些样本特征对样本进行控制，适用于小群体
缺点	费时、费钱、不够灵活方便；操作比较复杂	不够科学规范，有选择偏差，不能保证样本的代表性，不能推断总体

4. 根据抽取调查对象的具体方式不同，可将概率抽样与非概率抽样分为若干小类，具体分类如图11-1所示：

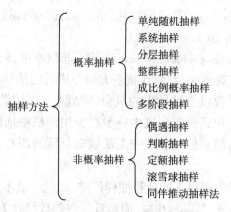

图11-1　抽样方法分类示意图

二、概率抽样

（一）单纯随机抽样（simple random sampling）

单纯随机抽样也称简单随机抽样，是最简单、最基本的抽样方法。保证总体中的每个可能的样本都有同等的被抽中的概率。

1. 抽样方法　具体做法是将调查总体的全部观察单位编号，按照抽签法或随机数法随机抽取部分观察单位组成样本。

（1）抽签法：抽签法就是把总体中的N个个体编号，把号码写在号签上，将号签放在一个容器中,搅拌均匀后,每次从中抽取一个号签,连续抽取n次,就得到一个容量为n的样本。

(2)随机数法: 利用随机数字表、随机数骰子或计算机产生的随机数进行抽样。

单纯随机抽样分为重复抽样和不重复抽样。在重复抽样中,每次抽中的单位仍放回总体,因此样本中的单位可能不止一次被抽中。在不重复抽样中,抽中的单位不再放回总体,样本中的单位只有一次被抽中的机会。

例如: 从某中学初一年级的某个班级的50名学生名单中采用抽签法抽取15名学生作研究对象。

优点: 操作简单,是最简单的抽样技术,均数(或率)及标准误的计算简便,有标准的统计公式。

缺点: 总体较大时,难于对总体中的个体一一编号。

2. 单纯随机抽样的样本量的估算方法

(1)连续型变量总体均数估计的样本量: 采用以下公式进行样本量的计算:

$$n=\left(\frac{Z_{\alpha/2}V}{\varepsilon}\right)^2 \tag{11-1}$$

其中: ε 为相对误差, V 为变异系数,即总体标准差与总体均数之比:

$$V=\frac{\sigma}{\mu} \tag{11-2}$$

(2)0~1变量总体概率估计的样本量: 采用以下公式进行样本量的计算:

$$n=\frac{Z_{\alpha/2}^2(1-P)}{\varepsilon^2 P} \tag{11-3}$$

其中: ε 为相对误差, V 为概率 P 的变异系数:

$$V=\frac{\sqrt{p(1-p)}}{P} \tag{11-4}$$

(二)系统抽样(systematic sampling)

又称机械抽样或等距抽样,先将总体的全部观察单位按与研究现象无关的特征顺序排列,并编号,根据需要的样本含量大小,按照事先规定的某种规则抽样。其中最常采用的是等距离抽样,即根据总体单位数和样本含量的要求计算出抽选间隔,然后随机确定起点,每隔相同的间隔机械地依次抽取一个个观察单位组成样本。

1. 抽样方法

(1)先将总体从1~N相继编号,并按以下公式计算抽样距离:

$$抽样距离 k= N/n \tag{11-5}$$

式中N为总体单位数,n为样本含量。

(2)确定抽样起点: 抽样起点的选定有多种方式,通常是在顺序为1,2,3, …,i…,k个单位中随机取一个单位i作为抽样的起点。

笔记

当总体单位N为奇数时,可按R=(K+1)/2算出R值,就按某一部分的第R个单位作为抽样起点;

当总体单位N为偶数时,则按R=(K+2)/2算出起点位置。

(3)将抽样起点作为样本的第一个单位,接着取i+k、i+2k···,直至抽够n个单位为止(图11-2)。

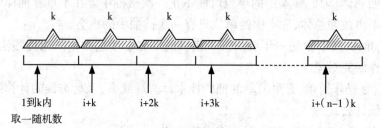

图11-2　系统抽样示意图

例如:在1000户居民中随机抽取200户作样本,抽样距离为50,随机确定起点为门牌号10,即按10、60、110、160、···的门牌号抽取所需观察单位组成样本。

优点:易于理解,简便易行;抽出的单位在总体中是均匀分布的,且抽取的样本数可少于单纯随机抽样。

缺点:是当总体的观察单位按顺序有周期趋势或单调增(或减)趋势时,容易出现周期性偏差,降低样本的代表性。此外,未使用可能有用的抽样框辅助信息抽取样本,可能导致统计效率偏低。

2. 系统抽样的样本量的估算方法　可按单纯随机抽样的办法来估计参数和估算样本量。

(三)分层抽样(stratified sampling)

先将总体全部观察单位按某种特征分为同质的、互不交叉的层(或类型),再从每层(或类型)中独立抽取一定数量的观察单位,将各层次取出的观察单位合在一起组成样本。

分层的标准有三种:

1. 以调查所要分析和研究的主要变量或与其高度相关的变量作为分层的标准;

2. 以增加层内的同质性和层间的异质性、突出总体内在结构的变量为分层变量,即每一层内的个体变异越小越好,层间变异越大越好。该方法适用于总体情况复杂,各单位之间差异较大,观察单位数较多的情况;

3. 以那些有明显分层区分的变量作为分层变量。

例如:调查某县农村居民高血压的患病情况,可按乡镇经济状况分层,然后在各个乡镇再随机抽取所需观察单位,将各乡镇抽取的观察单位组合成样本。

各层样本数的确定方法有3种:

1. 分层定比　即按比例分层抽样,根据各种类型或层次中的单位数占总体单位数的比重来抽取子样本的方法。各层的样本数与该层总体数的比值相等。

例如:样本含量n=100,总体N=1000,则n/N=0.1,即为样本比例,每层均按这个比例确定该层的样本数。

2. 奈曼法　即各层应抽取的样本数与该层的总体数及其标准差的乘积成正比。

3. 非比例分层抽样　非比例抽样又称分层最佳抽样,是根据各层基本单位标准差的大小,来确定各层样本数的抽样方法。有的层次在总体中的比重太小,其样本量就会非常少,为使该层的特征在样本中得到足够的反映,可人为地适当增加该层的样本数在总体样本中的比例。

采用非比例分层抽样,确定各样本含量的计算公式如下:

$$n_i = n \frac{N_i S_i}{\sum N_i S_i} \tag{11-6}$$

式中: n_i: 第i层应抽出的样本数; n: 样本总数; N_i: 第i层的调查单位数; S_i: 第i层调查单位的样本标准差。

如果要用样本资料推断总体时,则需要先对各层的数据资料进行加权处理,调整样本中各层的比例,使数据恢复到总体中各层实际的比例结构。

优点: 分层可以提高总体指标估计值的精确度,样本具有较好的代表性。在样本量相同的情况下,其精度高于单纯随机抽样和系统抽样。便于对不同层采用不同的抽样框和抽样方法;可以对不同层进行独立分析。

缺点: 要求能提供高质量的、能用于分层的辅助信息;抽样误差的估计比单纯随机抽样和系统抽样复杂。

分层抽样的样本量的估算方法:

(1)连续型变量总体均数估计的样本量

当各层的抽样比例相等时:　$\dfrac{n_i}{N_i} = \dfrac{n}{N}$ \tag{11-7}

其中: N为总样本量。

或将总样本量按比例分配到各层,权重为各层的相对大小:

$$W_i = \frac{N_{hi}}{N} \tag{11-8}$$

$$n_i = n W_i = n \left(\frac{N_i}{N} \right) \tag{11-9}$$

(2)0~1变量总体概率估计的样本量

样本量的计算公式同11-3。

(四)整群抽样(cluster sampling)

整群抽样是先将调查总体按一定标准划分成若干群或集体,然后以群或集体为单位按随机的原则从总体中抽取若干群或集体,并对抽中群的所有单位都进行调查。"群"的大小有一定的相对性,可以是县、乡、镇、村、区等自然区划,也可以是人为划分的一定人群。划分群时,每群的单位数可以相等,也可以不等,但一般相差不要太大。

对单个群的抽取可采用单纯随机抽样、系统抽样和分层抽样的方法。整群

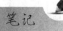

笔记

抽样适用于群间差异小、群内个体差异大的群体。特别适合于总体抽样框难以确定的情况。

整群抽样与前几种抽样方法的最大区别在于,它的抽样单位不是单个的个体,而是成群的个体。

整群抽样的步骤:

1. 确定分群的标准 例如:调查某县村民的慢性病患病情况,可先按乡镇分群。

2. 将总体按确定的标准分为i个互不重叠的群。

3. 根据各样本量,确定应该抽取的群数。

4. 采用单纯随机抽样、系统抽样和分层抽样的方法,从i群中抽取确定数量的个体或单元,并对抽中群的所有单位都进行调查。

优点:简便易行,便于组织,节省费用,容易控制调查质量。

缺点:样本分布比较集中,代表性相对较差。在样本例数一定时,其抽样误差大于单纯随机抽样。

注意:分层抽样与整群抽样的区别。

分层抽样要求各子群间的差异较大,而子群内部的差异较小;整群抽样要求各子群间的差异较小,而子群内部的差异较大。

整群抽样的样本量的估算方法:

可按单纯随机抽样的计算公式来估算样本量。

对于均数或总和的估计,变异系数V反映的是群与群间的变异性。

$$V = \frac{\sigma_x}{\mu_x} \qquad (11-10)$$

其中,σ_x^2是以群为单位X的观察值之间的方差,μ_x是以群为单位的均数。

(五)按规模成比例抽样(proportional probability to size,PPS)

按规模成比例抽样是一种使用辅助信息,使得每个单位均有按其规模大小成比例的被抽中概率的一种抽样方式。PPS抽样是不等概率中最常用的一种方法,其抽选样本的方法有汉森-赫维茨方法、拉希里方法等,其特点是规模大的被抽取的机会大,总体中每个个体被抽中的概率与该个体的规模成正比。其具体做法是,对规模大小不等的子群采用不等概率抽样,大子群中样本抽选的概率大,而小子群中样本抽选的概率小。

例如:在进行某县村民的慢性病调查时,由于村子人口数的差异较大,为使抽取的村子具有较好的代表性,一般应抽取人口数较大的村子进行调查。此时可根据PPS抽样方法抽取村子,使得人口数多的村子被抽取的机会大。

具体操作步骤如下:

以某县为例,全县人口数100 000人,共90个村子,采用PPS抽取30个村子进行调查。

①将全县各乡(镇、街道)每个乡内的行政村(居委会)依次排序并列出各村人口数。编制"村级抽样单位选定表",列出各备选抽样单位(村)的人口数和累

积人口数。

表11-2 某县村级抽样单位选定表

村子编号	村名	人口数	累积人口数	选定抽样单位
1		1000	1000	
2		1500	2500	1
3		1100	3600	
4		2000	5600	2
5		1400	7000	
6		2100	9100	
…		…	…	
90		1000	100000	

② 计算组距

组距 = 累积人口数 / 30组 = 100 000 / 30 =3333

③ 确定第1个被抽样单位。根据计算的组距为3333,可从随机数表0001~3333随机选择一个4位数,例如随机数1005,小于表中编号2的那个村的累积人口数,且大于前一组的累积人口数,说明该数含于编号2组中,因此编号2的那个村即定为第1个被抽样单位。

④ 确定第2~30个被抽样单位。

用随机数+组距×(N−1),可确定第N个被抽样单位(N为2~30)。如随机数1005 + 组距3333 ×(2−1)= 4338,该数含于编号4组中。故编号4的那个村为第2个抽样单位,余类同。

⑤ 确定调查户。

优点:1. 使用了辅助信息,减少抽样误差,可以提高抽样方案的统计效率;

　　　2. 总体中含量大的部分被抽中的概率也大,可以提高样本的代表性。

缺点:1. 对辅助信息要求较高,方差的估计较复杂;

　　　2. 如果研究指标与规模无直接关系时,不适合采取这种方法。

知识拓展

概率抽样可以分为等概率抽样和不等概率抽样。不等概率抽样是指当总体中的个体有大小差异,而所要调查的标志便利又与其有密切的正相关关系时,在抽取样本之前给总体的每一个单元赋予一定的被抽中概率的抽样方法。不等概率抽样也可以同样分为简单不等概率抽样(即通常所讲的不等概率抽样)、分层不等概率抽样、不等概率整群抽样、不等概率系统抽样和多阶段不等概率抽样。在抽样的基本问题上,往往只讨论无偏估计下的等概率抽样问题,而没有对等概率和不等概率下各种总体推估方式与样本抽选方式相结合形成的多种抽样方法进行研究比较,从而使人们在实践中无法对抽样方法进行最优的选择。

笔记

（六）多阶段抽样（multistage sampling）

多阶段抽样也叫分段抽样或多级抽样,把抽样过程分成若干个阶段进行。当样本例数确定后,多阶段抽样可以提高精度。根据具体情况,在不同阶段或同一阶段可采用不同抽样方法。适用于总体规模特别大或抽样调查的面特别广,没有一个包括所有总体单位的抽样框,或总体范围太大,无法直接抽取样本等情况,可以相对节省调查费用。多阶段抽样实质上是分层抽样与整群抽样的有机结合(图11–3)。

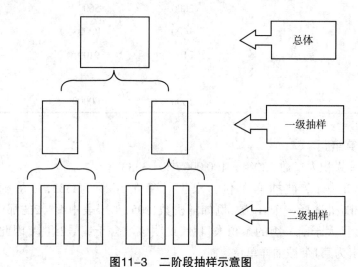

图11–3　二阶段抽样示意图

例:调查某县村民的糖尿病患病情况,可采用多阶段抽样方法。

第一阶段:首先将该县的所有乡镇根据人均国民生产总值经济收入状况划分为好、中和差3个等级;从3个等级中分别随机抽取1个乡镇;

第二阶段:对抽取的每个乡镇采用PPS抽样方法随机抽取3个村子进行调查;

第三阶段:采用整群抽样的方法,对抽取村的所有村民进行调查。

优点:便于组织抽样,抽样方式灵活,有利于提高抽样的估计效率。

缺点:抽样较为麻烦,每级抽样时都会产生误差;样本对总体的估计比较复杂。

需要注意的是,在实际工作中,一个调查方案常常不只局限于使用某一种抽样方式,而应根据研究时段的不同,采用多种抽样方法的组合,为实现不同的研究目的。

在同等条件下,减少多段抽样误差的方法是:适当增加开头阶段的样本数而相对减少后面阶段的样本数。

三、非概率抽样

（一）偶遇抽样（accidental sampling）

又称为便利抽样（convenience sampling）或自然抽样,指调查者根据实际情况使用对自己最为便利的方式来选取样本。抽样是随意的、完全按调查者的意愿选取。偶遇抽样基本理论依据是,认为被调查总体的每个单位都是相同的,因此把谁选为样本进行调查,其调查结果都是一样的。

适用范围: 1. 适用于同质总体。

2. 可以在探索性研究中使用。

3. 适用于非正式的探测性调查,或调查前的准备工作。

例如: 为了调查某市的公交车服务情况,研究者到离他们最近的公共汽车站,把当时正在那里等车的人选作调查对象。

优点: 方便、灵活、省钱,简便易行,能及时取得所需资料。

缺点: 样本的代表性差,有很大的偶然性,结果不够可靠,不能用偶遇抽样得到的样本来推断总体。

(二)判断抽样(judgment sampling)

又称立意抽样法、目的抽样法,指根据调查人员对总体的了解和经验,从总体样本中选择那些被判断为最能代表总体的单位作样本的抽样方法。判断抽样法要求调查人员对自己的研究领域十分熟悉,对调查总体比较了解。判断抽样的样本代表性如何,完全凭调查者本身的知识、经验和判断能力而定。

判断抽样有两种做法: 一种是由专家判断而有目的地抽取他认为"有代表性的样本"。一般选取在调查总体占多数的单位中挑选出来的样本,或在调查总体中挑选出来的能代表平均水平的样本。另一种是利用统计判断来选取样本,即利用调查总体的全面统计资料,按照主观设定的某一标准来选取样本。

例如: 在现场调查的问卷设计阶段,调查者会有意地选择一些观点差异较大的人(偏离总体平均水平)作为判断样本,以确定问题答案的选项。

典型调查是判断抽样的特例。

适用范围: 总体的构成单位差异较大而样本数又很小,同时设计调查者对总体的有关特征具有相当的了解的情况。如果判断准确,这种方法有可能取得具有较好代表性的样本,但这种方法受主观因素影响较大。

优点: 挑选样本简便、及时,操作成本低。因为是按照调查人员的需要来选定样本,所以较好地满足了特殊的调查需要。

缺点: 该类抽样结果受调查人员的倾向性影响大,一旦出现主观判断偏差,则易引起抽样偏差; 不能直接对调查总体进行推断。

(三)定额抽样(quota sampling)

定额抽样又称配额抽样,是指调查人员将调查总体按某种特征分类或分层,将总体分为若干类,按一定比例在各类中分配样本单位数额,在配额内任意抽选样本的抽样方式。其抽样时并不遵循随机原则。

定额抽样是事先确定每层的样本量,再在每层中以判断抽样的方法选取抽样个体。

适用范围: 适用于调查者对总体的特征具有一定的了解而样本数较多的情况。

优点: 费用低,易于实施,能满足总体比例的要求。

缺点: 定额的比例必须精确,但由于最新的关于总体性质变化的信息并不容易得到,容易掩盖不可忽略的偏差。

例如:某高校有5000名学生,其中男生占30%,女生占70%;文科学生和理科学生各占20%和80%;一年级、二年级、三年级、四年级学生分别占30%、30%、20%和20%。现采用定额抽样方法按照上述三个变量抽取一个规模为1000人的样本。

依据总体的构成和样本规模,我们可得到下列定额表:

男生(300)								女生(700)							
文科(60)				理科(240)				文科(140)				理科(560)			
年级 一	二	三	四	一	二	三	四	一	二	三	四	一	二	三	四
人数 18	18	12	12	72	72	48	48	42	42	28	28	168	168	112	112

定额抽样和分层抽样的区别:

1. 相同点　定额抽样和分层抽样都是事先对总体中所有单位按其属性、特征分类;例如按性别、年龄、文化程度等分类。然后按各个类别来分配样本数额。

2. 区别　分层抽样是按随机原则在层内抽选样本,而配额抽样则是由调查人员在配额内主观判断选定样本。

(四)滚雪球抽样(snowball sampling)

滚雪球抽样是由Goodman 于1961 年提出来的,是链式推举法(chain referral samples)的一种。

滚雪球抽样以少量样本为基础,先随机选择一定数量的被访者作为种子(seeds),并对其实施访问,再根据他们提供的线索选择此后的调查对象,逐渐扩大样本的规模,如同滚雪球一样,可以找到越来越多具有相同性质的群体成员,直至找出足够的样本。

滚雪球抽样在寻找某些特殊的研究对象时非常有用,如酗酒者、性工作者、药物滥用者等。因为这些个体一般不愿意让人们了解他们,比较难以找到,但他们之间往往有一定的联系。

例如:对吸毒人员的调查。可通过当地居委会找到几个吸毒人员进行调查,再通过他们介绍其同伴或朋友,从而逐渐扩大调查的样本规模。

适用范围:此法适用于对调查总体不甚清楚的情况,常用于探索性的实地研究,特别适用于对小群体关系的研究。

优点:可以根据某些样本特征对样本进行控制,适用寻找一些在总体中十分稀少的人物。

缺点:滚雪球抽样初始种子的选择并不能做到随机选择,存在偏倚,不能保证样本的代表性。其次,调查倾向于一些愿意合作的调查对象,如果初始对象是一些志愿者,造成的偏倚会更严重。

(五)同伴推动抽样(respondent driven sampling, RDS)

对于具有一定隐蔽性的人群(hidden populations)或难以接近性的人群(hard- to- reach populations),比如注射吸毒者、男男性接触者、性工作者和嫖客,无法获得所需的抽样框架。另外,此类人群由于其行为具有非法性或可能受到歧视,出于隐私考虑而不愿意合作或拒绝接受调查。前述的滚雪球抽样需要从目标人群中随机选择参与者,而这在难以接近人群和隐蔽人群中是很难实现的。

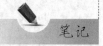
笔记

同伴推动抽样（RDS法）与经典的滚雪球法相似,由Heckathorn和Broadhead于1994年和1995年在美国康涅狄格州和俄罗斯雅罗斯拉夫尔市的注射吸毒人群中改良而成,主要是对难以接近人群和隐蔽人群的调查研究所采用的抽样方法。RDS法不需要随机选择最初的参与者（种子）,也不要求参与者提供他们所介绍的同伴的个人信息,只要动员同伴加入研究即可。抽样过程从种子的选取开始,由种子介绍他的同伴加入研究群体,被介绍的人又继续介绍其同伴,逐渐扩大样本的规模,如同滚雪球一样,直到研究人员认为继续调查不再能获得新的信息或者已经达到预期的样本量时就停止。样本的组成与种子的特征无关。

RDS法要求每个人只能推举一定数量的同伴（一般为3~5名）,同时统计每个推举人所认识同伴的数量（network size）,从而可以计算每个同伴被抽取的概率,因此认为是一种近似概率抽样。由于每个人推举同伴的数量受到限制,可以使得推举链得以延长,使不同特征的同伴能被抽中,避免了由于人群特征相似性而造成的偏倚。

RDS法的实施步骤:

1. 准备阶段　对调查人群展开初步了解,如人群的规模、特征、活动区域和场所,便于下一步工作的开展。

2. 定义目标人群　开始调查前应明确界定调查人群,对其性别、年龄范围、行为特征等给出明确定义。

3. 种子的选取　种子的选取要考虑种子在调查人群中的社会地位、知名度、社交能力、沟通能力等。种子可以是一个或多个,选择多个种子可以加快调查的速度,种子的多少可以在调查中随时调整。

4. 确定样本含量　RDS法是一种近似概率抽样,可采用概率抽样的样本含量估计方法进行估算。在估计样本量时,也可以借鉴其他针对同类人群的研究结果。

5. 发放联系卡　联系卡是用来收集样本人群信息的重要工具,是明确介绍人和被介绍人之间关系的重要枢纽,研究人员通过卡片上的编码识别他们之间的相互关系。

6. 调查研究阶段　由种子开始,研究者对每个参与者进行访谈。为了促进样本的收集,在每次访谈结束后,均给予参与者一定的报酬。参与者每介绍一个合格的研究对象加入研究,将再次获得一定的报酬。这样每个参与者都能得到两次报酬,称之为双重激励机制。

RDS法从一个或多个种子开始,种子将联系卡发给其认识的一定数额的同伴,介绍其加入研究群体,被介绍的人又继续介绍其同伴,逐渐扩大样本的规模,如同滚雪球一样。经过4~5层抽样后,所得样本人群主要特征指标的构成趋于稳定,推举链再延长也不会改变这种构成,即达到了"平衡性"。是否达到平衡性是评价调查样本是否具有代表性的关键指标。一般选用调查对象的特征变量（如性别、年龄等）的构成作为基本评价指标,在RDS法实施过程中不断观察上述变量的变化,当这些变量达到一定稳定数值并随着推举链的延长不再发生变化时,即可停止调查。

7. 资料收集和分析　资料收集包括参与者的个人基本信息（如性别、年龄、

笔记

文化程度等)、参与者介绍的同伴数量、参与者与介绍人的关系等。

RDS 法收集的资料有用于管理和数据分析的专门软件进行分析,一般采用Heckathorn等开发的RDSA T 软件。

RDS 法的优点:

(1)RDS 法调查费用低、工作量较小、现场易于操作;

(2)RDS采取双重激励机制,能提高招募的效率;即使种子数量很少也可以产生足够大的样本量,降低了志愿者效应引起的偏倚;

(3)RDS 法要求由同伴招募调查对象,可能调查到调查人群中那些相对隐匿的对象,可保护调查人群的隐私,减少了招募过程中拒绝参加的比例;

(4)作为一种近似概率抽样方法,RDS 能够由收集到的样本信息估计出近似的人群构成,可以对抽样的总体作出点估计和区间估计。

RDS 法的缺点:

(1)预抽样的人群理论上必须足够大才能应用同伴推动抽样;

(2)调查人群之间必须存在已有的社会网络关系,但组内成员间在社交和地域上的相似性将会影响到参与者从社会关系网中抽取同伴的方式;

(3)联系卡发出后调查对象参加调查的时间难以控制;

(4)没有考虑到测量误差。

知识拓展

针对难以接近人群(hard- to- reach populations)和隐蔽人群(hidden populations),传统抽样方法(如社区入户调查)并不适用。目前对这些人群常用的抽样方法有滚雪球抽样、以机构为基础的抽样(从不同的机构招募难以接近人群和隐蔽人群,选择恰当的机构进行调查,主要针对一些进行非法活动的人群如吸毒、卖淫嫖娼等人群)、目标抽样、关键知情人抽样、时间地点抽样和同伴推动抽样(RDS法)等。开展对难以接近人群和隐蔽人群的调查研究,所获得的结果的真实性、代表性和可解释性问题,对此选择恰当的抽样方法非常重要。

RDS 法的调查资料需用RDSA T 软件(同伴推动抽样分析工具)分析,该软件可以从http :// www.respondentdrivensampling. org/ 下载,目前仅有英文版。

本 章 小 结

本章介绍了抽样的基本术语、抽样的过程和常用的抽样方法,并对概率抽样和非概率抽样方法的适用范围和区别进行了比较。重点介绍了概率抽样的4种基本等概率方法(单纯随机抽样、系统抽样、分层抽样、整群抽样)和不等概率抽样方法(PPS抽样),以及非概率抽样的4种常用方法(偶遇抽样、立意抽样、配额抽样和滚雪球抽样)。此外,还介绍了针对难以接近人群和隐匿人群的同伴推动抽样法。对不同抽样方法的优缺点进行了归纳比较。

笔记

关键术语

总　　体	单纯随机抽样
population	simple random sampling
样　　本	系统抽样
sample	systematic random sampling
抽　　样	分层抽样
sampling	stratified sampling
抽样单位	整群抽样
sampling unit	cluster sampling
样本含量	多阶段抽样
sample size	multistage sample
抽 样 框	按规模成比例抽样
sampling frame	proportional probability to size, PPS
参 数 值	非概率抽样
Parameter	non-probability sampling
统计量值	偶遇抽样
statistic	accidental sampling
抽样误差	配额抽样
sampling error	quota sampling
置信水平	滚雪球抽样
confidence level	snowball sampling
置信区间	同伴推动抽样法
confidence interval, CI	respondent driven sampling, RDS
概率抽样	
probability sampling	

讨论题

在实际工作中,如何选取合适的抽样方法?

提示:选取样本的方法较多,究竟采取什么样的抽样方法主要取决于研究目的,其次还要根据研究的经费多少来确定抽样方法。

思考题

1. 概率抽样与非概率抽样的区别是什么? 其适用范围是什么?

2. 常用的概率抽样方法有哪些? 各有什么优缺点?

3. 常用的非概率抽样方法有哪些? 各有什么优缺点?

(蔡　乐)

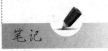

笔记

第十二章

卫生统计方法在卫生管理科研中的应用

学习目标

通过本章的学习,你应该能够:

掌握 综合评价方法的概念、特点、一般步骤;综合评价指标筛选原则、方法

熟悉 层次分析法、TOPSIS法和秩和比法的基本思想和计算基本步骤

了解 统计学的研究内容和研究方法类型

章前案例

　　统计思维,如同读写能力一样,总有一天会成为讲求效率的公民所必需的本领。

——[英]H·G·威尔斯

　　在科学研究中,由于存在随机现象,结果有其不确定性。例如,某年某地某传染病流行,抽样调查发现,接种疫苗的5000人中只发生1例病例,而在未接种的5000人中,发生了6例病例。据此你能否立即下结论,预防接种有效?其实,由于疫苗预防效果的不确定性,即使再分别抽样调查5000人,病例发生数有可能不同。这时我们需要考虑抽样误差的作用,并进行假设检验,才能得到合理的结论。由此可见,卫生统计学方法对科学研究包括卫生管理科学研究有重要意义,是卫生管理专业学生必须掌握的基本知识。

第一节　卫生统计学的主要内容和分类

　　卫生统计学是应用概率论、数理统计学基本原理和方法,与医学相关学科相结合而产生的应用学科。卫生统计学是统计学在公共卫生、预防医学和卫生管理等多个专业中的应用,其主要目的是通过科学的设计、搜集、数据清洗和分析,对卫生领域中的事件进行描述和推断,进而揭示医学现象背后隐藏的客观规律,指导医疗卫生实践。它是一门应用性很强的交叉学科,是进行科学研究必需的重要手段。20世纪70年代以来,国际上兴起了对医务工作者,特别是临床医师进行继续教育的培训计划,称为设计、测量和评价。其核心内容是应用卫生统计学的原理和方法,引导专业人员正确查阅文献资料、正确开展科研工作、正确的总结工作经验。卓有成效的工作引起了医疗卫生界的广泛关注,促进了统计学与医学更广泛、深入的联系。近年来,随着计算机技术的发展,日益扩大了传统的和先进的统

计技术的应用领域,促使统计科学和统计工作发生了革命性的变化。而统计科学的发展也促进医学研究理论和实践的深度、广度不断扩大,实验性研究、观察性研究的方法愈加复杂、精细。进入21世纪后,卫生统计学更是受到了前所未有的重视,但也遇到了新的问题和挑战。比如,传统的设计模式很难显示疾病的遗传规律,艾滋病研究中捕获–再捕获等新的抽样和估计方法,还有伴随着分子生物学技术和基因芯片技术的发展,数据挖掘等分析逐渐成为了研究人员的技术难题。

统计学方法很多,在科研中的应用也日益深入和广泛,简述其主要内容和任务有如下几个方面,需要详细了解卫生统计学的基本理论和应用,请阅读专业的参考书籍。

一、卫生统计学的主要内容

(一)科研设计

在医学科研设计时,需要从专业和统计学的两个角度考虑,全面设计,才能够用合理的人力、物力和时间取得可靠的研究结果,科学可行地解决所研究的问题。在研究设计阶段能否正确应用统计学已成为衡量该项研究是否具有科学性的重要标志。

(二)统计描述和参数估计

统计描述是对调查、观察或实验结果进行统计学描述,手中所掌握的资料大部分是样本信息,如平均数、频率等。更重要的是通过样本信息,来估计总体中相应的统计指标,即参数估计。这一步骤称为统计推断。

(三)假设检验

假设检验也是统计学推断的主要内容之一。依据资料性质和所需解决的问题,建立统计假设,然后采用适当的检验方法,参照假设检验水准来判断概率的大小,说明样本是否支持原假设,确定该假设是否拒绝或不拒绝。

(四)联系、分类、鉴别和监测等研究

1. 在疾病的防治工作中,经常要探讨各种现象数量间的联系,寻找与疾病关系密切的因素。

2. 对多种检查结果进行综合评定,探讨疾病的分类分型、计量诊断、选择治疗方案。

3. 对某些疾病进行预测预报、流行病学监督。

4. 对药品制造、临床检验结果等作质量控制。

5. 需要了解人们的生活质量。生存资料的分析、医学人口学研究以及计划生育研究等诸多领域。医学统计学,特别是其中的多元分析,为解决这些问题提供了必要的方法和手段。

统计工作最根本的原则是实事求是,如实反映情况。因此,在科研工作中必须养成严肃认真的科学作风和良好的科研道德。

二、卫生统计学方法的分类

根据数理统计学的原理及方法的应用条件,人们在选择统计方法时,必须遵

笔记

循这些基本原理,反之将得出错误的结论。

1. 参数统计　凭个人经验或总结他人的结论或有关规定等,一部分统计数据是服从某一特定分布。如人群中一部分生理学指标服从正态分布、生物现象中的性别分布和血型分布是二项分布和四项分布(多项分布)。在已知总体分布类型的前提下,可选用参数统计方法。如对统计量作t检验、方差分析等。

2. 非参数统计　在不明总体分布类型的条件下,进行抽样研究,可选用非参数统计方法。这类方法计算简便,且方法种类繁多,特别是在各种业务统计中被广泛采用,但也损失少量信息。这些方法包括卡方检验、秩和检验等。

3. 多元分析　多元分析又称多因素分析,是研究多因素和多指标问题的一种统计分析方法。影响人体生理、病理变化和疾病发生发展过程的因素很多,而这些因素之间常有交互作用。主要应用在:

(1)某种疾病是否发生,取决于致病源、环境条件及机体状况等许多因素。

(2)根据病人的症状、体征及检验结果做疾病诊断。

(3)根据治疗情况及机体状况确定疾病预后。

(4)根据某些医学和生物学现象的许多生物学特征来确定分类。

以上各类复杂问题可应用多元分析法来处理。用多元分析法来研究医学问题,不仅可以同时考虑多个因素对人体生理、病理变化及疾病发生发展的影响,还可以分析各因素间的相互作用。多元分析的方法很多,医学统计学常用的有多元线性回归、多元线性相关、逐步回归、Cox回归、Logistic回归、判别分析、聚类分析、因子分析等。

多元分析涉及的数学知识较多,计算量较大。用计算机统计软件处理这类复杂问题往往得心应手。要应用这些方法时,请查阅卫生统计学教材或者参考书,与统计学专业人员协作进行分析。

第二节　卫生事业管理常用的统计方法

卫生统计学是进行医学科学研究所必需的重要手段,在现代医疗卫生事业管理中有着广泛的用途。实践证明,卫生统计学是制定医疗卫生事业发展战略、发展计划以及疾病预防对策的重要手段,也是医疗卫生事业宏观管理和微观控制的科学方法,已经成为提高科学管理水平的重要保证之一。卫生统计学在现代管理的各个环节如计划(决策)、组织实施、反馈、控制等都形成了一系列的统计方法,为我国医疗卫生事业管理的科学化做出了积极的贡献。尤其是电子计算机及其网络的广泛应用与现代多元统计方法的结合,有力地推动了我国医疗卫生事业管理科学化、现代化的进程。下面就常见现代统计学方法在医疗卫生事业管理领域中的应用做简要介绍。

一、投入－产出分析法

(一)概念

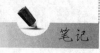

投入–产出分析法是一种数量经济学分析方法,也就是利用投入产出综合平

衡经济数学模型,把国民经济各部门之间、各部门内部或企业内部各组织之间生产和消费相互依据的各种经济活动的数量关系描述出来,并进行投入产出的计量分析预测。

（二）作用

投入–产出分析法在卫生事业管理中主要有如下作用:

1. 可作为制定卫生事业结构调整计划和预测的依据。

2. 正确反映出卫生相关部门间的关系。投入–产出分析法主要是通过一张纵横交叉的表格,描述卫生各相关部门间内部各服务及产品之间错综复杂的联系,能够从生产、消耗和分配、使用等多个方面来反映卫生事业的整体运作过程,同时反映卫生领域服务价值形成过程和使用价值运动过程。

3. 可据此进行数量分析和核算。可以用投入–产出表中的各种系数,直接对卫生服务生产、经营和消耗的过程进行数量分析、平衡核算和计划计算。

4. 有助于推动卫生事业管理现代化。投入–产出分析法与现代数学方法和电子计算机技术紧密结合在一起,既可提高分析预测精度,又能推动电子计算机技术在卫生事业管理领域的运用和发展。

投入–产出分析法在卫生事业管理领域的应用非常广泛,是目前较为活跃的统计方法。例如,通过调查某地区不同类别公立卫生机构的投入与产出状况,分析投入与产出的现状,从而了解各卫生服务机构的运作效率; 评价各类科研课题的经费投入、课题人力投入与课题产出情况,分析各类课题产生的效果和效益。

二、关键路径/临床路径法

（一）概念

关键路径法是美国杜邦公司1957年提出的用网络图判定计划的一种管理技术,目前得到了广泛应用,成为管理学的基本技术之一。所谓关键路径是指完成一项复杂活动的关键性步骤,它对完成整个活动起到决定性作用。关键路径法就是确定关键性步骤的分析方法,对资源、费用和时间的分配起着重要作用,而且能够反映工作质量和工作的运行状况。

（二）作用

主要用在项目管理中的进度控制。简单地说,在项目的网络图中,从项目开始到项目完成有许多条路径可以实施,当最长(花费时间最多)的路径完成之后,项目才结束。而这条在整个网络图中最长的路径就是关键路径。

目前在卫生领域特别是在医院,关键路径法逐渐被广泛采用。为了加强病例管理,提高疾病的诊治疗效,降低医疗成本,使医院能更加有效地利用有限的卫生资源,医学及管理学人员于20世纪90年代推出了质量效益型医疗管理模式——临床路径。临床路径是指医疗健康机构的一组多学科专业人员(包括医师、临床医学专家、护士以及医院管理者等)共同制定的、针对某一特定的疾病或手术的、标准化的照顾计划。实施临床路径可以促进各专业协作配合,确保治疗和护理的连续性,使患者得到最佳的服务,同时有利于服务质量的持续改进,保证资源合理及有效的使用,减少医疗资源的浪费,缩短住院时间,降低医

笔记

疗费用。

临床路径是一种新的医院管理模式,它可以提高医院的运行效率,提高医护质量,降低医疗费用。在日本、英国、德国、新加坡等多个国家和地区陆续实施了临床路径。随着我国医疗保险制度的推进,临床路径也将被重视。我国的临床路径管理工作于2009年12月开始试行,各试点医院在试点的专业和病种中积累了很多经验,取得了一定的成绩,但临床路径的实施还属于探索阶段。

三、综合评价法

(一)概念

综合评价是指利用一定的统计指标体系,采用特定的评价模型和方法,对被评价对象多个方面的数量特征进行高度的抽象和综合,转化为综合评价值,进而确定现象的优劣、类型或对现象进行排序的一种统计方法。所以综合评价方法就是综合考察多个有关因素,依据多个有关指标进行总体评价的方法。

(二)作用

综合评价在卫生管理学领域主要应用于卫生政策评价、卫生经济评价和综合效益评价。在应用中,三者往往结合在一起,对医疗卫生政策、措施、医疗单位的管理水平、科研成果等的优劣给予评价,以决定取舍。

详细的综合评价理论和方法,请阅读下节内容。

> **知识拓展**
>
> 在医疗卫生事业管理中预测、决策和质量管理等环节,卫生统计学还形成了许多统计方法。卫生管理统计预测方法主要有移动平均数法、趋势预测法、指数平滑法、回归预测法等。决策的理论和方法主要有贝叶斯分析、极小极大分析、序贯分析等。质量管理统计方法常见有树状图、特性因图、控制图、正交试验等。

第三节 综合评价概述

所谓评价,就是通过对照某些标准来判断观测结果,并赋予这种结果以一定的意义和价值的过程。考虑单个因素的评价易于实现,只要分别依据该因素给研究对象一个评价等级或分数,依等级或分数高低,便可排列出优劣顺序。但是,在医疗卫生管理实际工作中,由于复杂的状况,并同时受多种因素的影响,必须综合考虑多个有关因素,依据多个有关指标进行评价,排除优劣顺序,这就是所谓的综合评价。

一、综合评价的特点

1. 综合评价的方法学基础是数学,包括数理统计、概率论、运筹学、模糊数学等数学学科,它是卫生统计学的拓展。

2. 综合评价过程的实质是将多维数据,通过一定的数学方法,转换为一维的过程。

3. 综合评价的结果是使每个评价对象获得一个优劣等级或指数值,以确定其相应的顺位。

二、综合评价的一般步骤

1. 资料的收集　这是综合评价过程最基本、最重要的一步。在资料收集过程中要注意资料的完整、准确、及时和适用。

2. 资料的预处理　如对数据的信度和效度分析、可疑值确认、数据的正态化、指标的无量化等。

3. 根据综合评价的目的和分析方法的要求,筛选评价指标。

4. 确定各评价指标在综合评价中的相对重要性。评价指标的重要性一般以计算权重系数来表示。

5. 根据评价目的、数据特征,选择适当的综合评价方法,建立起综合评价模型。

6. 评价的实施与评价模型准确性的检验。一般通过专家询问法、综合评价预测法等对评价模型的合理性进行考察,作出评判。

三、评价指标的筛选

指标的选择是综合评价的基础。指标选择的好坏对分析对象有着举足轻重的作用。指标太多,会是事实上重复性的指标;指标太少,可能会造成缺乏足够的代表性,产生片面性。

1. 评价指标的筛选原则　一般说来,要遵循以下的原则:

(1)指标宜少不宜多,宜简不宜繁;

(2)指标要具有独立性;

(3)指标应具有代表性;

(4)指标应可行,符合客观实际水平,有稳定的数据来源,易于操作,也就是具有可测性。

2. 评价指标的筛选方法　在卫生事业管理实际的工作中,我们往往综合使用多种方法进行指标筛选,如假设检验的方法、多元回归的方法、指标聚类法、文献资料分析优选法、专家系统分析法等,在获得较为满意的专业解释的基础上,优先考虑那些被多种方法同时选入的指标。常用的指标筛选法有:

(1)系统分析法:这是一种常用的凭经验挑选指标的方法,首先将所有备选指标按系统(或属性、类别)划分,再通过座谈或填调查表的方法获得各指标的专家评分,确定主次,再从各系统挑选主要的指标作为评价指标。

(2)文献资料分析优选法:即全面查阅有关评价指标设置的文献资料,分析各指标的优缺点并加以取舍。

3. 评价指标的权重估计　在利用筛选出来的评价指标建立评估模型时,还应当考虑各指标对评价结果的影响大小,即各个评价指标在评价模型中的权重问题。目前用于确定指标权重的方法很多,一般可分为主观定权法和客观定权

笔记

法两类,前者常见专家评分法、成对比较法等;后者主要有秩和比法、相关系数法等。无论哪一种方法所定的权重都有相对合理的一面,又有局限的一面,因为定权带有一定的主观性,而且用不同方法确定的权重分配可能不一致。因此,在实际工作中,无论用哪一种方法确定权重分配,都应当依赖于较为合理的专业解释。

知识拓展

综合评价的结论,可为医疗卫生管理决策提供依据。作为将来的医疗卫生管理工作者,卫生管理专业学生应当掌握综合评价的基本思路和方法,以便在将来的工作中,通过综合评价方法,总结经验,改善管理,适应我国医药卫生体制的改革与发展需要。这是卫生管理专业学生应具备的基本功。

综合评价方法很多。例如,现有的统计方法(多元统计方法,如多元回归、逐步回归分析、判别分析、因子分析、时间序列分析等);由模糊数学发展而来的模糊多元分析方法(模糊聚类、模糊判别、模糊综合评价等);具有非参数性质的简易方法(综合评分法、综合指数法、层次分析法、Topsis法、秩和比法等)。此外像人工神经网络综合评价法、模糊综合评判法、灰色系统理论等新兴综合评价技术还在源源不断地涌现。在实际工作中,应根据评价目的、数据特征,选择适当的综合评价方法。

第四节 几种综合评价法的应用实例

一般而言,常用的卫生统计学方法及其衍生的方法都可用于综合评价。近年来,随着计算机技术的发展而发展起来的多元统计方法,如多元回归、判别分析、因子分析、主成分分析、聚类分析等,已作为综合评价的方法加以应用。近30年来,随着模糊数学发展而发展起来的模糊多元分析,如模糊聚类、模糊判别、模糊综合评判等方法,也大大丰富了综合评价方法学的内容。

此外,在医疗卫生管理工作实践中,人们还采用一些较为简单、快速、实用而具有非参数性质的综合评价方法,例如,层次分析法、数据包络分析法、综合评分法、秩和比法、Topsis法、灰色模型法等。这些方法已经成功应用于医疗卫生的各个领域,并展示出良好的应用前景。本节以实例形式对几种方法作简介。

一、层次分析法

层次分析法,简称AHP法,是由美国科学家T. L. Saaty于20世纪70年代提出的一种系统分析方法,是一种定性分析与定量分析相结合的决策方法。由于这个方法综合考虑了各因素的权重,并且思路简单明白,适用于多目标、多层次、多指标的决策分析。

AHP的基本思想是应用系统工程的原理,对评价对象依照评价目的所确定的总评价目标进行连续性分解,得到各级(各层)评价目标,并以最下层指标作为衡量目标达到程度的评价指标。然后依据这些指标计算出一个综合评分指数,对评价对象的总评价目标进行评价,依其大小来确定评价对象的优劣等级。

例如: 若对某省5所综合医院的护理满意度进行综合评价。每所医院都有6项评价医院工作质量指标: 工作态度、护理技能、护士仪表、护理礼仪、护理知识掌握情况、沟通能力。评价过程是首先采用层次分析法建立一个综合评价医院工作质量的综合指标,并采用该指标对某市5所综合医院的工作质量进行综合评价。表12-1中综合评分指数为各组合权重与各项评分的总和,由护理满意度排位可知,E医院护理满意度最高,A医院护理满意度最差。

表12-1 某省5所医院护理满意度评价

评价指标	组合权重	医 院				
		A	B	C	E	F
工作态度	0.1881	91.2	95.8	89.1	79.4	95.9
护理技能	0.2294	90.8	90.7	93.6	92.2	88.1
护士仪表	0.1141	8.3	7.5	9.8	3.9	15.4
护理礼仪	0.1046	53.4	61.9	61.9	77.1	74.7
护理知识掌握情况	0.2595	21.8	26.1	33.4	35.5	54.7
沟通能力	0.1043	31.4	32.8	34.2	27.3	41.3
综合评分指数		53.4	56.4	58.1	56.7	66.3
护理满意度排位		5	4	2	3	1

二、TOPSIS法

TOPSIS法是系统工程中有限方案多目标决策分析的一种常用方法,在工业经济效益、卫生决策、卫生事业管理等多个领域中广泛应用。TOPSIS法对样本资料无特殊要求,使用灵活简便,故应用日趋广泛。

TOPSIS法的基本思想是基于归一化后的原始数据矩阵,找出有限方案中最优方案和最劣方案(分别用最优向量D+和最劣向量D-表示),然后分别计算诸评价对象与最优方案和最劣方案的距离,获得各评价对象与最优方案的相对接近程度(C_i),以此作为评价优劣的依据。

例如: 若要根据某综合医院7项指标值利用TOPSIS法比较该医院2007—2011年的医疗质量,由表12-2可知,2011年的医疗质量最好,2010年的医疗质量最差。

表12-2 某医院2007—2011年医疗质量的TOPSIS法评价结果

年份	D+	D-	C_i	排序
2007	0.6289	0.2497	0.2842	3
2008	0.5141	0.1762	0.2552	4
2009	0.5640	0.2754	0.3281	2

续表

年份	$D+$	$D-$	C_i	排序
2010	0.5369	0.1514	0.2200	5
2011	0.2494	0.6302	0.7164	1

三、秩和比法

秩和比是指行(或列)秩次的平均值,是一个非参数统计量,具有0~1连续变量的特征。在综合评价中,秩和比综合了多项评价指标的信息,表明多个评价指标的综合水平,RSR值越大越优。

RSR法的基本思想是在一个行列矩阵中,通过秩转换,获得无量纲统计量;在此基础上,以非参数分析方法为基础,通过指标数(列)、分组数(行)作秩的转换,再运用参数分析的概念和方法研究RSR的分布,以RSR值对评价对象的优劣直接排序或分档排序,解决多指标综合评价问题。

例如:对某省10个地区预防控制机构突发公共卫生事件应急能力情况进行综合评价,用于评价的指标有应急组织建设情况、培训和演练情况、卫生应急装备及储备。从表12-3可见,地区4的RSR评分最高,地区8的评分最低。根据RSR分数分为好、中、差三档,分档情况可见表12-4。

表12-3 某省10个地区突发公共卫生事件应急能力的各项指标值

地区	应急组织建设情况		培训和演练情况		卫生应急装备及储备		RSR	排序
	X_1	R_1	X_2	R_2	X_3	R_3		
	(1)	(2)	(3)	(4)	(5)	(6)	(7)	
1	94.76	4	22.91	10	19.87	3	0.5667	6
2	99.54	10	60.27	2	16.15	6	0.6000	4
3	92.83	3	58.99	4	17.04	5	0.4000	8
4	99.27	8	31.69	9	13.89	10	0.9000	1
5	91.71	2	35.40	8	15.01	8	0.6000	4
6	96.52	7	59.67	3	20.10	2	0.4000	8
7	95.35	5	44.71	6	13.93	9	0.6667	3
8	84.80	1	81.49	1	23.63	1	0.1000	10
9	96.09	6	49.81	5	17.43	4	0.5000	7
10	99.36	9	43.91	7	15.60	7	0.7667	2

表12-4 某省10个地区突发公共卫生事件应急能力的分档结果

等级	P_x	RSR	分档排序结果
差	$<P_{15.866}$	<0.2774	8
中	$P_{15.866}-$	0.2774-	1,2,3,5,6,7,9
好	$>P_{84.134}$	>0.7214	4,10

笔记

四、数据包络分析法

数据包络分析法，又称DEA法。是1978年由美国运筹学家A.Charnes和W.W.Cooper提出的一种以相对效率为基础的测量生产效率的方法。DEA考虑了评价单位的多投入和多产出，将多种投入和多种产出转化为反映效率的比率的分子和分母，因此它能够用来比较提供相似服务的多个单位之间的效率。

DEA是一个线形规划模型，基本思想是通过对样本的投入、产出数据的分析，确定出有效生产前沿面，并根据每个参与评价的部门或者单位（称为决策单元）与生产前沿面的距离状况，确定决策单元是否为DEA有效。

判断DEA是否有效的依据是：若该决策单元的效率为1时，则DEA弱有效；表中的S-或者S+是研究单元各投入产出指标实际值与其达到资源有效配置的距离，当S-或者S+等于0，表示研究单元内相关指标的实际值已经达到了理想的最优状态。如果S-=S+=0，则该决策单元为DEA有效；当效率小于1时，则该决策单元为DEA无效。技术有效性：如果S-=S+=0，从所对应的生产活动的技术角度看，该决策单元的资源获得了充分利用，投入达到最佳组合，取得了最大的产出效果，称为技术有效；反之，该决策单元技术无效。

例如，欲评价某高校8个学院的效率，投入值包括学院全年资金，学院固定总资产，教学使用教室总次数，教师总人数；产出值有培养学生总人数，学院成果（数量与质量）。根据输入数据和输出数据来评价决策单元的优劣，即被评价部门（或单位）间的相对效率（表12-5）。

表12-5　8所学院的效率值和投入产出比较

机构	效率值	投入值				产出值	
		S1⁻	S2⁻	S3⁻	S4⁻	S1⁺	S2⁺
1	1	0	0	0	0	0	0
2	1	0	0	0	0	0	0
3	1	0	0	0	0	0	0
4	0.80	0.51	0	21	0	0	0
5	1	0	0	0	0	0	0
6	1	0	0	0	0	0	0
7	0.99	0.45	0	0	0	530	0
8	0.71	0.05	0	23	0	0	2

在8所学院中，有5所的DEA得分为1，投入和产出变量值全部为0，表明它们的效率相对最优，即DEA有效，它们的投入已经发挥了最大效率，在目前现有投入条件下达到了最大产出，处于最佳实际生产前沿面上。而其余3所DEA得分小于1，表明这3所机构非DEA有效。以第8所学院为例，其相对效率为0.71，说明与DEA有效的学院相比，它只有71%的效率水平。

笔记

知识拓展

上述综合评价方法具有非参数统计的特征：数据不受总体分布的限制，方法简单，易于掌握。因此，在卫生管理领域得到广泛应用。

但是，此类综合评价方法具有一些局限性。主要表现为：①无误差的估计方法，只能进行描述，无法进行统计推断；②评价指标的筛选和权重确定，带有一定的主观性，从而造成不确定性；③各种评价方法对同一批评价对象的评价结果可能会不一致，甚至出现矛盾现象。这些不足之处，有待在应用实践中进一步完善和改进。

本 章 小 结

1. 投入-产出分析法是利用投入产出综合平衡经济数学模型，把国民经济各部门之间、各部门内部或企业内部各组织之间生产和消费相互依据的各种经济活动的数量关系描述出来，并进行投入产出的计量分析预测。

2. 关键路径法是指确定关键性步骤的分析方法，对资源、费用和时间的分配起着重要作用，而且能够反映工作质量和工作的运行状况。

3. 临床路径是指医疗健康机构的一组多学科专业人员（包括医师、临床医学专家、护士以及医院管理者等）共同制订的、针对某一特定的疾病或手术的、标准化的照顾计划。

4. 综合评价是指利用一定的统计指标体系，采用特定的评价模型和方法，对被评价对象多个方面的数量特征进行高度的抽象和综合，转化为综合评价值，进而确定现象的优劣、类型或对现象进行排序的一种统计方法。

5. 综合评价的一般步骤包括：资料的收集；资料的预处理；根据综合评价的目的和分析方法的要求，筛选评价指标；确定各评价指标在综合评价中的相对重要性；根据评价目的、数据特征，选择适当的综合评价方法，建立综合评价模型；评价的实施与评价模型准确性的检验。

6. 层次分析法的基本思想是应用系统工程的原理，对评价对象依照评价目的所确定的总评价目标进行连续性分解，得到各级（各层）评价目标，并以最下层指标作为衡量目标达到程度的评价指标。然后依据这些指标计算出一个综合评分指数，对评价对象的总评价目标进行评价，依其大小来确定评价对象的优劣等级。

7. TOPSIS法原理是基于归一化后的原始数据矩阵，找出有限方案中最优方案和最劣方案（分别用最优向量和最劣向量表示），然后分别计算诸评价对象与最优方案和最劣方案的距离，获得各评价对象与最优方案的相对接近程度，以此作为评价优劣的依据。

8. 秩和比（RSR）是指行（或列）秩次的平均值，是一个非参数统计量。秩和比法基本思想是在一个行列矩阵中，通过秩转换，获得无量纲统计量；在此基础上，以非参数分析方法为基础，通过指标数（列）、分组数（行）作秩的转换,再运用参数分析的概念和方法研究RSR的分布,以RSR值对评价对象的优劣直接排序或分档排序,解决多指标综合评价问题。

9. 数据包络分析(DEA)是运用数学规划的原理进行计算,按照多指标投入和多指标产出,对相同类型的单位(决策单元)的相对有效性进行综合评价。

关键术语

卫生统计学
health statistics
投入－产出分析法
input-output analysis
关键路径法
critieal paths method
临床路径
clinical pathway
综合评价
synthetical evaluation

层次分析法
analytic hierarchy process
TOPSIS法
technique for order preference by similarity to ideal solution
秩和比
rank sum ratio
数据包络分析法
data envelopment analysis, DEA

讨论题

下表资料,应选择哪种方法对其医疗质量进行综合评价? 你所选择方法有哪些优缺点? 请参考本章方法介绍或相关文献,试对该资料进行评价。

年度	X1	X2	X3	X4	X5	X6	X7	X8	X9	X10
1995	20.97	113.81	18.73	99.42	99.80	97.28	96.08	2.57	94.53	4.60
1996	21.41	116.12	18.39	99.32	99.14	97.00	95.65	2.72	95.32	5.99
1997	19.13	102.85	17.44	99.49	99.11	96.20	96.50	2.02	96.22	4.79

注: X1病床周转次数; X2床位使用率; X3出院者平均住院日; X4出入院诊断符合率; X5手术前后诊断符合率; X6住院者三日确诊率; X7治愈率; X8病死率; X9危重病人抢救成功率; X10住院感染率。

思考题

1.简述综合评价的特点和基本步骤。

2.简述综合评价指标的筛选原则。

3.简述秩和比法的优缺点。

(黎燕宁　冯启明)

笔记

第十三章

科研质量控制

学习目标

通过本章的学习,你应该能够:

掌握 误差和偏倚的概念、偏倚的控制方法

熟悉 卫生管理科研过程中存在的问题

了解 科研质量的概念及其构成要素

章前案例

第二次世界大战期间,美国国家民意调查中心(The National Opinion Research Center)派出两组调查人员对一个南方城市的500名黑人进行提问,一组调查人员由白人组成,另一组是黑人。问题一共有3个。

其中一个问题是:"如果日本占领美国,你认为黑人的境况会得到改善还是变得更糟?"黑人调查组中,9%的被调查者回答"变好",而白人调查组该比例只有2%。回答"变坏"的比例也不相同,黑人调查组是25%,而白人调查组则是45%。

第二个问题是用"纳粹分子"替代"日本",两组的结果大体相同。

第三个问题试图探寻被调查者对前两个问题的真正态度。"你认为目前致力于打败轴心国比在本国内进一步推进民主更重要吗?"黑人调查组中,选择"打败轴心国"的比例是39%,而白人调查组则是62%。

这是由莫名因素造成的误差,他至少告诉我们,人们在接受调查时有迎合对方说好话的明显倾向。此例中,任何结果都因为存在应答偏倚从而导致其失去价值。

第一节 科研质量概述

尽管科学研究中的质量问题是客观存在的,但很长一段时间里,人们对科学发展的研究,着重从数量方面去探讨,忽视了对科学质量问题的研究。20世纪50年代,美国学者开始注意到研究的质量问题。1960年Freeman Raoul J提出了测量研究质量的定量方法。我国国家自然科学基金委员会政策局编印的《美国国家基金会关于科学质量的评估》(1994年6月)指出:如何评估科学研究的质量是科研管理工作面临的一个重要课题。

笔记

一、科研质量的概念

目前,国内外对科研质量这一概念尚未形成统一的认识。本文在界定科研质量概念时借鉴了国际标准化组织对质量概念的定义。ISO9000(2005版)的质量标准将质量的概念定义为:一组固有的特性满足要求的程度。本书将科研质量(quality of scientific research)的概念表述为:科学研究的过程、体系和科研成果满足相关方要求的程度。科研成果对科研相关方要求的满足程度是检验科学研究活动质量的最重要指标。相应地,卫生管理科研质量是指卫生管理科学研究的过程、体系和研究成果满足卫生行政部门、科研工作者与卫生管理实际工作需求的程度。

> **知识拓展**
>
> 关于科研质量的概念,比较有代表性的观点有:杜邦公司将"研发质量"定义为"创造、预计和满足顾客的要求";通用电气公司定义了"研究质量"的几个要素,即"研究的技术性、研究的影响力、与企业经营业务的相关性、适时性"。我国学者周兴明等将科研质量定义为"科学研究活动的创造特征与特点的总和并对促进科技进步、社会经济发展的作用"。王丽荣认为,"科学研究质量是指科学研究满足学者们的专业需要和社会需要的充分程度"。

二、科研质量的构成要素

科研质量系统主要由科研目标与科研结果、科研过程、科研体系等要素构成。

1. 科研成果　科研成果是科研过程的结果。科研成果质量主要指科研目标的实现程度。科研成果质量的优劣取决于科研目标的实现程度,而完成科研目标的能力有赖于科研体系的效率和有效性。若出现不良科研成果,可以通过评价科研体系诊断出原因,为提升科研成果质量提供可行的路径。

2. 科研过程　科研过程是开展科学研究的整个活动过程,包括科研课题的设计、选题、立项、开展研究到科研成果形成和应用等一系列环节和过程。科研过程是科研质量实现的关键要素。科研过程是否运转良好主要体现在科研目标是否得到很好地实现,测量和判断科研质量状况主要通过过程或过程的结果来开展。当出现科研成果质量问题时,往往要到科研过程中去寻找原因。因此,开展科研过程质量控制是提升科研质量的着力点,过程质量要素的控制是确保科研成果满足科研相关方需求的重要环节。

3. 科研体系　科研体系是相互关联和相互作用的科研要素的总和,这些科研要素主要包括科研项目组、管理部门、科研制度、科研方法、科研手段、科研资源、科研标准和规范等。科研体系要素是对科研过程具有约束和支持作用的要素,也是科研目标实现过程中对科研效率和效果起决定性作用的因素。通常,在科研体系中,项目负责人处于核心地位,是科研项目的推动力,并对科研计划、科

笔记

研资源、项目运转产生重要影响；科研计划是科研资源配置、项目运转和过程实施的重要保证，是确定科研成果质量标准的依据。

第二节　科研过程中常见问题

卫生管理科学研究所要揭示的卫生事业管理领域的现状和问题是客观存在的。认识客观规律并非轻而易举的事，尤其是卫生事业管理领域研究对象的发展变动受宏观社会、经济、卫生政策环境以及微观不同特征人群的影响，所以在研究过程中任何一个环节都可能由于技术、方法以及研究者的主观因素等产生误差，导致研究的结果偏离实际的结果。虽然在科学研究中误差是难以避免的，研究结果只能最大限度地接近于真实值，而不能达到真实值，但科研工作中要尽量识别可能产生误差的因素，提高研究的质量。

一、资料收集过程中的常见问题

1. 资料不完备　根据不同的研究目标，研究过程中往往需要收集不同类型的资料，卫生管理领域资料通常多而复杂，如果事前没有特定的研究目的，日常资料的历史积累来源于不同单位，资料完备性和质量可能性参差不齐。如日常医疗资料出自不同水平的医生之手，来源于不同医疗水平和设备的医院，加上不同医生诊断标准不同，因此对同一患者的同一临床表现的观察记录，其资料质量的完整性、逻辑性可能出入较大，质量会有差别。

在社会调查中，研究对象因各种原因不回答调查者提出问题导致资料缺失情况也较为常见。如调查方式过于复杂、调查内容过于烦琐或涉及隐私、被调查对象文化程度低不能正确理解调查问题、被调查对象对调查问题不感兴趣不关心等，都可能导致被调查对象的无回答；此外，在治疗或病因的前瞻性研究中，常出现受试者由于家庭搬迁、工作调动及其他原因导致的失访现象，也会导致资料不完善，影响研究的正常开展。

知识拓展

正确区分科研资料的类型是选用适宜统计分析方法的前提。一般可将卫生管理科研资料分为三类：计量资料、计数资料和等级资料。

计量资料是指用特定的方法测定每个观察单位的某项研究指标量大小的资料，一般有度量衡单位。如调查某医院某月住院病人医疗花费情况，每位住院病人的药品费、检查费、手术费、治疗费等指标就是计量资料。

计数资料是将观察单位按照某种性质或属性进行分组，然后分别统计各组中观察单位的个数而得到的资料。如观察人群中血型分别为A型、B型、AB型、O型的各有多少人。

等级资料是将观察单位按照某种性质或属性的不同程度分为若干组，然后分别统计各组中观察单位的个数而得到的资料。如就诊患者满意度调查，

笔记

结果分为满意、一般、不满意三类。

资料类型的划分是根据研究目的而确定的。实际上，根据需要，在一定条件下，上述三种资料类型可以相互转化。

2. 样本量不合适　无论是进行调查研究还是实验研究，事先都应确定研究对象的数量，通常称为样本含量。由于研究对象存在着个体差异，同一处理因素施加于不同的受试对象会发生不同的效应。若受试对象太少，检验功效偏低，导致总体中本来存在的差异未能检测出来，出现非真实的阴性结果；若受试对象太大，其结果不仅导致人力、物力和时间的浪费，还可能引入更多的混杂因素，对研究结果造成不良影响。因此，确定一个合适的样本量至关重要，在科研设计中，必须根据研究目的、设计类型、结果变量的性质，借助适当的公式，估计研究所需的样本量。

3. 测量指标（数）选择不当　处理因素作用于受试对象而产生的效应，是以具体的指标来表示的。因此，指标的选定也是影响科研质量的一个要素。尽量选择定量的观测指标，少用定性指标，如对新药疗效的测度，有人习惯用定性的指标（如有效和无效），这样的指标在具体应用过程中容易带来主观和测量误差，而且所需受试对象较多；若采用定量指标（如痊愈所需天数、降温时间），不仅可以减少受试对象数，而且能提高结果的可靠性。为保证研究结果的可比性，研究采用的指标应有明确的定义，尽可能采取国内和国际标准。

在社会调查中，尽可能降低问题的难度，采取便于被调查者回答的方式，如"对以下可能影响您就医选择的因素按重要性进行排序"，这样的问题中最好只要求被调查者选择前三项最重要的因素，如果选择因素数多于3个，被调查者容易发生逻辑性判断错误。

4. 样本选择不当　确定调查或受试样本时，应充分考虑到影响调查结果或实验结果的所有因素，避免研究样本选择不当。如对患某种疾病患者的某项调查，应考虑在不同级别、不同类型医院抽取调查对象，因为患者收入水平、医保类型、疾病严重程度等因素都可能影响患者对不同级别、不同类型医院的选择，只有事先确定一个完备的样本框，才能有效避免样本选择不当问题的发生。

二、调查（实验）研究设计的常见问题

1. 受试对象选择偏颇　在临床试验中，除了受试对象的诊断应采用客观、定量、统一的标准外，还应注意病人的代表性问题。由于时空限制，研究者容易选择近期收治的某病患者作为受试对象，这样的受试对象往往在病情、年龄、经济等方面与发病人群不一致，而这些因素均会影响疗效，以此来推断对此病的疗程和疗效也就会带来偏差。例如，因高血压病住院的病人病情往往较重，而且常有并发症，若以这些病人作受试对象，验证某药治疗高血压病的效果，就会低估这种药物的疗效。这时可将受试对象分轻度、中度、重度期高血压病3个组，分别验证对各期高血压病的疗效。只有合理选择受试对象，才能得出正确的科研结论。

笔记

2. 未做到随机分组（抽样） 临床试验中,在确定了受试对象的数量以后,需将其分为实验组和对照组,将每一个受试对象随机地分配到各组中。为实现随机化分组,需要采取一些措施,如利用随机数字表和随机排列表来分组,避免以受试对象的自愿选择和科研人员的主观意愿去分组。

在社会调查中,随机抽样以其可以客观地测量推论值的可靠程度,从而使研究推论建立在科学的基础上而被广泛采用。然而实际调查中,受各种因素所限,有时很难做到随机抽样,导致研究结果的可靠性降低。

3. 对照设立不合理 为保证研究设计的科学性,要根据研究目的选用合适的对照形式。处理因素的真实水平只有一个,接受处理与不接受处理的结果有较高的可比性且处理效应在短期内可以充分显露出来时适宜选择自身对照;在动物实验中,不给予处理仍然能观测相应指标的数值,而且处理与之比较是不可缺少的,此时适宜选择空白对照;如果待比较的几种处理各自都有较好的效应,为了同时考察这几种处理效应优劣时适宜选择相互对照;当处理因素的某个水平伴随着重要的非实验因素时适宜选择实验对照;存在与所考察的处理因素的水平具有可比性的某种被公认的处理时,适宜选择标准对照;在研究阶段,无法用前面介绍的几种对照形式作为对比的基础,但又很需要有一个可以借鉴的对比基础时,考虑用历史对照。此外,针对某一课题,有时需同时设立两个以上的对照。

4. 调查员缺乏调查技巧 社会调查中,调查员应用一定的调查技巧可以打消调查对象的思想顾虑,降低无应答率或错答率。如在研究影响患者选择就诊机构的因素时,收入是一个可能的影响因素,调查中有一个问题为"您家平均每月收入为多少?"如果直接询问,很多人出于对隐私的保护,不会提供真实的答案,调查员可以通过事先询问其家庭每月消费支出进而提问收入的方式得到较为接近真实值的答案。

知识链接

吸烟会致癌吗?

1958年,英国统计学家R.A.Fisher在包括《百年回顾》(Centennial Review)和《自然》(Nature)杂志上分别发表肺癌与香烟为主题内容的几篇论文。在这几篇论文中,费歇尔(照片中的他常常是叼着一只烟斗)坚持认为,吸烟会导致肺癌的证据存在着严重的不足。

当时,不单是费歇尔在研究中批评了那些有关吸烟与癌症问题的研究,梅奥诊所(Mayo Clinic)的首席统计学家、美国生物学界泰斗之一的J.Berkson也对这些研究的结论提出了质疑。J.Neyman也提出了反对意见,认为将肺癌与吸烟联系起来的研究推理当中存在问题。费歇尔的批评最为强烈。在随后的几年中,由于证据渐多,伯克森和奈曼慢慢地也似乎认可二者之间的联系被证实了,费歇尔仍然强烈地反对,甚至指责一些主要的研究者篡改了数据,使许多统计学家都感到很尴尬。

笔记

1959年，J.Cornfield与5位来自国家癌症研究所（The National Cancer Institute，NCI）等机构的顶尖癌症专家一道，对所有已公开发表分别采用回顾性研究和前瞻性研究的论文作了一个回顾，撰写了一篇30页的论文。他们审查了费歇尔、伯克森和奈曼提出的反对意见。他们由这场争论引申出一些更细致的推论，并且指出，有关证据压倒性地支持"吸烟是人类肺部表皮癌发生率迅速上升的原因之一"。这篇论文平息了医学界关于这一问题的论争。

三、统计分析方法的问题

研究中掌握的统计资料错综复杂，要想做到合理选用统计分析方法并非易事。对于同一个资料，若选择不同的统计分析方法处理，有时结论是截然不同的。需要根据研究目的、专业知识与研究资料类型，结合统计学原则，灵活地选择统计分析方法。

下面这个事例说明如果统计分析方法选择不当，会将前面所有的研究工作推翻，无论研究设计多么完美、资料收集如何精准，都可能得出错误的研究结论。1978年8月9日，美国一著名报纸刊登了一条科技信息：某单位对美国20个城市做饮水氟化研究，10个城市的饮水氟化，而另10个城市未氟化作对照，结论是："饮水氟化有致癌作用"。但过了一个时期，该报纸又刊登了相反结论的文章。原来前述论文发表后，受到美国癌症协会和英国统计协会的怀疑，他们派人对该批数据重新做统计分析，其结论是："饮水氟化没有发现有致癌作用，相反，却略有保护作用"。两个结论差别如此之大，根源在于第一次分析完全用单因素分析法，而后一次的结论则把两个城市中的种族、生活环境上的不同尽可能地扣除，再去比较两组城市的癌症患病率。

第三节　科研质量控制方法

任何科学研究都希望获得的结果能够反映真实情况，即具有较高的真实性。但由于影响研究的因素非常多，如人口学特征、疾病分期、心理、政策、社会环境等因素，科研得到的结果往往偏离客观实际。由任何原因造成研究结果与客观事实的偏离叫作"误差"。科学研究大概永远也不能消除一切误差，但如果将其控制在一定限度之内，所获得的结果则会基本反映客观事实。质量控制（quality control）是质量管理的一部分，科研质量控制就是为了在研究的各个环节控制导致研究结果偏离事实的因素，注意控制误差和偏倚，致力于满足科研相关方对科研成果的质量要求。

一、基本概念

1. 真实性（validity）　真实性是指一项观察或研究结果或所做的推论的正确及可靠程度，即所得结果与客观实际的符合程度。科学研究一般是通过对样本的观察和研究，取得研究变量与结果变量的真实联系，并将真实联系推广到样本

笔记

所属的目标群体。

多数情况下,实际的真实值无从知晓,因此研究的真实性也不能直接估计,只能根据可能的误差及控制情况,从内部真实性和外部真实性两方面进行评价。

内部真实性(internal validity)指研究结果与研究对象真实值的符合程度,即研究结果先不考虑能否外推,而是自身是否真实。如在医院内研究某种药物的临床效果,如果不是按照随机分组,对照组在病情、病程、并发症等构成上与试验组存在差异,这时试验组与对照组比较的结果不能完全用药物的效果来解释,显然没有实现研究目的,研究失败。造成失败的原因是研究不具有内部真实性。对于一项研究,内部真实性是基础,只有具备了内部真实性,才有可能将研究结果外推到总体。影响内部真实性的因素通常有所选择的研究对象缺乏代表性、测量数据不准确、比较的组间缺乏可比性等。

外部真实性(external validity)是指研究结果与总体对象真实值的符合程度,即研究结果在时间、空间以及人与人之间外推具有普遍意义。具有内部真实性的研究结果,不一定具有外部真实性,但如果具有外部真实性,必然会有内部真实性。因此,在确保内部真实性的基础上,扩大研究对象的代表性范围,可以提高外部真实性。如在临床药物疗效试验研究中,既要做到实验组与对照组随机、可比、盲法,保证内部真实性,又要扩大研究对象的纳入范围,改善外部真实性。

2. 误差(error)　误差泛指实测值与真实值之差,一般可分为随机误差和系统误差。

3. 随机误差(random error)　随机误差是由于偶然的原因或一系列有关实验因素的微小随机波动,导致样本测量值围绕真实值左右波动,这种误差称为随机误差。

随机误差主要表现为抽样误差,指样本研究结果与总体结果之间的差异。如果采用全面调查的方法,可以直接获得总体的参数,不存在随机误差。但对总体的全面调查通常难以实现,所以更多采用抽样研究,力图用样本去推断总体,以样本统计量代表总体参数。由于卫生管理研究对象多为人群,个体之间差异大,在有变异的总体中抽取样本,根据样本得到的统计量值不可能恰好等于总体参数,总会有一定差别。如一个年级300名同学的流行病学平均成绩为85分,如果从该年级随机抽取50名同学,其流行病学平均成绩恰好等于85分的机会是不多的,因为每名同学成绩不同,不同人组合形成的样本平均值并不相同。这种样本值与总体值之间的差异,完全是抽样引起的,如果不抽样,就不存在这种差别。即在有变异的总体中研究,有抽样就有抽样误差,而且研究人员对随机出现的实验因素的波动是无法控制的,所以,随机误差是客观存在、不可避免的。

笔记

4. 系统误差(systematic error) 系统误差是测量仪器或人为因素导致的实际测量值与真实值之差,理论上这种误差贯穿于整个研究过程。

仅有系统误差存在时,不同抽样获得的实测值理论上可以稳定在某一数值。系统误差是人为造成的,是可以消除的,但多数系统误差一旦产生,不能通过技术纠正,只能重新进行研究。

5. 过失误差(gross error) 过失误差是在实验或调查过程中由于研究者偶然失误造成的。如仪器失灵、抄错数字、点错小数点、写错单位等,这类错误不在误差分析之列,在研究中必须杜绝过失误差的发生。

6. 偏倚(bias) 偏倚属于系统误差,是在研究的设计、测量、分析过程的各个环节中,由于某些因素的影响,使研究结果系统地偏离其真实值。

偏倚的存在造成研究结果总是高于真实值或低于真实值,具有方向性;偏倚的大小取决于研究的方法和具体条件。在研究工作中定量估计偏倚的大小很困难,但确定偏倚的方向却相对容易,当偏倚夸大了原本的真实效应,即研究结果高于真实值时,称之为正偏倚;反之,若偏倚缩小了原本的真实效应,即研究结果低于真实值时,称之为负偏倚;如果偏倚使得原本的危险效应变为保护效应,或将本是甲方法优于乙方法的结果变为乙方法优于甲方法,从本质上歪曲真实情况,则称为颠倒偏倚。

二、调查的质量控制方法

调查目的是为了获得对总体真实情况的认识,但调查结果常常出现偏差。在全面调查情况下,不存在抽样误差,但可能存在系统误差和过失误差,如设计不当、资料不准确、汇总或计算有误等;在抽样调查情况下,除了抽样误差以外,还可能存在非抽样误差。抽样误差的控制主要在设计阶段,易于控制并可估计其大小。非抽样误差是在调查过程中由于各种人为因素或偶然因素造成的,与调查设计人员、调查人员和调查对象有关,并贯穿于调查设计,资料收集、整理和分析的全过程。

在调查设计阶段,应科学设计调查问卷,确定抽样范围,选择适宜的调查方式,开展预调查,及时修改调查设计方案中存在的问题,控制调查误差。

1. 科学编写调查问题 问题用词要简单直接,通俗易懂。避免采用专业人员熟悉的"技术行话",同时针对调查对象文化水平不一致情况,采取就低不就高原则,避免采用双重否定的语句,令人费解,如"预防肿瘤不是不可能的,您的看法如何?"。问题要清晰明确,避免含糊不清的问题,否则会产生模糊的回答。如"您是否经常去医院看病?"类似的用词还有"偶尔"、"有时"等,这些词的含义应在调查问卷填写说明中给予明确规定,如"经常"是指"每周一次或以上"。避免提问的诱导性。诱导性是指有意识地引导调查对象向某一方面回答。如调查吸烟情况,问题应为"您吸烟吗?"若改为"您不吸烟,对吗?"则变成了带诱导性的提问,从而产生偏倚。调查问题中注意个人隐私问题。一般来说,调查对象对个人隐私问题的回答很谨慎且不愿回答,在问卷中这类问题应尽量少,若需要问,可采用对象转移法,如"您认为患艾滋病的人都有行为不洁问题吗?"可改为

笔记

"对于艾滋病,有些人认为是行为不洁引起的,有些人不赞同此说法,您同意哪种观点?";或者也可采用假定法,如调查人们的生育意愿,可以问"如果我国不实行计划生育政策,您愿意有几个孩子?"

2. 明确规定调查范围　调查设计阶段,应事先确定好调查什么范围内的什么对象,要根据调查目的确定调查的总体,而且一定要划清调查总体的同质范围。然后在总体中明确具体的调查对象和观察单位。如,若调查目的是了解某市在校大学生身体健康状况,则总体是该市所有高校的在读学生,调查对象是该市高校在读学生,观察单位是人。

3. 正确选择调查指标　调查指标是调查目的的具体体现,调查指标的确定要遵循代表性和客观性原则。代表性就是在确定调查指标时应精选最能代表调查目的本质的指标;客观性是指在确定调查指标时要尽量选用客观性强、灵敏度高和精确性好的定量指标,少用定性指标。

4. 选择适宜的调查方式　根据调查对象的特点选择适宜的调查方式,以保证调查质量。如对调查参加新农合农民的满意度时,由于农村老年人文化程度不高,理解能力不强,可选择访问式调查,由调查员逐一询问并填写问卷。而调查青年人时,可选择自填式调查方式。

5. 预调查　在正式调查之前作小范围的预调查,可以检查问卷或调查表的设计是否可以实现预期的调查目的,设计是否合理可行,以便及时修改完善调查问卷。预调查是调查问卷设计过程中不可缺少的重要环节。

在资料收集阶段,由于调查员是资料收集的具体执行者,直接关系到调查的成败。因此调查员的选择与培训是调查工作中十分关键的问题。调查员的选择要注意工作态度、专业知识、业务技能和实际经验。对没有经验的调查员,需进行常规性的培训,如果具备一定的调查经验,在培训时一般只需了解调查目的、熟悉问卷题目设置和具体内容。在调查员的培训中应严格按照设计方案的要求,统一认识,掌握技巧,并通过预调查获取经验,规定调查员按标准问卷的提问方式和速度进行提问。应尽可能提高调查对象的应答率,尤其应注意应答者和无应答者在重要特征上有无差别,以评价统计推断的可靠性。

在资料的整理和分析阶段,通过问卷录入数据库,设计问卷的逻辑性核查及其他核查条件,剔除无效问卷。通过分析问卷的信度和效度评价调查问卷的质量。信度指在相同条件下对同一调查对象重复测量结果的一致程度,又称精密度或可靠性。效度指问卷所能反映调查对象真实情况的程度,即调查或测量结果与真实值的接近程度,又称准确度或真实性。信度是效度的基础,没有信度就没有效度,但信度好效度未必一定好。好的调查应做到信度与效度的统一,表明调查可以反映调查对象的客观情况并具有稳定性。在实际调查中,可根据不同资料类型采用不同的统计分析方法和指标来评价调查的信度和效度。

三、实验误差的控制方法

1. 依照随机化原则抽样和分组　实验设计时要求处理组和对照组的受试对象除研究的处理因素外,其他方面应该完全一致。这样可能产生的误差将以同等

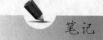
笔记

程度影响实验组和对照组,有效抵消误差的影响,突出显示出处理因素的效应。随机化就是全部受试对象有相同概率被分配到实验组和对照组,同时也将各种非处理因素以同等概率分到实验组和对照组,使其影响在两组对比中抵消。随机化是保证研究的样本具有代表性和可比性的基本原则,但随机化不等同于随意。

2. 保持组间平衡　实验组和对照组应在实验条件、受试对象基本特征方面保持均衡一致。大样本研究时随机化可以保证组间的均衡一致,但当样本量不够大时,单纯随机分组不一定能保证组间均衡可比,可以采用下列两种方法,提高组间均衡性。

(1)严格准入条件:明确受试对象入选条件,使研究样本在主要特征上具有较高的同质性。如某种药物疗效的临床研究,可以选择男性、病程一年以内、无并发症的患者为研究对象,这样研究结果就不会受性别、病程和并发症的影响。但需注意,不能过分追求样本的均衡性,因为如果入选条件过于严格,往往很难满足研究所需样本量的需求,同时影响研究结果外推的可靠性。

(2)采用匹配或分层随机化方法:采用配对或分层,再随机化的方法可以保证某些因素在实验组和对照组间的均衡。分层的原理是将相同性质的对象分在一个层,然后在每个层内再随机分组。如根据患者年龄,将相同年龄段患者分在一个层,然后在层内进行随机分组,将不同层的实验组和对照组分别汇总在一起进行观察。此外,要注意实验条件保持均衡,对受试对象的各种操作尽可能由同一人进行。

3. 保证足够的样本量　理论上,样本量越大,抽样误差越小,研究结果越稳定,研究结果更易于推广。但样本量过大,需要投入增加,研究工作难度加大,也可能引入更多的混杂因素对研究结果产生不良影响;如忽视保证足够样本量的重要性,样本含量偏低,检验功效偏低,可能导致总体中本来存在的差异未能检测出来,出现非真实的阴性结果。因此需要计算一个适宜的样本量,在已知总体参数信息、给定的检验水准、保证一定的检验功效条件下计算适宜的样本量,既满足统计学需要,又保证研究的质量。

4. 实验方法尽量标准化　标准化就是要有具体的规定、明确的标准。除了对受试对象要有明确的纳入排除标准、非处理因素的详细规定外,在反映实验效应的测量上,如实验步骤、样本收集及预处理、操作方法、结果判断和记录方式等均应有统一的标准。

5. 采用盲法试验　为了消除受试对象的心理因素的影响或试验者主观判断的干扰,应尽量使用盲法设计来消除可能的误差。在试验中,如果试验的研究者和受访者一方或双方都不知道受试对象分配的所在组、接受的是处理因素还是对照因素的方法,称为"盲法试验",其目的是为了有效避免受试对象或研究者的主观偏见。

案例13-1

在一个社区里,450名儿童接种了小儿麻痹症疫苗,而680名儿童作为对照组没有接种该疫苗。不久该区域感染了流行病,接种疫苗的儿童无一

笔记

人患上小儿麻痹症,对照组的儿童也无一人患上该疾病。在设计试验时,研究人员忽略了该病的低发生率。在一般情况下,这种规模的小组中可能仅产生2名患者。因此,样本量不足产生的实验误差决定试验从一开始便注定毫无意义。

四、偏倚的控制方法

偏倚是调查研究中最容易发生的系统误差,偏倚的种类很多,一般将其概括为三大类: 选择偏倚、信息偏倚和混杂偏倚。

(一)选择偏倚及其控制

选择偏倚(selection bias)是在选择观察对象时,被选入的对象同未入选的对象间存在与研究有关特征方面的系统差别,导致研究结果系统地偏离真实情况。选择偏倚可产生于设计阶段研究对象的选择和资料收集阶段的失访或无应答等。

1. 常见的选择偏倚

(1)入院率偏倚(admission bias): 在医院就医患者中选择研究对象时,由于各种疾病的入院率不同而导致的偏倚。因首先由J. Berkson于1946年提出,故又称伯克森偏倚(Berkson's bias)。不同疾病在不同医院的就诊率或住院率各异,其原因是多方面的,如群众对某种疾病危害的认识水平、患者的疾病严重程度、经济状况、就诊便利程度、不同医院的技术专长都会影响入院率。医院患者只是患病群体中的一部分,利用他们作为研究对象,其结果与实际情况必然会有差别。因此,以医院患者为对象的研究,结果解释时需谨慎。

(2)现患-新发病例偏倚(prevalence-incidence bias): 在病程较长的疾病研究中,选择现患病例为研究对象而造成的偏倚称为现患-新发病例偏倚,又称奈曼偏倚(Neyman's bias)。通常病例对照研究的病例组和现况研究中的调查对象多选自现患病例,该病的死亡病例及轻型病例或不典型病例不是难以调查就是不易发现。然而在队列研究中却可以观察到各种临床型的新病例,这样病例对照研究和现况研究中所采用的病例与队列研究中的病例就会有所不同。因而前两种研究所获得的某种因素与某病的关系,和后一种研究所得到的会有差异。

(3)无应答偏倚(non-respondent bias): 无应答者指调查对象中那些因为各种原因不能回答调查研究工作所提出的问题的人。一项研究工作的无应答者可能在某些重要特征或暴露上与应答者有所区别。如果无应答者超过一定比例,就会使研究结果产生偏倚,即无应答偏倚。

2. 选择偏倚的控制 如果选择偏倚已经发生,再消除或校正其影响就比较困难,因此应慎重地做好研究设计,尽可能避免和减少选择偏倚的发生。

(1)建立健全健康信息系统,增加资料来源渠道。

(2)在进行病例对照研究时,如果病例组选择新诊断的病人,则对照组不应由慢性病病人组成;如果对照所患的慢性病严重地影响暴露,则更不应作为对照。

(3)取得研究对象的合作。为了避免由于拒绝参加研究而引入选择偏倚,应尽可能地降低拒绝参加人员的比例。

（4）用医院患者作研究对象时,尽可能采用多种对照;或者增加医院数量,增加样本的代表性。

（二）信息偏倚及其控制

信息偏倚(information bias)指在研究实施阶段,在资料的观察、测量及收集方法上,各比较组间所使用的方法不同或存在缺陷,使得各比较组间有系统的差别或不一致,导致研究结果与实际情况产生系统误差。

1. 常见的信息偏倚

（1）测量偏倚(detection bias):测量偏倚指对研究所需指标或数据进行测定或测量时产生的偏差,是最常见的信息偏倚。

（2）回忆偏倚(recalling bias):回忆偏倚是指研究对象在回忆以往发生的事情或经历时,由于在准确性和完整性上的差异所致的系统误差。理论上,在实验组和对照组都存在记忆的准确性和完整性问题,回忆偏倚在各组间应该是非差异性的,但实际中发现,研究对象所处状态不同,回忆的积极性不同,使信息偏倚呈现差异性。

（3）报告偏倚(reporting bias):与回忆偏倚不同,报告偏倚是指由研究对象有意的夸大或缩小某些信息而导致的偏倚,因此亦被称为说谎偏倚。在敏感问题调查时经常发生报告偏倚。

（4）诊断怀疑偏倚(diagnostic suspicion bias):由于研究者事先了解研究对象对研究因素的暴露情况,怀疑其已患某病,或在主观上倾向于应该出现某种阳性结果,于是在作诊断或分析时,倾向于自己的判断。如对暴露者或实验组进行非常细微的检查,而对非暴露者或对照组则不然,从而使研究结果出现偏差。由此而造成的偏倚称为诊断怀疑偏倚。

（5）暴露怀疑偏倚(exposure suspicion bias):研究者若事先了解研究对象的患病情况或某种结局,可能会对其以与对照组不可比的方法探寻认为与某病或某结局有关的因素,如多次认真的调查和询问病例组某因素的暴露史,在对照组进行漫不经心地调查和询问,从而导致错误结论,产生暴露怀疑偏倚。诊断怀疑偏倚和暴露怀疑偏倚都属于研究者偏倚,是产生虚假结论的重要原因。

2. 信息偏倚的控制

（1）制定明确的标准:研究者对拟进行的研究要制定明细的资料收集方法和严格的质量控制方法,设计统一的调查表,对调查内容或测量项目、指标要规定明确、客观的标准,并力求量化或等级化;以询问方式调查的内容,每一问题都要有明确的答案,不能模棱两可;对调查员要进行统一培训,使其充分了解调查项目或内容的含义,统一标准、统一方法、统一调查技巧;对研究对象要做好宣传、组织工作,以取得研究对象的密切合作,使能如实、客观的提供拟收集的信息;在获取资料的全过程做好质量控制工作。

（2）尽可能采用盲法收集资料:应用盲法可使调查者与研究对象对分组情况及有关内容均不知晓,以避免诊断怀疑偏倚、暴露怀疑偏倚或报告偏倚等。如此在调查过程中虽然仍有可能发生信息偏倚,导致错误分类,但由于对比组间资料的准确度相似,即便发生错误分类,属于无差异错误分类的可能性较大,可据此对研究结果外推的可靠性作出相应的估计。

（3）使用适宜的调查技巧与技术：在调查询问研究对象的远期暴露史时，由于记忆力的限制，很难避免回忆偏倚，可通过一定的调查技巧加以避免。在以询问方式收集信息时，某些情况下报告偏倚很难避免，如对敏感问题的调查等，可通过调查知情人或敏感信息调查技术获取正确的信息。

（4）注重资料的校正核实：根据调查所得资料获得某种信息的灵敏度与特异度，可将含有信息偏倚的资料予以校正。此外，对在条件允许时询问到的暴露史，尽可能地与客观记录核实。

（三）混杂偏倚及其控制

混杂偏倚（confounding bias）是在评价处理因素与结局之间的关联时，由于一个或多个既与研究结局有制约关系，又与处理因素密切相关的外界因素（研究因素以外的因素，或称第三因素）使得资料中处理因素的效应与外界因素的效应混在一起，从而全部或部分地掩盖或夸大了处理因素与结局之间的真实联系而产生的偏倚。引起混杂偏倚的外界因素称为混杂因素（confounding factor）。

1. 混杂因素的特点

（1）混杂因素必须是所研究结局的独立危险因素；

（2）混杂因素与研究的处理因素有关，但不是处理因素作用的结果；

（3）混杂因素一定不是研究处理因素与研究结局因果链中的中间变量；

（4）混杂因素在人群中的分布与研究处理因素的分布有关。

卫生管理研究中，年龄、性别、职业、文化程度等因素常常具备上述特点，是研究中需要考虑的混杂因素。具备上述特点的因素，如果在各研究组中的分布不一致，就会产生混杂偏倚。如人们观察发现那些携带火柴的人更有可能发生肺癌，在研究时，如果病例组携带火柴人数比例高于对照组，即使携带火柴与患肺癌毫无关联，也会出现二者有关系的假象，得出错误的研究结论。

2. 混杂偏倚的控制

（1）随机分配：通过随机分配方法，可以使混杂因素相对均匀地分布在各组间。

（2）匹配设计：将可疑的混杂因素作为匹配条件选择对照，一个因素一旦被匹配，该因素在各组间的分布完全一致，也就起不到混杂因素的作用。如一项病例对照研究中，吸烟被认为是一个混杂因素，病例和对照可以按吸烟情况匹配。为每个吸烟的病例找一个吸烟的对照。研究中虽然常常使用匹配方法，但是它有两个缺点：如果对几个可能的混杂因素匹配，选择研究对象的过程可能麻烦，并且根据定义，就测量不出匹配因素的效应。

（3）分层分析：分层是在资料分析阶段而不是在研究设计阶段完成的。分层就是把暴露与未暴露人群或病例与对照放在匀质或较为匀质的范围内进行比较。由于每层之间混杂因素的作用变化很小，使该因素与暴露在各层中无联系。因此每层均提供了未被混杂的暴露与疾病联系的结果。

（4）多因素分析：多因素分析模型可以在控制了诸多对结局有影响的因素的条件下，测度某一个因素的影响效应。多因素分析方法的一个主要优点是它们能比分层控制更多的因素。如，研究者可使用多变量logistic回归研究口服避孕药对卵巢癌的危险。此时，可以同时控制年龄、种族、家族史、孕产情况等。

笔记

本 章 小 结

1. 科研质量系统主要由科研目标与科研结果、科研过程、科研质量体系要素等构成。科研过程是科研质量实现的关键要素。

2. 科研工作中要尽量识别可能产生误差的因素,科研过程中可能产生误差的问题存在于科研资料收集、调查(实验)研究设计与统计分析过程中。

3. 质量控制是质量管理的一部分,科研质量控制就是为了在研究的各个环节控制导致研究结果偏离事实的因素,注意控制误差和偏倚,致力于满足科研相关方对科研成果的质量要求。

4. 随机误差是由于偶然的原因或一系列有关实验因素的微小随机波动,导致样本测量值围绕真实值左右波动。系统误差是测量仪器或人为因素导致的实际测量值与真实值之差,理论上系统误差贯穿于整个研究过程。

5. 偏倚是调查研究中最容易发生的系统误差,是在研究的设计、测量、分析过程的各个环节中,由于某些因素的影响,使研究结果系统地偏离其真实值。偏倚的种类很多,一般将其概括为三大类:选择偏倚、信息偏倚和混杂偏倚。

关键术语

真 实 性	validity	选择偏倚	selection bias
误 差	error	信息偏倚	information bias
随机误差	random error	混杂偏倚	confounding bias
系统误差	systematic error	混杂因素	confounding factor
偏 倚	bias		

讨论题

某医师研究一种新药对慢性支气管炎的近期疗效,以门诊120名病人服用新药作为试验组,以12名住院病人服用传统药物为对照组,经过3周治疗后,统计分析发现:经新药治疗的患者症状的控制率高于传统药物的控制率。你对该项临床试验结论如何评价?

思考题

1. 在一项关于健康与锻炼身体关系的病例对照研究中,研究者发现,越是晨起锻炼的人越容易患病。其实,这是一种假象。请解释导致这种假象的原因。

2. 某研究者在进行吸烟与肺癌关系的调查研究中,以慢性支气管炎患者作为对照人群。请问:这样选择对照组有何不妥?

3. 诱导性问题是指由于问题的措辞、内容等方面的原因使调查对象有意无意地不得不选择某个答案。有鉴于此,在调查表的设计中,不可使用诱导性问题。请问:在调查设计中,一旦使用了诱导性问题,将意味着什么?

(张 柠)

笔记

第十四章

科研诚信与伦理问题

学习目标

通过本章的学习,你应该能够:

掌握 科研诚信的概念,科研伦理的基本概念与原则

熟悉 科研诚信问题的产生原因,科研伦理的类别

了解 科研诚信问题的实现,科研伦理学评估

章前案例

黄禹锡事件

2005年揭发的黄禹锡事件是韩国有史以来最为严重的科研不端行为,它的不良影响不仅席卷了整个韩国,也在国际上引起了广泛关注。

黄禹锡带领他的研究小组2004年成功从克隆胚胎中提取出干细胞,又先后声称复制出与捐献者基因完全吻合的胚胎干细胞,成功培育出世界上首只克隆狗"斯纳皮"。

黄禹锡的出色成就为他赢得了极高的国家和国际声誉。他不仅当选韩国首位"最高科学家",还当选为世界国际干细胞研究中心主任。美国《纽约时报》等给他加上了"干细胞研究大王"的美誉,《科学美国人》将他评选为"年度科研领袖人物"。韩国民众甚至把他当成民族英雄,以他为自豪。

2005年11月,黄禹锡的合作伙伴、美国匹兹堡大学干细胞专家杰拉尔德·夏腾博士宣布停止与黄禹锡合作,原因是黄禹锡的研究小组涉嫌用"不道德"的手段获取人类卵子。12月,夏腾致信《科学》杂志,对黄禹锡研究成果的真实性提出质疑,认为他的干细胞研究论文中有些部分是编造的,要求将自己从论文的作者名单中撤销。

黄禹锡所在的首尔大学随即组成调查委员会对此事件进行调查,并于12月23日发表初步调查结果,证实黄禹锡2005年在《科学》杂志上发表的论文存在蓄意造假行为,将两个干细胞系夸大为n个干细胞系,并且这两个胚胎干细胞也并非体细胞克隆干细胞,而是受精卵胚胎干细胞。黄禹锡承认在编造科学数据过程中扮演了某种角色,宣布辞去首尔大学教授的职务,并向国民道歉。2006年1月,韩国首尔大学调查委员会公布了最终的调查结果,证实黄禹锡及其科研小组除成功培育出全球首条克隆狗外,其余科研成果均系造假。韩国政府宣布取消黄禹锡"最高科学家"的称号,并收回了授予他的"科学技术勋章"和"创造奖章"。

笔记

第一节 科研诚信的基本内涵

一、基本概念

1. 科研诚信 也称为科学诚信或学术诚信,从广义上说,科研诚信是指科研工作者应实事求是、不欺骗、不弄虚作假,必须恪守科学价值准则、科学精神以及科学活动的行为规范。从狭义上看,科研诚信是指在申报、开展或评审科研项目过程中应用诚实、可验证的方法,提交的科研成果报告应遵守相关的规章、条例、准则和公认的职业规范或标准。

科技部、教育部等在2009年对科研诚信的内涵进行了界定: 是指科技人员在科技活动中弘扬以追求真理、实事求是、崇尚创新、开放协作为核心的科学精神,遵守相关法律法规,恪守科学道德准则,遵循科学共同体公认的行为规范。

2. 科研不端行为 是指研究和学术领域内的各种编造、作假、剽窃和其他违背科学共同体公认道德的行为; 滥用和骗取科研资源等科研活动过程中违背社会道德的行为。包括: 在研究和学术领域内有意做出虚假的陈述; 损害他人著作权,包括侵犯他人的署名权、剽窃他人的学术成果; 违反职业道德,利用他人重要的学术认识、假设、学说或者研究计划; 研究成果发表或出版中的科研不端行为; 故意干扰或妨碍他人的研究活动; 在科研活动过程中违背社会道德。

知识拓展

科学共同体(scientific community)

遵守同一科学规范的科学家所组成的群体。在同一科学规范的约束和自我认同下,科学共同体的成员掌握大体相同的文献和接受大体相同的理论,有着共同的探索目标。它是科学社会学研究的范畴之一。

1942年,英国科学家、哲学家和社会学家M.波兰尼就探讨过科学共同体的某些问题。美国社会学家R.K.默顿十分强调科学共同体的作用,认为科学的目的是获取可靠的知识,科学共同体的任务则是建立和发展科学家之间那种为获得可靠知识而必须的最佳关系。他提出科学共同体的准则即规范是: 普遍性、公有性、大公无私和有根据的怀疑态度。1962年,美国科学史家和科学哲学家T.S.库恩的《科学革命的结构》出版后,科学共同体更加引起科学社会学界的广泛重视。库恩的贡献是提供了科学共同体形成、发展和转变的认识论基础。

科学共同体有许多分类标准,如以学科、国籍、地区等来划分。但科学共同体内部的社会分层标准主要是两类:①按人的属性如性别、年龄来分层;②依据人的社会属性如收入、权力、权威和声望、教育程度、职业等来分层。随着科学整体化趋势的发展,越来越多的科学家由一个科学共同体转移到另一个科学共同体,或者在多门交叉学科创立新的科学共同体。

笔记

科学共同体的功能表现在：能形成持续的科学研究能力，对科学成果进行同行评议，为科学家提供更多的学术交流的机会等。科学共同体的社会作用，是通过科学研究工作的实际社会效果和在科学共同体中做出过重大贡献的代表人物表现出来。

二、科研诚信问题产生的原因

科研不诚信行为的发生，既有体制方面的原因，也有科研工作者本人方面的原因。具体分析如下：

（一）体制方面的原因

1. 科研绩效评价机制不尽合理　在追求数量的管理模式下，大多数科研机构都制定了非常详细的量化指标，除明文规定科研人员在规定时间段内要发表一定数量的论文外，还对论文的级别作了规定。这种规定往往使科研人员处于"硬性指标"的巨大压力之中，容易滋生大量无意义、低质量的学术次品。

另外，评价周期制定不科学。主要体现就是评价周期过短。学术研究是一项长期而艰苦的劳动，然而，目前在一些学术评价体系中往往是对科研项目一年一个考核，甚至更短，使得有些学者不得不为考核费尽心机，拼凑文章、弄虚作假，无形中滋长了浮躁的学风和急功近利的不正之风。

2. 科研管理制度不健全　"官本位"思想在我国已经成为学术腐败的重要根源之一。"官本位"的价值观，使得许多原本在学术上可以做出成绩的科研技术人员，纷纷走行政领导路线，造成了我国科技人才的流失。另外，由于"官本位"和学术自由的矛盾，使官员对学术界过多的行政干预，限制了科学民主管理、学术自由和学者的自主意识、责任意识，目前在院士的评选中，存在着很多的官员参与评选的现象就说明了这一点，当然在媒体的压力下，一些官员未能够"得逞"。

3. 科研资源分配体系不合理　权力仍然是影响科研资源分配的关键因素。行政部门领导利用自己的职权，轻而易举获得科研信息资源，从而造成科技资源分配过程事实的不平等与不公平。另外，某些学术权威利用自己掌握的国家和省市各级部门科研资源分配权，谋取个人与所属机构的利益。这也说明我国的科研资源不仅分配不公，项目完成后，项目结题评审不严也是个很大的问题。

4. 监督机制薄弱　科学研究并非一个有效的、民主的、并能自我纠错的系统，为了保证其公正和纯洁，必须具备一个良好的监督机制，对科研不端行为及时予以揭露，对不端行为人给予严肃处理。然而，实际中缺少有效的监督机制，即使有，也存在着"有法不依"的情形。

（二）科研工作者本身的原因

1. 科研诚信意识淡漠　对于科研领域的学术不端行为，"内因"应该是最主要的。社会风气、立项评审、奖励等机制确实还存在不完善的地方，但主要还是受不正当的利益驱动，唯利是图。

笔记

在我国传统教育体系中，科技工作者所受的教育不全面，重科学知识教育，轻科学精神、科学态度、科研伦理等方面的思想教育，这方面国外发达国家的经验值得我们借鉴，如在每个专业证书的考试中，都考核职业道德和学术诚信的内容，如果这方面不合格，是不能给予执业资质的，而我国目前还没有这方面的考核。

2. 科研诚信方面观念文化的落后　总体来看，科学文化在我国欠发达，一些高尚的科学文化还未形成。在科技界，科技人员缺乏自我监督、自我完善的机制和传统；社会对科学的认识程度还比较肤浅，科学方法、科学精神在我国没有得到普及，这需要相关主管部门加强宣传和引导。

3. 诚信文化的缺乏　我国传统文化中对现代科学道德建设存在一定的负面影响。我国当前各个领域都存在着大量的不诚信行为，这也对学术不诚信行为提供了"温床"，而且我国对不诚信行为的打击力度不够大，无形中助长了这样的学术不端行为。

三、科研诚信的实现

1. 建立科学有效的学术评价机制，推行科技诚信管理　不断完善从科研立项到科研成果评审等方面的制度，广泛研究借鉴国际上先进的科研成果评价机制。尽力排除行政权力手段对学术成果评价的干涉，做到学术评价机制民主和自由。如建立具有学术成果评价资格的独立的第三方中介机构。同时，在评价学术成果时，还要注重学术成果的本身价值和对学科发展的促进作用，要具有长远的眼光，一些项目即使当前没有价值，不代表未来没有价值。

2. 建立健全科学合理的科技工作评价指标体系　要认真分析我国现行的科研评价制度，借鉴发达国家评价的成功经验，建设有利于科技创新、有利于科学繁荣与净化的软环境。在科技评价工作中，基础研究要注重论文、论著的发表、引用情况，学术期刊的影响因子、发表后的国内外影响及指导实际工作的作用等；技术领域要注重技术创新、产品开发、技术推广的效果等，关键是学术成果的转化，如果不能转化，再多的技术知识也不能形成真正的生产力。

3. 建立学术管理透明机制，提升科研公信力　为提升科研公信力，可根据论文著作评审、职称评审、项目评审和成果鉴定等情况，设立相应学科的专业专家库，临时从专家库中抽取专家组成专门评审委员会进行评审。在评审过程中，可以实行双盲评审，杜绝各种形式的暗箱操作。目前上海市科委采取了这样的评审机制，取得了一定的成效，值得我国其他的相关主管部门借鉴。

4. 加强科研诚信教育　科研诚信教育的缺失导致许多科研人员科研道德素质不高，对科研不端行为认识不清，中国的科学共同体并没有像西方国家那样发育成为一个独立的科学共同体，当然也缺乏西方科学界在长期的发展过程中所形成的求实、创新等科学精神和自我约束的科研行为规范，科研工作者并不清楚自己职业的道德规范标准，规范科研不端行为的根本在于预防，要使研究人员自觉意识到这类行为的不合法性，并转化为其从事研究工作的准则。

要吸收借鉴国内外有益经验，突出科研诚信教育这一环节。要将科学道德

笔记

及其科研伦理教育列入大学和研究生必修课程,使青年学生从学生时代就养成恪守学术诚信的习惯,培养他们的科学精神和科学道德,掌握科学思想和科学方法。科研工作者要定期进行科研诚信的考核,如果不合格,不能参与科研活动,将其列为一门"必修课"。

防范科研不端行为要大力倡导科研诚信的理念。加强科研诚信是塑造科学精神,营造良好科研环境的必然要求,应该加强对科研诚信的教育,诚信教育可以从中学甚至更早开始。鼓励研究机构和大学开展科研诚信的普及和推广活动,通过媒体或网络加大宣传。

加强科研人员内在的道德教育十分重要。树立科研道德榜样。净化科研道德环境。广泛宣传,强化道德建设的重要性,深化和加强认识,时刻反省自己的行为,高校、科研机构可定期召开座谈会,了解学风情况,及时处理不端行为等问题。建立科研道德规范。各个高校、科研机构应根据各自的行业和专业特点,建立符合自己领域的科研道德规范。

科学的管理体制就是根据科研工作的特点、科研机构的运转规律来进行管理。科研管理应该由懂得科研运行规律的人来管理,要改变由行政部门主导支配科研的现实,让科研根据自身的特点以及内在的需要来发展,解除科研对行政过分地依赖,改变用行政级别衡量科研水平,制止行政人员通过强调数量来表现政绩的不科学行为,杜绝行政机构对科研工作的过分干预。

按照"公平、公正、公开"的原则,坚持实事求是、科学民主、客观公正、注重质量、讲求实效的原则,对科研活动和科研成果的价值进行判识,要在全社会提倡积极向上的研究作风。

成立专门的监督机构,发挥社会舆论的监督作用。建立详细的处罚标准,使不同程度的不端行为受到相应程度的处罚。

5. 加大惩治学术不端行为的力度 从世界范围看,加强科研诚信正从单纯依靠道德约束,向道德约束和监管惩处并重转变。近年来,我国制定发布了针对学术不端行为调查处理的法律法规、政策性文件和学术规范;许多单位和部门成立了专门机构,监管工作取得了一定成效。但从实际情况看,有些规章和要求还停留在文件上,没有完全落实到位。另外,对不诚信行为的惩罚必须及时、公开,最大限度地减少不诚信行为的获益和不良影响的扩大。主管部门一定要有自揭家丑的勇气,虽然从短期看,可能影响本单位的声誉,但从长期看,将有利于科研成果创新,有利于营造诚实守信的氛围。

案例14-1

皮尔斯事件

1994年8月,伦敦圣约翰医学院的妇产科医师皮尔斯在《英国妇产科科学杂志》(BJOG: *British Journal of Obstetrics and Gynaecology*)上发表了两篇论文。其中一篇论述了一种在大型专科医院里一个月也只能

笔记

遇见一两起的罕见疾病,作者在三年里收集了191例病例,并使用人体绒毛促性腺激素,进行了随机化比较实验。另一篇论文报告了将子宫异位妊娠胎位引至正常位置并成功产下婴儿的病例。这篇论文的共著者——圣约翰医院G.张伯伦(G. Chamberlain)教授是皮尔斯医师的上司,也是《英国妇产科科学杂志》的主编。

但事实上关于这两篇论文中所提及的病例,圣约翰医学院并未拥有能证实其内容真实性的资料。这是典型的基于对临床病例的捏造而发表的论文。如果编者认真进行论文审查的话,应该会发现其中的疑点。但皮尔斯医师本人便是《英国妇产科科学杂志》的编委之一,又因为这是来自著名医学院的论文,所以在未经认真审查的情况下发表出来了。

事件曝光之后,皮尔斯医师受到了圣约翰医学院解雇并取消其医籍登录资格的处罚。皮尔斯医师的论文捏造事件也引起了人们对"名誉作者"问题的关注。事件中的张伯伦教授因为是皮尔斯医师的上司而得到作者署名权,成为论文的共著者之一。作为妇产科实验室的负责人,他在没有确认论文内容的情况下轻率地签了字。为此他辞去了BJOG杂志主编和皇家妇产科学会会长的职务,并承认"做名誉作者是错误的行为"。

知识链接

科研不端行为分类表(引自潘晴燕《论科研不端行为及其防范路径探究》)

环节	主体	表现
科研立项	科研人员	申请课题时夸大科研能力
	科研管理组织	课题审批、科研经费分配政治、人情因素
科研实施	科研人员	篡改、编造、剽窃数据,伪造辅证
		引用他人成果不注明出处、继续别人的思想研究不作交代
		滥用科研资源
成果发表	科研人员	一稿多投
		将一篇文章化整为零成多篇发表
	科研名流	导师或科研项目负责人占有学生或其他科研人员成果
		在没有参与的研究成果上署名
	学术刊物编辑	对名人轻信,放松对其论文的审查,发"人情稿"
成果申报、评议	科研人员	成果申报时作虚假陈述
	评审专家	碍于各种人情,对科研成果作不公正的评价

笔记

第二节 科研伦理问题

一、基本概念

1. 科研伦理问题 是指科研人员在科研活动中碰到的对错、好坏、该不该等方面的伦理问题,比如,人类该不该开展生殖性克隆(克隆人)研究? 当代人是否有道德义务去改变后代人的基因,以便增强其性状和能力呢? 不同科技领域引发的伦理问题不同,表现形式和影响的程度与范围也不同。

一直以来,科研人员在科研活动中存在不少的伦理问题。比如在科研论文发表过程中遇到的一些伦理问题: 发表的论文或专著中有意无意地泄露了受试者可识别的个人资料信息,没有保护受试者隐私;涉及人的科学研究不规范,没有获得受试者的知情同意,没有伦理委员会的批准;科研成果发表时不恰当地公开了一些机密信息,可能会对人类社会造成严重的不良后果,等等。

案例14-2

1972年,美国公共卫生署所进行的一个起始于1932年、持续长达40年的梅毒患者自然病程观察的研究被曝光。此研究对400名梅毒患者进行长达40年的梅毒自然病程观察。在研究期间即40年代青霉素问世后,因为根据研究设计要求对病程演变进行自然观察的需要,这些被研究的患者一直没有得到任何治疗,甚至有强行介入阻止病患要求接受治疗的情况。此即著名的Tuskegee梅毒事件。此外,尚有其他滥用囚犯及儿童进行研究的案例被揭露。

美国政府在舆论的压力下,做出了必须对保护人类受试者采取更积极作为的决定。参议院劳工暨人力资源委员会就Tuskegee梅毒案及其他滥用囚犯及儿童进行研究的案例召开数场听证会。1974年,美国通过国家研究法案,将保护人类受试者政策列入联邦法规(1981年完成45CFR 46法案),并设立"国家生物医学及行为研究的人类保护委员会(National Commission for the Protection of Human Subjects of Biomedical and Behavioral Research)"。该委员会于1974—1978年就"以孕妇、人类活体胎儿、囚犯、儿童、智力障碍者为对象的研究"及"精神外科(psychosurgery)的使用"提出报告,1978年发布了著名的贝尔蒙报告书(Belmont Report),制定了"保护研究中人类受试者的伦理原则与纲领",这是美国在保护人类受试者政策上的一大进展。该报告将医学研究区分为治疗性与科研性研究,并提出"尊重人(respect for person)"、"有益(beneficence)",又译"行善"及"公平(justice)"3个著名的科研伦理基本原则。"尊重人"主要是要求研究者尊重受试者的自主性,获取知情同意,关注弱势群体;"有益"是强调研究要对受试者有最大的利益和最小的伤害;"公平"则指对被研究的群体抽样要一律平等,即每一名群体中的成员都应该有参与研究、承担研究利益和风险的平等机会,不能让某些弱势群体承担研究危险,另一些群体享受研究的利益。

当前,科研伦理问题产生的根源有:一是利益冲突引发的伦理问题。在经济利益冲突的情况下,科研人员可能会迫于药厂方面的压力而不报告不利于新药上市的研究结果。二是道德困境产生的伦理问题。当科研人员同时需要履行两个道德义务时,其中履行一种义务必然会影响到对另一种义务的履行,任何一种选择都会有一定消极后果。面对这种"悲剧性选择"时,科研人员通常只能是"两害相较择其轻"。三是因科研人员的道德观念差异而导致的伦理问题。不同的文化、意识形态、宗教之间难免会产生不同的道德观。这些观念之间有时是不相容的,在逻辑上是相互排斥的。

2. 科研伦理问题类别

(1)生命科学和医学伦理问题:生命与医学领域的伦理问题比比皆是,克隆人引发的人类尊严和家庭伦理问题、遗传检测引发的隐私保密问题、基因增强引发的"扮演上帝"问题、转基因食品与转基因农作物引发的人群健康和生态安全问题、新药临床试验引发的知情同意问题,不一而举。

(2)信息技术伦理问题:一是对个人隐私的挑战。保护个人隐私是一项社会基本的伦理要求,如何保护个人隐私成为人类社会在网络时代首当其冲的伦理难题。二是知识产权保护。网络的普及越来越强烈地要求处理好知识产权保护与知识网络资源的共享之间的矛盾。第三是网民的道德人格。部分"网民"可以没有家庭、工作、亲人,但绝不能没有网络,导致家庭及社会价值观的改变。

(3)生态与环境伦理问题:由于人类对自然资源的掠夺性开发,使生态环境严重污染,正常的生物链遭到破坏,大量的动物、植物面临灭绝,这就引发了当代人与后代人之间自然资源和生存空间的公正分配问题,危及到人群健康问题,也涉及动物权益维护问题,更是牵涉到科研人员、政策制定者的社会责任问题。

(4)纳米技术伦理问题:在纳米技术为人类社会带来各种新的可能与便利的同时,也存有潜在的风险,主要包括:生态安全和健康危害。纳米材料可能穿越皮肤等生物屏障,进入人体,从而带来健康风险。纳米材料暴露在空气中,可能对生物及环境产生难以预计的危险。

二、科研伦理的原则

在贝尔蒙特报告的基础上,乔治城大学的伦理学者 Tom L Beauchamp 和 James F Childress 提出自主(autonomy)、行善(beneficence)、不伤害(nonmaleficence)、公平(justice)四原则学说。此四原则不仅和科研伦理密切相关,还可应用于生命伦理领域中绝大多数的议题,也包含了日常医疗实践中常见的伦理问题。过去20年来,Beauchamp 和 Childress 的四原则学说受到广泛关注和应用。在北美的医

笔记

学伦理教育及临床讨论中普遍使用此四原则,并逐渐广泛地被接受,成为许多临床专科医学会的医学伦理法则。许多国家的医疗实践和人体受试研究都把Beauchamp和Childress提出的四原则作为基本的生命伦理学标准。

1. 尊重自主原则 自主(autonomy)代表自我管理、自我规范,尊重自主原则是指尊重一个有自主能力的个体所做的自主的选择,承认该个体拥有基于个人价值信念而持有看法、做出选择并采取行动的权利。换言之,有决定能力的患者应当享有权利选择、决定他所喜爱之医疗照顾方式;研究者则有相对的义务来尊重受试者的决定。而对于缺乏自主作出决定能力的受试者(如某些精神病患、稚幼儿童)则要为其提供保障。尊重自主原则在医学科研范畴内可以进一步细化为诚实(truthfulness)、保密(confidentiality)、知情同意(informed consent)等规则。尤其是知情同意,是尊重自主原则的核心。

(1)知情同意的本质:知情同意是一切人体研究的伦理学指南,是科研伦理学的核心部分。它包括两个必要的,而且是相互联系的部分:让受试者知情和获得受试者的没有任何外在压力下做出的同意。知情过程是一个教育过程,是指研究者要为参加人体研究的受试者提供教育,告知受试者将要参加的研究的目的、意义、过程、潜在的危险和利益、以及参加者的权利等。通过这一教育过程,使受试者清楚地了解自己要参加的研究可能会有哪些利益和风险。在充分知情的情况下,受试者完全根据自己的意愿自主地决定是否参加研究。在知情同意过程完成之后,受试者同意参加研究,研究者再向受试者提供一份书面的概要,包括知情同意教育过程中的内容,即知情同意书。受试者在知情同意书上签字表示同意,并且保留一个知情同意书的复本,作为其了解试验全过程的一个参考。

(2)知情同意的要素:知情同意主要包括提供信息、信息理解、做决定能力和自愿参加4个基本要素。

提供信息是指向可能参加研究的受试者提供有关研究的各种信息,主要包括:①研究的目的与研究方法;②研究所选疾病的诊断及预后;③研究参与者可能会感受到的不适、可预见的风险和可能的获益;④其他可以选择的治疗方法;⑤在研究中受到伤害后可能得到的医疗服务或赔偿;⑥参加研究的自愿性,保证有自愿参加、拒绝或任何时候退出研究的权利;⑦研究参与者信息的保密性等。其中,研究的风险和获益是最为重要的。研究的风险包括躯体的、心理的、社会的和经济上的;利益则包括直接利益和间接利益。

对信息的理解是作决定的前提。医学知识对大多数人而言还是比较专业的,因此,研究者在取得受试者的知情同意之前,除了提供信息,还要了解和评估受试者是否已真正理解了应该掌握的信息。对信息的理解除了受试者本人的知识结构、文化程度等因素外,还有一些可以改变的因素影响着受试者对信息的理解,如信息陈述的完整性、受试者的情绪、提供信息的负荷等。

作决定的能力在此是指对研究是否参与的决定能力。许多受试者在日常生活中对自己的生活有足够的决定能力,但对研究的知情同意可能不具备决定能力。未成年的中学生(18岁以下),他们在日常生活中能够作决定,但参与研究的

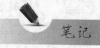

282

决定从法律上来说不能由他们做出。精神病患者、老年人也往往存在作决定能力受损的状况。这时,往往需要合法的代理人来接受知情同意。

自愿参加是知情同意过程的目的所在,为尊重受试者的自主性,事先要申明,无论受试者是否参与、拒绝还是中途退出研究,都会一视同仁,在治疗和医疗服务过程中利益不会受到损害;同时要注意金钱方面或物质利益的补偿对受试者自主性的影响;要取得受试者或代理人的签字同意。

(3)知情同意书:知情同意书需要用通俗语言,尽量少用专业术语,并采用第二人称书写,理解程度至少要适合受过6年教育水平的人。此外,还包括主要的内容有:①邀请参加及理由、目的;②研究过程;③危险性、不适、不便等(如躯体或精神危险、时间精力的消耗、涉及隐私等);④利益(钱不是利益):直接、间接、对社会的;⑤参加与退出研究的自愿性;⑥超过"极小危险的研究",要说明如果出现创伤的处理办法以及具体补偿;⑦研究者以及机构评审委员会的联系方法;⑧研究者和被试者的签名等。

2. 不伤害原则　　这条原则是与传统西方的医学伦理格言——"最首要的是不伤害"相呼应,我们没有义务去造福他人,但有责任不伤害他人。当医学研究者在人体进行科学研究时,有可能研究本身会伤害到受试者。不伤害的原则的最基本要素就是平衡利益与伤害,给受试者或社会带来最大利益。因此,研究者要利用自己所具有的专业知识和技术,谨慎地进行研究,并避免让受试者承担任何不当的、受伤害的风险,这就是履行不伤害原则。

3. 行善原则　　在不伤害他人之外,行善原则要求研究者要进一步关心并致力提高提升他人的利益。Beneficence意指善行、仁慈的心、慈善事业、利他主义、关爱和人道。它是一些道德理论如效益主义的效益原则、共有道德理论的中心主题,被解释为人性中驱动我们造福他人的力量,也被视为道德本身的目标。一般而言,人们并不拥有必须造福所有人群的绝对义务,此乃所谓广泛行善义务。但是无论在医疗专业人士与患者关系的范畴内,还是医学的人体研究,行善原则是必须遵从的义务,此属于特定行善义务。因此医学的措施或研究的结果都要对人体或社会带来益处。

4. 公平原则　　不同的哲学家解释为"正义"、"应得的赏罚"及"给予应得的资格"。若以"什么是人应该得的"的观点来看,公平被解释为对人公平、正当及合适的处置。Gillon主张,公平原则应用到医疗卫生伦理时涉及3个层次:公平地分配不足的资源(分配正义)、尊重人的权利(权利正义)及尊重道德允许的法律(法律正义)。医学伦理范畴内和公平原则相关的议题相当广泛,微观方面:医生开处方、稀少的维持生命的仪器药具的使用等;宏观方面:国家医疗资源及预算的分配、健康保险政策的制定等。这条原则在医学科研中的体现是,研究框架内的每一个个体都有被随机抽样参加研究的可能。即不能仅由某些弱势群体如穷人作为研究受试来承担研究风险,而由富人来享受研究成果的利益。

公平准则要求对所有受试者,不分群体和等级,其负担均不应超过其参加研究公平承担的负担。同样,任何人群都不应被剥夺其公平地获得研究利益,无论短期利益还是长期利益,这样的利益包括参加研究的直接受益,以及受益于研究

笔记

283

计划产生的新知识。

在某些情况下不能做到很公平地分配研究的负担或利益时，必须保证分配标准是公正的，符合道德的。在受试者的招募过程中，如果不是因为合理的科学理由，不能考虑种族、性别、人种、经济地位等因素。作为弱势群体的精神疾病患者，也有同样的权利从对非弱势群体显示有治疗效应的研究干预措施中受益，特别是在没有更好的或等效的治疗方法时。

科研人员要遵守好以上四项基本科研伦理原则，同时还必须学会识别科研活动中现实的或潜在的伦理问题，依据基本的科研伦理原则进行分析论证，进而开展科研伦理决策。

> **知识拓展**
>
> 1964年，鉴于纽伦堡法规在医学研究实践中可操作性不强，世界医学会又颁布了赫尔辛基宣言（Declaration of Helsinki），其副标题即为"医师参与涉及人体试验之生物医学研究的行为指导建议"（Recommendations Guiding Physicians In Biomedical Research Involving Human Subjects），该宣言为人体医学研究实践中的知情同意过程提供了一些解决的方法。如区分了治疗性研究和非治疗性研究，明确提出治疗性研究中受试应该得到现有的最好的治疗，以控制和减少研究对受试的危险性；确定了代理人同意的合法性，使得许多没有能力行使知情同意的人群（如未成年人和精神病患者）也可以进行研究，有利于一些具有潜在价值的治疗和诊断性研究的开展。这一宣言作为国际标准，对世界各国的医学研究在观念上产生了很大影响。宣言至今已历经5次修改（1964年、1975年、1983年、1989年、2000年），其中以2000年所作修改范围最大，是目前有关医学研究最重要的国际伦理规范，目前许多国家和研究机构都将该宣言作为研究的伦理学准则。

三、科研项目的伦理学评估

科研伦理问题从来都不会单独存在，而是与法律、社会、宗教和政治问题彼此交织，从而需要系统地、前瞻性地考虑并妥善解决。例如，转基因作物研究涉及知情同意、贸易壁垒、商业利益冲突、生态安全等性质不同的问题。生殖性克隆研究不仅挑战传统的家庭模式和生育模式，还涉及科学家是否应"扮演上帝"的宗教议题。科研伦理问题与其他问题的结合，加大了识别、分析和解决伦理问题的难度，因此需要对科研项目进行伦理学评估。

1. 机构（伦理）评审委员会（Institutional Review Board，IRB） "机构（伦理）评审委员会"这一命名的来由是，在最初提出保护人体受试者时，主要是针对由联邦政府资金支持的研究，而且伦理审查委员会都设立在研究机构里。现在许多国家的研究机构、大学、基金会等都有伦理审查委员会，而且大部分没有设在研究机构内，但这一名称仍沿用至今。IRB已经成为许多国家负责审查人体研究的"伦理委员会"的代名词。目前，在许多国家都设立了专门的IRB，主要评估涉及人体研究的科研项目的伦理学问题。设立IRB的理由是：第一，研究者由于种种原因，不一定能保护好被试的权利；第二，被试不能充分地了解什么是自己在研究中的权利和义务；第三，该机构是合法的保护研究的批准机构，可以保证研究的健康发展。在美国，IRB是由国会托管的，主要作用有：①教育、培训研究者在国际研究中的文化意识；②对和人体有关的研究设计给予指导或帮助；③审批和复审所有与人体有关的研究。IRB至少应有5名成员，包括至少1名科学家、1名非科学家、1名非本机构人员。

IRB要按照基本的伦理学原则、适用的规则、政策、程序来行使其职责。审查中，委员会要考虑研究的各个方面：

委员会要审查的研究计划必须具备合理而科学的设计，以产生有效、有意义的结果，否则就违背伦理原则。

委员会要考虑研究中可能的风险、收益，以及确定受试者条件及收集、筛选受试者的过程。

委员会还应确认各种社会风险、精神风险、经济风险和身体伤害的风险都被降到最低，保证有监督程序、报告不良情况或严重意外的程序存在，以确保针对风险有相应的保护措施。

委员会要审阅大量与研究相关的材料，包括研究设计、广告宣传、收集材料、临床试验前的研究结果、问卷及其他研究工具、知情同意书和其他相关材料。

他们还有权从研究人员、顾问、资助集团等处收集其他必要信息，以做出恰当的决定。

委员会还要审查知情同意书，确保所有要求的信息都针对受试人群清楚明白地表达出来。

IRB对所有通过审查的研究每年至少要检查一次，以监督研究过程中的不良情况，并决定是否需要改变研究方案或取得知情同意来保护受试者。这一过程被称作"继续审查"。

2. 科研项目研究者的伦理学培训　提交科研项目前，研究人员必须有参加过伦理学培训的证书。培训主要包括以下内容：纽伦堡法规、赫尔辛基宣言、贝尔蒙特报告、科研伦理4原则（尊重人、不伤害、行善、公平）。

3. IRB对科研项目的要求

（1）设计科学（不科学是不符合伦理的），被试会受到不必要的危险；

（2）研究的危险性相对于研究利益应在合理范围，并应在被试健康状态可承受的范围；

（3）被试的选择是平等的（利益与负担共享），收集样本的方便性不宜作为选择被试的条件；

（4）对弱势群体的保护；

（5）有被试或合法监护人的知情同意；

（6）被试获得最大可能的安全性；

（7）被试的隐私受到最大的保护。

笔记

案例14-3

胚胎干细胞研究中的伦理问题

干细胞（stem cells）是具有自我更新、高度增殖和多向分化潜能的细胞群体。干细胞研究涉及到诸多伦理问题，借助于生命伦理学理论和中外有关干细胞研究之伦理准则，人们可以开展伦理上的论证和反论证。

首先，如何看待人早期胚胎的道德地位？在不同的宗教文化背景下，人们所坚持的道德立场也不尽相同。在不少天主教人士看来，受精卵的形成就是人的生命的开始，而对于多数中国人而言，"生命始于生也"，受精卵和早期胚胎还不是生物学意义上的人，尚不构成道德主体。国际社会把研究用胚胎限定在14天内销毁的道德理由是：14天的胚胎细胞尚未分化发育为各种神经组织和器官，是一种不具备人格的生命形态，不具有与人相同的价值，毁掉胚胎不是杀人但早期胚胎应该得到一定的尊重，不能随意地毁掉胚胎。

知识拓展

动物实验要坚持"3R"原则

现代科学研究，尤其是生物医学研究和教学中都离不开动物实验。动物权利运动的兴起，使得动物实验也同样面临着伦理挑战。在动物保护主义者看来，动物尤其是哺乳动物也有一定程度的权益，人类要善待而不要虐待动物。这也符合多数人的道德直觉。由此就产生科学与伦理之间的冲突：一方面，科学研究需要实验动物；另一方面科研人员要人道地对待实验动物，在科学研究与减少动物伤害之间寻求平衡点。为此，科学界在动物实验中倡导"3R"原则，即Reduction（减少）、Replacement（替代）和Refinement（优化）。

Reduction（减少）是指通过选择优质量动物、改进实验设计、规范操作程序等，达到动物使用数量的最少化。

Replacement（替代）倡导的是利用组织学、胚胎学或计算机方法取代整体动物实验，以低级动物代替高级动物或电脑模拟等方法。

Refinement（优化）是指使用动物时尽量优化饲养方式和实验步骤，在动物正常状态下取得真实可靠的实验数据。

完善实验动物福利的根本在于立法，加大立法和执法力度是保护受试动物的关键。目前许多西方发达国家如美国、德国、日本等先后制定、修订了《动物福利法》和《动物实验法》等相关法案。我国动物福利法规也正在考虑之中，实验动物的福利能否真正得到改善，还有赖于这些法律法规实施是否到位。

笔记

科研伦理和科研道德的区别

(选自全国科学道德和学风建设宣传教育领导小组《科学道德与学风建设宣讲参考大纲》)

	内容	科研道德	科研伦理
1	关注重点	科研人员的道德品质、道德修养、机构的利益冲突及其后果	科研行为本身的动机、行为过程、后果
2	科研课题设计、申报中的问题	弄虚作假,违反诚实、客观等原则,骗取科研资源	课题研究潜在的生态风险、人身伤害、有无研究价值
3	科学研究过程中常见的问题	剽窃他人成果、篡改实验数据或杜撰,滥用科研经费	在涉及到人的科研中,违反了尊重、不伤害、有利和公正等伦理原则;或在科研活动对生态环境及人群造成较大的风险或灾难
4	科研结果及运用中常见的问题	署名不当、隐瞒不利结果、一稿多投、侵犯或损害他人著作权,有意不准确报告结果	泄露个人或群体可识别的信息、侵犯隐私权、利益分享不公、没有按承诺保守机密
5	底线的界定	背离了基本的学术规范,出现严重的科研不端行为	严重违反了一个或多个基本伦理原则并导致恶劣的影响
6	社会责任	对纳税人、资助者和政府负责	保障受试者的合法权益,维护国家和集体利益
7	建设重点	科研诚信建设	伦理审查能力建设

本 章 小 结

一、科研诚信、科研不端行为的概念
二、科研诚信问题产生的原因以及在我国如何实现科研诚信
三、科研伦理的概念
四、科研伦理问题的类别
1. 生命科学和医学伦理问题
2. 信息技术伦理问题
3. 生态与环境伦理问题
4. 纳米技术伦理问题
五、科研项目的伦理学评估

笔记

关键术语

科研诚信	research integrity	不 伤 害	nonmaleficence
科研伦理	research ethics	公 平	justice
知情同意	informed consent	科研不端行为	research miseonduct

讨论题

1.结合你所了解的当前科研工作所面临的问题,谈谈科研工作者应该恪守哪些科研道德。

2.结合所学知识,你认为在人工生殖辅助技术应用研究中应遵循的伦理学规范是什么?

思考题

1.简述科研诚信。

2.简述科研伦理。

3.简述科研不端行为。

4.概述产生科研诚信问题的原因。

5.简述科研伦理问题类别有几种。

6.科研诚信与科研伦理的区别是什么?

(刘洪庆)

第十五章

研究报告与研究论文撰写

学习目标

通过本章的学习,你应该能够:

掌握 研究报告和研究论文的概念;定量和定性研究报告,研究论文的撰写方法与技巧

熟悉 研究报告和研究论文的基本要求;研究报告的类型;研究论文的基本格式

了解 研究报告和研究论文的目的与意义

章前案例

　　某篇文章的标题为"农村卫生室药品管理现状的调查及对策"。作者3年来对某县辖区内的12个村卫生室药品管理现状进行了调查。

　　评议问题:卫生现状调查类文章,标题撰写时应注意的问题是什么?

　　参考答案:"农村卫生室药品管理现状的调查及对策",文章标题所指范围太广泛,不具体,农村卫生室可以是一个乡内,也可以是一个县或一个地区内的村卫生室;可以是南方农村,也可以是北方农村卫生室,范围与地区不同其情况可能各异。实际上文章中所指的是某市某县的12个村卫生室,文章中所反映的问题也只是上述12个村卫生室的问题。这一点很重要,应当在文章题目中体现出来。因此,该文题目最好加上"某市某县"的字样。现状调查是指某一时间期限之内的状况,必要时最好写明调查时间范围。

　　研究论文的撰写过程中,标题的撰写很重要,署名、摘要、关键词、引言、资料与方法、结果、讨论、结论、致谢、参考文献等各部分同样有着特殊的要求与技巧。

——摘自:《中国临床医生杂志》,2007,35(1):21~22

第一节　概　　述

　　当完成了卫生管理科学研究的资料收集和分析工作后,接下来的任务就是要把研究结果以恰当的形式表达出来,以便让更多的人了解研究成果,或方便交流。研究结果的表达是科学研究的最后一道工作程序,研究结果表达的合理性和质量的优劣,将直接影响该研究成果的交流传播,以及对社会所起的作用。卫

笔记

生管理研究结果最常用的表达形式是研究报告和研究论文。

一、基本概念

研究报告（research report）是根据研究的资料写出的反映客观事实的书面报告，它主要通过文字、图表的形式将研究的过程、方法和结果表现出来。其主要目的是告诉读者，该研究是如何实施的，获得了哪些结果以及这些结果有何理论和实际意义等。因此，研究报告是调查与分析、实践与理论、客观与主观相结合的实用性文体，便于阅读和理解。

研究论文（research paper）是科研工作者通过科学思维，运用书面语言，准确概括科研过程，客观表达调查或者实验结果的论证性文章。研究论文要有论点和论据，论点即论文中所提出的假设及假设所包括的观点；论据即现场调查或者实验监测所得的结果，亦为所获得的材料。论文的观点要明确，所用的材料要围绕假设这条主线精心地组织安排。

二、目的与意义

研究报告和论文虽然是文体有所区别的研究结果表达形式，但其目的和意义基本一致。

1. 总结科研成果　研究报告和论文都是科研工作的系统总结，是保存科研成果的重要载体。两者都能总结科学研究中的新问题、新发现，并能上升到理论高度。一方面，可以丰富本领域的知识宝库，为相关研究提供参考和查证，或用于指导实践工作；另一方面，可以为相关部门制订相关政策提供理论依据和智力支持。

研究报告和论文的撰写与发表，有助于科研的开展和成果的鉴定。两者均可以作为申请课题立项和经费资助时前期基础的证明，也可以作为课题结题验收的重要依据。

2. 促进学术交流　研究报告和论文均可通过期刊、网络以及学术会议进行交流，让更多的同行共享研究经验和成果，也有利于科研成果的传播、推广和应用，从而提升人们的知识水平和实践技能，促进学科的进步与发展。

3. 体现学术水平　研究报告和论文均是反映学术能力与水平的重要标志，其数量和质量不但可以反映个人学术水平的高低，也可以衡量其贡献的大小。通过研究报告和论文的撰写与发表，能够提升个人的学术水平和学术影响，为个人和单位添加成果和赢得声誉。高校和研究机构年终考核或评先评优时，往往将其数量和质量作为个人业绩的重要内容之一。专业技术人员在职称评定时，研究报告和论文更是作为衡量其学术水平的重要依据。在大学本科教育（学士）、研究生教育（硕士、博士）等各阶段的高等教育中，也将发表论文的数量和质量，以及毕业论文能否通过答辩作为衡量是否达到毕业要求的重要标准。

1986年，在瑞士IBM公司从事研究工作的瑞士籍科学家J.G.Bednorz博士和德国籍科学家K.A.Muller教授在实验室里发现了一种氧化物陶瓷材料在低温时电阻变成零的奇异现象。两位科学家预感到,这可能是一种全新的高温超导材料。于是他们很快把实验结果总结成一篇短文,投寄到美国著名的《物理评论快报》(*Physics Review Letters*),不幸遭到拒绝。当时,科学家均把寻找新型高温超导材料的注意力放在金属和合金材料上。陶瓷材料能导电,特别是有超导现象,对绝大多数人来说是"荒唐"的。两位科学家坚信自己的发现是有创造价值的,于是改投到德国的《物理杂志B》(*Zeitschrift fur Physik B*),很快就被顺利发表。当德国的《物理杂志B》1986年发表了这篇仅四页半的关于Ba-La-Cu-0超导的学术论文后,到年底仅几个月的时间,该论文就被引用次数超过200次。次年,也就是1987年,引用率超过600次。1987年底,瑞典皇家学会授予这篇论文的两位作者该年度的诺贝尔物理学奖。德国的《物理杂志B》从此也声望大振,从原来国际上物理杂志的排名第20~30位,一跃成为第2位,当这篇论文在全世界引起轰动后,据说《物理评论快报》的编委会痛心疾首,承认自己"犯了不可饶恕的错误"。

——摘自《编辑学刊》1997年04期

三、基本要求

研究报告和论文都是科研总结的高级形式。由于研究项目、内容、要求的不同,研究报告和论文的格式和写法也不完全一样,但都必须客观、真实地反映事物。作者在撰写时必须坚持严肃的态度、严谨的学风、严密的方法,遵循以下几个基本要求。

1. 科学性 科学性是科技论文的本质特征,也是其与文学、美学等文章的显著区别所在。卫生管理的研究报告和论文,从选题、设计、调查研究、分析推理到结论,每一步都必须体现科学性的要求,具体表现在真实性、准确性、重复性、逻辑性等方面。真实性就是实事求是,没有半点虚假。选题有足够的科学依据,设计严谨、周密、合理,取材确凿可靠、客观真实,研究方法先进、准确,研究结果要忠实于原始资料。准确性主要指选题准确,内容准确,数据准确,引文与用词准确,论点客观准确。重复性是指整个调查过程和数据结果经得起任何人重复论证,可得出相同结果。逻辑性是指研究报告和论文均是靠严格的科学论据和逻辑推理来阐述问题的,要求论文概念明确,条理清晰,结构严谨,数字正确,整个论文前后呼应,自成系统。

2. 创新性 创新性是衡量卫生管理研究报告和论文质量高低的主要标准,是其价值的重要体现。创新性要求研究报告和论文的学术内容、研究方法、理论或实践水平都优于或有别于已发表的文献,即所进行的工作是首创或部分首创,要有所发现、有所创造、有所进步,而不是对前人工作的简单重复和模仿。如果确需模仿或重复已有的研究,也要仿中有创,推陈出新,如此该报告或论文才有价值。卫生管理研究报告或论文应抓住卫生事业发展的新动向、新问题,引用一

笔记

些人们未知的、通过调查研究得到的新发现,提出新观点,形成新结论。

3. 实用性　实用性即实践性,是指研究报告或论文的实用价值,也是其意义所在。衡量卫生管理研究报告或论文的实用价值主要是看其社会效益和经济效益如何。其研究思路、方法及结论能否为同行提供参考或者效仿使用;其理论可否用于指导卫生事业改革与发展的实践,能否推广应用;其方法技术是否为现实所需,能否有助于解决卫生事业管理中的某些关键技术问题。凡是有助于提升卫生事业管理水平或技术水平的研究报告与论文都具有实用价值,其一旦公开发表,就能产生效益,并具有较高的科学价值和社会价值。

4. 可读性　研究报告和论文都是为了传播交流或者储存科技信息,以便他人学习和参考,因此要求有良好的可读性。要求结构严谨,层次分明;文字表达准确、精练;语法正确,修辞准确;标点符号使用恰当,语句简明通顺。读者用较少的时间和精力就能够理解全文的内容,获得最多的知识和信息。

第二节　研究报告的撰写

一、研究报告的类型

根据卫生管理科学研究的选题、研究的对象、研究的目的以及阅读的对象等不同,卫生管理研究报告可以划分为多种类型。

1. 定量研究报告和定性研究报告　根据收集研究资料的方式和资料的性质不同进行的分类。

定量研究报告是基于数据资料统计分析的结果与讨论,具有数理化、表格化、逻辑性强等特征,其报告格式相对规范和固定。定性研究报告主要以对文字材料的描述和定性分析为主要内容,具有形式灵活多样、主观色彩相对浓厚等特征,其报告格式无严格的规范,也无规定的格式。例如以案例分析为主的研究报告需要在描述中结合具有理论洞察力的分析;以访谈为主的研究报告,其水平高低的关键在于能够从资料中提炼出具有概括力和生命力的观点或概念。

2. 描述性研究报告和解释性研究报告　根据研究报告的性质和功能不同进行的分类。

描述性研究报告是对研究对象的真实情况进行系统、全面地描述,向读者展示研究对象的一般状况和主要特征,其内容可以是定性的,也可以是定量的。描述性研究报告主要回答"是什么"和"怎么样"的问题。

解释性研究报告主要是利用研究获得的资料来解释、说明某种现象产生的原因,或者说明不同现象之间的因果关系。解释性研究报告除了要回答"是什么"和"怎么样"的问题,还要回答"为什么"和"怎么办"的问题。

一般来说,描述性研究报告强调内容描述的广泛和详细,解释性研究报告强调内容的集中和深入。但二者难以截然分开,描述性研究报告是任何研究报告都不可缺少的基本组成部分;任何解释性研究报告都必然包括一定篇幅的描述性内容。描述性研究报告可以独立成篇,而解释性研究报告则是在描述性研究

笔记

报告基础上深入研究的结果。

3. 综合性研究报告和专题性研究报告　根据研究对象范围不同进行的分类。

综合性研究报告是围绕研究对象的基本状况,对全部调查的结果进行全面而系统的反映。这类研究报告一般是就某一地区或单位的整体状况而写的,往往涉及政治、经济、文化、人口、地理等各个方面的基本情况,如"X市卫生资源配置现状与对策研究"、"X省区域卫生规划及城市医疗机构布局研究"等。

专题性研究报告是围绕某个问题撰写的,可以是专题情况、新生事物或存在问题等,例如关于基本药物制度的实施、一般诊疗费的定价和项目范围、县级公立医院改革的绩效评价等专题的研究。专题性研究报告主题鲜明,材料具体,针对性强。

4. 学术性研究报告和应用性研究报告　根据研究目的和读者群体的不同进行的分类。

学术性研究报告重点在于探索事物的发生、发展的内在机制和规律,对提出的政策建议和措施相对谨慎,对研究设计和研究方法的科学性、论证的严谨性有较高的要求,该研究报告往往在正式期刊杂志上公开发表或者在学术会议上交流。

应用性研究报告多以解决有关机构和部门实际工作中的问题为目的,重点是在分析问题的基础上提出解决问题的方案,一般采用提出问题、分析问题和解决问题的写作模式。应用性研究报告对研究过程的介绍相对简略,研究结果往往采用直观的统计图表来表达,政策建议部分作为重点突出。

二、定量研究报告的结构与撰写

(一)定量研究报告的结构

卫生管理定量研究报告的基本框架如图15-1所示,虽然由于目的不同、内容不同,研究报告在形式上会略有差异,但总体上格式相对固定。规范和完整的研究报告一般包括标题、引言、方法、结果、讨论、小结、参考文献和附录几个部分。

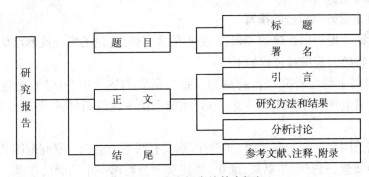

图15-1　研究报告的基本框架

1. 标题　标题直接影响到人们对它的关注程度。鲜明、生动、针对性强的标题能够更好地吸引读者,甚至能够起到提纲挈领、画龙点睛的作用。标题通常有陈述式标题、判断式标题、设问式标题以及复合标题等形式。在卫生管理研究报告中,多使用陈述式标题,直接使用陈述句简明扼要地告知研究的主要内容,如《中国农村合作医疗制度适宜模式研究》《中国农村医疗保障制度研究》《新医改背景下完善农村三级医疗卫生服务体系研究》等。偶尔也用复合标题,正标题用来表明研究的主题,副标题用来限定研究的范围或分析的视角,如《大国卫生之难——中国农村医疗卫生现状与制度改革探讨》《医药卫生体制改革评价研究——以XX省为例》等。而判断式标题和设问式标题在卫生管理研究报告中很少使用,多用在社会学研究报告中,如《择友不当是青少年犯罪的重要原因》《他们为什么走上了犯罪的道路?》等。卫生管理研究报告的标题要注意三点:第一,标题要与报告主题相吻合;第二,标题要文字简洁,一目了然;第三,标题要尽可能具有吸引力。

2. 引言　引言是说明研究什么问题和为什么研究该问题,其中一般包含三个方面的内容:第一,研究背景和研究目的;第二,研究的问题及其界定;第三,研究意义。

3. 方法　方法部分是说明研究设计、研究对象确定、统计工具、分析手段等。主要包括4个方面的内容:第一,研究方式和研究设计;第二,界定研究对象;第三,资料收集的方法和过程;第四,资料的分析方法。

4. 结果　定量研究报告中,结果是对数据资料的分析,通常和统计图表的解释和分析交织在一起。

5. 讨论　讨论主要是说明研究结果的意义,探索从中能够得出新的发现或者某些规律。

6. 小结　采用简要的文字对前面几部分内容进行概括,此外,还要对本研究的缺陷和不足加以说明,对如何进行下一步研究提出指导建议,以便帮助他人进一步研究。

7. 参考文献　列出研究报告中主要引用的著作、论文以及网上文献的标题及来源,标准格式见第三节(研究论文参考文献的格式)。

8. 附录　列出研究过程中所使用的调查问卷、测量量表及某些计算公式的推导、计算方法等。

(二)定量研究报告的撰写

定量研究报告以严谨的逻辑性、数据的真实性、结论的实证性和结构的规范性为主要特色。其撰写过程如下:

1. 明确主题　研究报告的主题是报告所要阐述的中心问题,是整个报告的灵魂。只有明确了研究的主题之后,才能围绕主题组织材料,收集数据,建构全文。

研究范围和研究主题是两个既有区别又有联系的概念。研究范围是一个相对宽泛的概念,只有逐步剥离、细化,才能从中分离出一个明确的主题。这是一个艰难的选择过程,需要研究者有独特的眼光,需要结合研究者的专长,需要在文献、理论和资料之间反复斟酌。

2. 拟定提纲　主题明确后,就应该构思研究报告的整体框架,进一步转化成撰写提纲。提纲在整个研究报告中起着"骨架"的作用。提纲中引言、方法等部

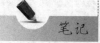
笔记

分相对固定,变化不大,拟定提纲主要是针对结果和讨论部分而言。

撰写提纲的作用主要是理清思路,明确撰写内容,安排好整体结构,为实际撰写做好准备。拟定提纲的方法是对研究的结果进行分解,并将分解后的每一部分进一步具体化。例如"某省基层医疗卫生机构基本药物制度实施现状与对策"这个主题的研究,可将其研究结果分为"基本药物制度实施现状"、"基本药物制度对基层医疗卫生机构的影响"等几部分,然后将每一部分的内容具体化。例如将第一部分具体化为"基本药物配备和使用"、"门诊处方用药"等;第二部分具体化为"卫生服务量的变化"、"收入与支出变化"、"职工人均收入变化"等。

3. 选择材料　研究收集的资料和撰写研究报告真正应用的资料并不完全一致。研究收集的资料并不一定都是报告撰写所需要的,所以需要在制定撰写提纲后,根据提纲中搭建的骨架去取舍材料,以明确研究主题。切忌将资料堆积在报告中,否则会导致整个报告的主题不够突出。要敢于舍弃与研究主题联系不紧密的材料。

报告所用的材料通常有两种形式,一种是研究过程中获得的各种数据、案例、访谈记录等客观材料;另一种是在这些客观材料基础上通过分析、综合、概括所形成的观点、认识、建议等主观资料。二者互相补充,共同构成填充"骨架"的"血肉"。

4. 撰写报告　前面三个步骤已经使研究报告初具雏形,随后要做的就是采用适当的文字将"血肉"和"骨架"组织在一起,使其更加自然、协调。这也需要在报告撰写时一气呵成,不纠结于细枝末节,使报告在整体思想、结构体系、内容形式、行文风格等方面都保持一致。报告撰写完成后,再反复阅读,对每一个环节进行推敲、完善,不断丰富内容,提高研究报告的质量。

研究报告的撰写并非都能非常顺利,偶尔也会出现一些意想不到的情况。例如,撰写过程中出现现有的资料不够充分,需要补充调查的情况;或者撰写的过程中又有了新的发现、新的结论。这些情况都会影响或改变研究报告的撰写过程。

知识链接

边写初稿边修改好不好?

对论文来说,写初稿和修改是两种性质不同的工作。写稿的目的是把想写的内容用文字表达出来;而修改则是使论文流畅、易读、符合逻辑,避免各种专业、语法错误。

写稿时不宜边写边改。因为两种目的不同的工作混杂在一起,会带来许多困难。写稿是用连贯的语言表述研究概念,属于创造性工作,写作中,需要进行各种复杂的定义、判断和推理。作者要保证这种思维过程的延续,就必须集中精力,防止干扰和注意力转移。如果边写边改,势必会中断思维过程,遏制创作兴奋。

另外,修改是一个没有止境的检查过程,论文的"满意程度"是一个弹性

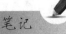
笔记

很大的概念。如果写稿时就开始修改,结果可能是越改问题越多,作者越不满意,使初稿难以写下去。

三、定性研究报告的结构与撰写

(一)定性研究报告的结构

作为一篇比较规范的卫生管理定性研究报告,都应包括以下几个重要的内容:①引言:主要说明所研究的问题及其研究的意义。通常包括研究的源起、研究的问题及其界定、研究的目的和意义。②研究设计:说明研究的对象、研究的方式方法、研究的途径等。通常包括研究概念的界定,研究对象的明确化,抽样的方法和过程,进入现场和被研究者建立关系的方式等。③研究结果:包括从资料中得出的研究结论,初步的理论建构。④讨论:对研究的信度和效度加以分析,说明本次研究的不足、结论的推广度,以及在研究中遇到的伦理道德问题等。⑤参考文献:研究报告中直接或间接引用到的文章和书的目录。⑥附录:研究过程中所用到的访谈提纲等工具,或是其他和内容相关的部分资料。

以上所列只是定性研究报告的一般形式,在实际写作中可以根据读者对象、写作的目的、写作的类型加以调整。

(二)定性研究报告的撰写

有社会学者将定性研究报告写作分为类属型和情境型两种。类属型主要使用分类的方法,将研究结果按照一定的主题进行归类,然后分门别类地加以报道。情境型非常注重研究的情境和过程,注意按事件发生的时间序列或事件之间的逻辑关联对研究结果进行描述。这样的分类与卫生管理中的实际情况结合度不够。而从社会学研究中引入的个案型和深度访谈型定性研究报告的撰写已经在卫生管理研究领域实践并得到认可。

1. 个案型 卫生管理个案研究中的个案多是对一个人群、一个地区、一个机构或一个事件展开的研究。研究者多采用实地研究的方式接近、熟悉和了解研究对象,对其各个方面的情况进行全面的分析。个案研究可以采用文献法、观察法、访谈法进行资料收集。

在写作的方式上,主要是按照个案本身的特点,将其分为几个方面加以详细的介绍和深入的描绘,同时结合研究者的理解加以分析。在这种描绘和分析中,一般要求不要将被研究者和研究者的观点混同。

个案型研究报告有两点要求:一是对个案情况的描绘要全面、深入和细致,使读者对个案有一个清晰、全面的了解;二是研究者的分析要贴近个案材料,要具有理论深度和穿透力。

2. 深度访谈型 深度访谈型的研究是指通过对一定数量的研究对象(一般要求30个以上)进行半结构的访谈来获取资料的一种研究方式,由此形成的研究报告称为深度访谈型研究报告。在这种研究报告的撰写之中,其写作的中心相对于个案型而言已发生转移。个案型研究报告的写作重心是个案各方面情况

笔记

的深入描绘,研究者的观点和分析穿插其中,以不破坏读者对个案的了解为原则;而深度访谈型研究报告的写作重心是研究者从访谈资料中提取的概念和建构的初级理论,对资料的描述必须统领在概念和理论之下,不能罗列资料,或者出现资料溢出概念和理论,或者概念和理论不能对某些资料做出解释的情形。

3. 个案型报告和深度访谈型报告的优缺点

(1)个案型报告:个案型报告的优点是:①可以比较深入细致地描绘事物的各个方面;②可以展现事物之间的联系和变化的过程;③可以将研究者的反思和思想变化的过程清楚地表现出来。

其缺点在于:这种研究方法往往对研究对象的描绘占了很大篇幅,如处理不当会出现资料泛滥、堆砌,成为缺少思想的浅白叙述。

(2)深度访谈型报告:相对而言,深度访谈型的研究报告在形式上和定量研究比较接近,其优点在于对研究对象有比较清楚的分类,研究资料能比较好地统领在分类概念之下,易于让读者把握重点。其缺点在于:①在将资料分类和概念化的过程中容易丧失很大一部分生动、具体的信息;②能否提炼出好的概念对文章的质量起决定性的作用,而且容易出现概念和资料不能对等的状况。如概念空洞,不能从资料中推出;或者概念太小,不能统领资料。·

所以在具体选用的时候,需要根据研究对象的性质来选择资料收集方式和报告撰写类型。个案研究适合针对一个具有代表性的事物做一个前期的探索性研究,目的在于初步描绘和分析事物的面貌和特点;深度访谈研究适合对具有某个特征的多个个人、组织或者群体做一个集中的研究,目的在于寻求研究对象的类型、特点和规律。

第三节 研究论文的撰写

一、卫生管理研究论文的基本格式

对于学术论文书写的格式,我国国家标准局于1987年5月5日颁布了"科学技术报告、学位论文和学术论文的书写格式"的国家标准(GB7713–87),并于1988年1月起实施。国内绝大多数杂志在贯彻这一标准的同时,结合不同专业特点,形成了各自的稿约。所以,在向国内期刊投稿前也应充分熟悉欲投杂志的要求,避免因格式不符而退稿。

一般来说,卫生管理研究论文的基本格式要求有以下几部分,即:①标题(title);②作者(author);③摘要(abstract);④关键词(key words);⑤引言(introduction);⑥资料与方法(materials and methods);⑦结果(results);⑧讨论(discussion);⑨结论(conclusion);⑩致谢(acknowledgement);⑪参考文献(references);⑫附录(appendix)。但这些格式并非一成不变,作者应根据文稿的内容、体裁及篇幅的长短,适当调整,如将讨论和结论合并,或将结论调整为建议,或将致谢、附录省略等。

笔记

知识拓展

《中国卫生政策研究》期刊稿约

文稿必须包括：中、英文题名，作者姓名（包括姓名汉语拼音），中、英文作者单位、地址、邮编，中、英文摘要，中、英文关键词，正文及参考文献。

1. 作者：稿件署名作者应为合法著作权人，注明作者单位和邮编。第一作者需提供简介，包括姓名、性别、出生年月、工作单位、职务／职称、研究方向、近期开展的研究课题、通信地址、联系电话和电子邮件等，脚注于首页左下方。通信作者需提供E-mail地址或其他联系方式。

2. 题名：力求简明，反映出文章主题。中文题名一般不超过20个汉字，英文题名不超过10个实词，中英文题名含义一致。

3. 内容：文稿应具科学性、实用性，论点明确，资料可靠，数据准确，层次清楚，文字精练，用词规范。

4. 摘要：文章需附中、英文摘要，中文摘要一般不超过500个汉字，英文摘要400个实词左右，中英文摘要内容相对应。

5. 关键词：3~5个中、英文关键词。关键词尽量从美国NLM的MESH数据库（http://www.ncbi.nlm.nih.gov/entrez/query.fcgi？ db=mesh）中选取，其中文译名可参照中国医学科学院医学信息研究所编译的《医学主题词注释字顺表》。

6. 缩略语：首次出现列出全称，然后括号注出中文缩略语或英文全称及其缩略语，后两者间用","分开。

7. 计量单位：执行GB3100~3102 1993《量和单位》中有关量、单位和符号的规定及其书写规则。

8. 图表：按其在正文中出现次序连续编码，每幅图表应冠有图（表）题，说明性文字应置于图（表）下方注释中。表格按照三横线（顶线、表头线、底线）表模式制表。所有的图表在文中相应部分应提及。

9. 参考文献：应引自近年出版的正式出版物，在稿件的正文中依先后顺序用阿拉伯数字加方括号在段末上角标出，按引用的先后顺序列于文末。文后参考文献著录格式基本执行GB/T7714 2005《文后参考文献著录规则》。同一文献作者不超过3人全部著录；超过3人可以只著录前3人，后依文种加表示","等"的文字。作者姓名一律姓氏在前、名字在后，外国人的名字采用首字母缩写形式，缩写名后不加缩写点；不同作者姓名之间用","隔开，不用"和"、"and"等连词。题名后标注文献类型。文献类型和电子文献载体标志代码参照GB3469《文献类型与文献载体代码》。期刊类参考文献均须著录起止页码。

10. 数字：执行GB/T15835 1995《出版物上数字用法的规定》。公历世纪、年代、年、月、日、时刻和计数、计量均用阿拉伯数字。小数点前或后≥4位数字时，每三位一组，组间空1/4个汉字空，如："1234.56789"应写成"1 234.567 89"。

笔记

但序数词和年份、页数、部队番号、仪表型号、标准号不分节。百分数的范围和偏差,前一个数字的百分符号不能省略,如: 5%~95%不能写成5~95%。

11. 科研课题:论文所涉及的课题应按有关部门规定的正式名称填写,多项基金项目应依次列出,并脚注于文题页左下方,如"基金项目:×××××基金资助(编号)"。

二、研究论文的撰写

(一)论文标题

论文标题是论文主要内容和中心思想的高度概括,因此需要以简明、恰当的文字反映论文的内容与特色,对标题的每个字都要仔细推敲。

好的论文标题的要求是: 具体、简洁、体现特色。

1. 具体　即不过于抽象、笼统,例如"农民工医疗保险在统筹地区实施的可行性分析"。

2. 简洁　用最简明、最恰当的语句反映论文最主要的内容。中文标题字数一般不超过20个字,最多不超过30个字,标题中间不用标点。标题非长不可时可用加副标题的办法来解决。

3. 体现特色　标题要突出论文中有独创性、新技术、新方法及其他有特点的内容,例如"联合分析方法在研究居民医疗机构选择偏好中的应用"。

4. 标题具有可检索性　标题应有利于学术交流和信息传递,用词要严谨规范,不得使用俗称、习惯用语等,应尽可能使用全国自然科学名词审定委员会公布的名词,方便检索。

5. 其他　①标题中应避免使用非公认的中文缩略词、符号、代号等。如"新型农村合作医疗"不要简写为"新农合","医院感染"不要简写为"院感"等。外国人名、常见缩略词和符号(如CT、DNA、ATP等)可以使用。②标题中的数字均用阿拉伯数字。如"260名高知人员体检状况的分析与保健对策"。

(二)作者

署名的意义在于: ①明确论文责任人;②尊重作者的贡献;③明确著作权;④文献检索的需要;⑤便于业绩考核;⑥便于读者与作者联系。

论文作者署名,可以为个人或集体,个人署名要附工作单位。如果为多人署名,名次的排列应当按照在整个科研过程中的贡献大小来确定,而非论资排辈。一般来说,署名的作者均应参加过该课题的设计、调研、结果分析或论文写作等实际工作,能够对论文的内容进行答辩。如果仅参加了部分协作的单位或个人,可列入致谢部分。第一作者是论文的主要负责者,但所有署名的人,都应对论文的内容负责,需要时能够为读者释疑。当前,许多卫生管理系列杂志在投稿时均要求签署"论文著作权授权书",每位作者按署名顺序亲自签名,且注明签名日期,否则视为无效。

研究生在读期间发表学术论文,如果研究生的论文选题是导师主持的立项

笔记

课题,在导师的具体指导下,在该课题经费的支持下,按照导师的研究方案完成的论文,原则上导师应该第一作者;但若研究生完成了大量实际工作,且经导师同意,研究生可列为第一作者,但应注明导师是该论文的通信作者。如果研究生在导师指导下,自主选题并实施的研究,则研究生应署名第一作者。

关于署名,另需注意以下几点:

1. 一篇论文署名不宜过多。一般3~6人即可,最多不超过10人。其他指导者、协作者、审阅者可列入致谢中。

2. 署名应署真名、全名,不用笔名。国内作者的中文署名写全名,外文署名按照1978年国务院的规定,一律使用汉语拼音,以姓前名后,姓和名的首字符大写,其间空留一格,对于有双姓或双名拼音字符要连写而不加连字号。例如: 欧阳菲拼写为 "Ouyang Fei"、李国光拼写为 "Li Guoguang"。若两字拼音连写处出现元音字符相连容易造成误读时,可以在两元音字符间上方加 "'" 以示区分,如陈长欧拼写为 "Chen Chang' ou"。

3. 提供作者相关信息。对于作者、作者单位、邮政编码等作者信息,不同杂志要求不一。大部分杂志要求将这些内容放在论文标题之下,但 "中华牌" 杂志一般均要求放在脚注部分。另外,大部分杂志还要求提供个人研究方向、E-mail地址等信息。

(三)摘要

摘要是论文全部内容最精练、最概括的小结。一般放置在正文之前,也有的放置论文末尾。有相对独立性,能够单独应用。摘要之目的在于使读者短时间了解全文内容,再决定是否精读全文。

在篇幅上,一般中文摘要为150~300字,要求简明扼要,重点突出论文创新之处。为了加强学术对外交流,目前多数期刊均要求同时提供与中文摘要内容、结构保持一致的英文摘要,篇幅以不超过200词为宜。

在内容上,卫生管理研究论文的摘要,一般包括: ①研究目的; ②研究对象,资料来源,分析方法; ③主要结果(重要数据及其分析结果); ④结果的意义(关键性结论及其学术或应用价值)。与1996年起我国 "中华" 系列医学期刊采用的 "目的、方法、结果、结论" 四结构式摘要基本一致。

摘要撰写尚需注意:

1. 摘要撰写一般采用第三人称,方便情报编辑和文献检索。

2. 摘要一般不分段落,不加小标题,不宜列举例证,不用图表、公式,不引用文献,不宜与其他研究工作对比。

3. 摘要应在全部论文完成之后撰写。

(四)关键词

关键词是表达科技文献的要素特征,是具有实际意义的词或词组,其作用在于方便信息情报人员做主题索引和读者快速检索文献。正规杂志均要求在摘要后列出论文的关键词。

关键词选择是否得当,关系到该文献可能被引用的频率。关键词的选取应尽可能使用美国国立医学图书馆编辑的Index Medicus中的医学主题词表(MeSH,

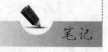
笔记

Medical Subject Headings）内所列的词，新版MeSH已由中国医学科学院医学信息研究所翻译出版。

标引关键词的注意事项：

1. 如果最新版MeSH中无相应的词，可以选用直接相关的几个主题词组配，如无法组配，必要时可以从标题、摘要、全文内容中选择适当的自由词。

2. 每篇论文关键词选用数量以3~8个为宜。

3. 中文关键词之间相互空一格书写，不加标点符号；英文关键词每个词第一个字母大写，关键词之间用逗号隔开。

（五）引言

引言也称前言、导言，是正文的起始部分。国内卫生管理专业期刊一般引言部分不需要另立标题，直接用一段文字进行说明。引言通常需要说明以下内容：

1. 研究此项工作的起因和目的。

2. 研究此项工作的历史背景。

3. 国内外对研究此项工作的现状和研究动态。

4. 强调此项工作的重要性、必要性和研究意义。

5. 本研究与众不同之处。

引言虽然包括以上众多内容，但在实际撰写过程中，以上内容常有所融合。引言不等于综述，它的作用是引出论文的要点，引导读者领会全文的主题和纲要，因此只需要简单概括，一般200~500字即可。

（六）资料与方法

资料与方法是研究论文的重要组成部分，是阐述论点，引出结果和结论的论据部分。这部分篇幅相对较长，主要是说明研究所用的资料、方法和研究的基本过程，以便读者了解论文研究设计的可靠性。在卫生管理研究论文中，资料与方法主要包括以下内容：

1. 研究对象 研究对象如为机构，应说明机构的纳入标准和抽样方法，并介绍该机构的基本特征；如研究对象为人群，应说明如何从目标人群中选择样本人群，介绍研究对象的来源。研究对象的介绍除了帮助估计抽样误差外，也能帮助读者了解论文结论的适用范围。

2. 资料的获取方式 在卫生管理科学研究中，通常资料的来源途径有常规卫生统计报表、财务报表，或者通过设计调查表进行现场调查，或者相关人员的访谈等。论文中有必要交代数据的来源，帮助读者对论文的分析和结论进行理解和判断。

3. 数据处理与统计方法 重点介绍在原始资料基础上使用了何种经济学方法、社会学方法，以及统计处理方法与显著性标准，必要时还应说明计算的手段与统计软件名称。

4. 质量控制方法 介绍如何在研究设计、现场调查、数据整理与录入等各个阶段进行质量控制，例如预调查的安排与实施、调查员的培训、数据的二次录入等。

（七）结果

研究结果是论文的主体部分，它是在原始数据基础上进行分析归纳和统计

笔记

学处理得出的,讨论和结论部分均由结果导出。结果的描述,一般按科研逻辑分段叙述,做到指标明确可靠,数据准确无误,文字描述简洁明了,图标设计正确合理。

卫生管理研究论文中,结果的表达方式通常有:①数据:对原始数据的重新组合描述或比较分析后的定量展示;②图表:有结构图、统计图、示例图、变化图等;③文字:对数据、图、表等加以如实的解释和说明。

在结果表达时应注意以下几点:

1. 结果的表达既可用文字描述,也可用图表表达。可根据具体情况决定采用何种表达方式,通常采用以文字叙述为主,附以必要的图表。但一般来说,能用文字表达的内容,不列图表;凡需确切表示统计量的,尤其是非动态资料,宜选用表的形式;凡需表示变化趋势的资料,宜采用图的形式。

2. 结果的表达要注意避免文字、图、表的重复。如已有图表,文字只作概括性描述和分析,不重复具体数据;凡可用文字简单叙述清楚的,就不再用图表。

3. 文字表达结果时,不能将结果提升为理论上的结论。

4. 结果部分一般不引用文献。

卫生管理研究论文往往使用图表较多,图表设计和使用需要注意以下几点:

1. 基本要求:表、图的设计应当正确合理、表达清楚、对比鲜明,达到仅看图或表就能大致了解研究内容(如对象、指标、结果等)的效果。表与图都应有序号,只有一个表或一个图,也应用 "表1"、"图1" 表示。

2. 表的制作:表一般主张采用 "三线表",即表由顶线、标目线与底线三条横线组成框架,通常不用竖线。顶线与标目线之间为栏头,标目线与底线之间为表身。栏头左上角不用斜线,但栏头允许再设一至数条横线,表身一般不用横线。表的标题与序号一起放在表的上方并居中。表的内容安排一般采用主述语原则,即行头标示组别,栏头标示反应指标。表底下方可加必要的脚注,每一条脚注均可单独成行。示例见表15-1。

表15-1 常用三线表基本格式

栏头
表身
脚注

3. 图的绘制:在论文中,通常以柱图高度表达非连续性资料的大小,以线图、直方图或散点图表达连续性或计量资料的变化,以点图表示两变量之间的关系。图的标题和序号一起放在图的下方并居中。

(八)讨论

讨论是结果的逻辑延伸,是对结果的阐明论证。讨论也是论文的精华部分,是对引言所提问题的回答。在讨论中,通过综合分析和逻辑推理,使感性认识提高到理性认识,使论文的结论更具吸引力。卫生管理研究论文的讨论可以包括以下内容:

1. 对研究过程中各种数据或现象的理论分析和解释。

2. 评估自己结果的正确性和可靠性，与他人结果比较异同，并解释其原因。

3. 研究结果的理论意义及对实践的指导作用和应用价值。

4. 所研究对象的作用机制或变化规律的探讨。

5. 同类课题国内外研究动态及与本文的关系。

6. 对意外的发现进行分析、假定或说明。

7. 作者在研究过程中的经验和体会。

8. 对同类研究课题的展望或建议，提出今后的研究方向和设想。

撰写讨论部分，有几点特别值得注意：

1. 必须大量查阅相关文献。讨论部分最能反映作者专业理论水平。只有充分掌握相关研究文献，才能够对自己的研究结果进行准确定位，讨论才能更具逻辑性和科学性。

2. 阐明自己的学术观点。讨论部分不能泛泛而谈，必须紧紧围绕研究结果展开，阐明自己的学术观点，力求标新立异。此外，讨论要做到层次清晰，主次分明，对论文的创新点和特色之处要充分论证。讨论可以引证必要的文献。

3. 讨论要客观、适度。结果是客观事实，而讨论是对客观事实的理性分析，这种理性分析与客观事实符合程度如何，不用说得过于绝对化。任何研究结果都有限定条件，得到的结论可能也有一定的使用范围，所以讨论要客观、适度。

（九）结论

结论一般作为研究论文正文的结尾部分，常对整个论文的主要内容和主要论点进行概括性总结。结论的内容主要包括研究结果说明了什么问题，得出了什么规律，解决了什么理论和实际问题，有何新见解，有哪些不足和尚待解决的问题。结论要求文字表达措辞严谨，不能使用"大概"、"可能"、"也许"等语义模棱两可的词语。

在卫生管理研究论文中，多数不再将结论单列，而是将结论合并到讨论中。甚至在将讨论与结论合并的基础上，再增加了一个"建议"部分，这是卫生管理研究论文的特点。

（十）致谢

卫生管理研究的顺利完成往往离不开他人的帮助。一般在论文的结尾部分，向曾给予支持和帮助但又不在署名之列的人或机构表示谢意，即论文的致谢部分。但致谢部分并非论文必须有的内容，可根据实际情况决定是否标注。一般来说，卫生管理研究中往往需要对以下人员给予书面致谢。

1. 对研究设计给予指导者。

2. 研究现场提供者。

3. 论文审阅并提出宝贵意见者。

4. 资料提供者。

5. 给予技术支持者。

6. 研究基金提供者。

撰写致谢时要注意两点：一是致谢必须实事求是，同时要征得受谢人或受谢

笔记

单位的同意;二是致谢要说明受谢者的工作内容,如"本资料由某某人进行统计学处理,在此表示感谢","本研究基金由某某机构提供,在此表示感谢"。

(十一)参考文献

参考文献是论文不可缺少的组成部分,它的意义主要体现在:

1. 说明本课题范围内前人的工作成果和背景。

2. 表明作者使用参考文献的深度和作者论文本身的起点。

3. 反映作者严谨的科学态度和真实的科学依据。

4. 表明尊重他人的劳动,也便于读者了解前人在此领域所做出的贡献和便于读者查阅。

参考文献的数量,国内卫生管理系列杂志一般控制在5~20篇,虽然没有数量上的限制,但不宜过多,因为科研论文与综述不同,它重点在于展示自己的研究成果。一般仅列作者亲自阅读过,与本文有密切关系且值得参考的最新文献。

论文参考文献的书写,原则上也要按照《中华人民共和国国家标准GB7714-87》关于"文后参考文献著录规则"的规定执行。但卫生管理系列的不同期刊对于参考文献的格式可能略有不同,投稿时应按其要求行事。向国外期刊投稿时,要按照国际通用的《国际生物医学期刊投稿的统一要求》标列参考文献。

知识拓展

参考文献标准格式

参考文献类型:专著[M],论文集[C],报纸文章[N],期刊文章[J],学位论文[D],报告[R],标准[S],专利[P],论文集中的析出文献[A]

电子文献类型:数据库[DB],计算机[CP],电子公告[EB]

电子文献的载体类型:互联网[OL],光盘[CD],磁带[MT],磁盘[DK]

1. 专著、论文集、学位论文、报告

[序号]主要责任者.文献题名[文献类型标识].出版地:出版者,出版年.起止页码.

[1]梁万年.卫生事业管理学[M].北京:人民卫生出版社,2012.40-58.

2. 期刊文章

[序号]主要责任者.文献题名[J].刊名,年,卷(期):起止页码.

[1]王健,姜日进,梁成礼,等.以社区卫生服务中心为平台促进农民工医疗保障建设[J].中国卫生经济,2009,28(11):58-60.

3. 论文集中的析出文献

[序号]析出文献主要责任者.析出文献题名[A].原文献主要责任者(可选).原文献题名[C].出版地:出版者,出版年.起止页码.

[1]杜乐勋.从看病贵看我国医疗收费价格的合理调控[A].赵自林.中国卫生经济培训与研究网络——2003—2005年论文选编[C].北京:人民卫生出版社,2006.421-425.

笔记

4. 报纸文章

［序号］主要责任者.文献题名［N］.报纸名,出版日期(版次).

［1］杨国利.医改政策关乎价值取向［N］.健康报,2012-10-15(6).

5. 电子文献

［文献类型/载体类型标识］:［J/OL］网上期刊、［EB/OL］网上电子公告、［M/CD］光盘图书、［DB/OL］网上数据库、［DB/MT］磁带数据库

［序号］主要责任者.电子文献题名［电子文献及载体类型标识］.电子文献的出版或获得地址,发表更新日期/引用日期.

［1］毛群安.中国医药卫生体制改革的进展与挑战［EB/OL］. http://topics.gmw.cn/2011-09/10/content_2617231.htm,2011-09-10/2011-11-12.

(十二)附录

附录是正文部分的补充内容,也非论文的必备部分,仅在特别需要时才在论文中(一般放在参考文献后面)列出。附录通常包含以下内容:

1. 重要的公式推导、演算。

2. 模型的建立。

3. 重要的图表、统计数据、程序软件等。

4. 调查问卷、抽样机构等有重要参考价值的内容。

本 章 小 结

研究报告是根据研究的资料写出的反映客观事实的书面报告,它主要通过文字、图表的形式将研究的过程、方法和结果表现出来。研究论文是科研工作者通过科学思维,运用书面语言,准确概括科研过程,客观表达调查或者实验结果的论证性文章。研究报告和论文的目的与意义在于总结科研成果、促进学术交流、体现学术水平。均应遵循科学性、创新性、实用性、可读性的基本要求。

研究报告从不同角度可以划分为定量研究报告和定性研究报告、描述性研究报告和解释性研究报告、综合性研究报告和专题性研究报告,以及学术性研究报告和应用性研究报告等不同类型。规范和完整的研究报告一般包括标题、引言、方法、结果、讨论、小结、参考文献和附录几个部分。定量研究报告以严谨的逻辑性、数据的真实性、结论的实证性和结构的规范性为主要特色,一般遵循明确主题、拟定提纲、选择材料、撰写报告这一基本步骤。定性研究报告在卫生管理领域常用的两种类型分别为个案型和深度访谈型。卫生管理个案研究中的个案多是对一个人群、一个地区、一个机构或一个事件展开的研究,可以采用文献法、观察法、访谈法进行资料收集。深度访谈型的研究是通过对一定数量的研究对象进行半结构的访谈来获取资料的一种研究方式。

笔记

　　卫生管理研究论文基本格式包括：标题；作者；摘要；关键词；引言；资料与方法；结果；讨论；结论；致谢；参考文献；附录。作者可根据文稿的内容、体裁及篇幅的长短，适当调整。好的论文标题的要求是：具体、简洁、体现特色。署名具有明确论文责任人、尊重作者的贡献、明确著作权、便于文献检索等意义。资料与方法主要包括研究对象，资料的获取方式，数据处理与统计方法，质量控制方法等内容。讨论是研究论文的精华部分，必须在大量查阅相关文献基础上，客观、适度地展开，阐明自己的学术观点。

关键术语

研究报告	research report	资料与方法	materials and methods
研究论文	research paper	结　果	results
标　题	title	讨　论	discussion
作　者	author	结　论	conclusion
摘　要	abstract	致　谢	acknowledgement
关键词	key words	参考文献	references
引　言	introduction	附　录	appendix

讨论题

　　1.定性研究报告中，个案型研究报告和深度访谈型研究报告的写作方式有何不同？

　　2.研究报告和论文的写作中，为什么要详细说明资料的收集方法和过程？该如何说明？

　　3.研究报告为什么要说明本研究的不足？说明研究的不足是否会降低研究报告的价值？

思考题

　　1.研究报告和论文有何意义？它有何基本要求？

　　2.请说明定量研究报告的基本步骤。

　　3.为什么说讨论是研究论文的精华部分？讨论该如何展开？

　　4.卫生管理研究论文中，资料与方法通常包括哪些内容？

　　5.研究论文该如何署名？其有何重要意义？

（汪　胜）

笔记

1. 张伟刚. 科研方法导论. 北京: 科学出版社,2009.

2. 梁万年. 卫生事业管理学. 第2版. 北京: 人民卫生出版社,2008.

3. 张伟刚. 科研方法论. 第2版. 天津: 天津大学出版社,2006.

4. 李鲁. 社会医学. 第3版. 北京: 人民卫生出版社,2007.

5. 杨克虎. 循证医学. 北京: 人民卫生出版社,2007.

6. 李文林. 数学史教程. 北京: 高等教育出版社,2000.

7. 程晓明. 卫生经济学. 第2版. 北京: 人民卫生出版社,2007.

8. 方积乾. 卫生统计学. 第6版. 北京: 人民卫生出版社,2008.

9. 艾尔. 巴比. 社会研究方法. 第10版. 邱泽奇,译. 北京: 华夏出版社,2005.

10. 约翰·W·克雷斯威尔. 研究设计与写作指导: 定性、定量与混合研究的路径. 崔延强,主译. 重庆: 重庆大学出版社,2007.

11. 风笑天. 社会学研究方法. 第2版. 北京: 中国人民大学出版社,2005.

12. 孙国强. 管理研究方法. 上海: 上海人民出版社,2007.

13. 刘军. 管理研究方法: 原理与应用. 北京: 中国人民大学出版社,2008.

14. 李怀祖. 管理研究方法论. 第2版. 西安: 西安交通大学出版社,2004.

15. T. S. 库恩. 科学革命的结构. 李宝恒,纪树立,译. 上海: 上海科学技术出版社,1980.

16. 罗爱静. 医学文献信息检索. 第2版. 北京: 人民卫生出版社,2010.

17. 李幼平. 循证医学. 第2版. 北京: 高等教育出版社,2009.

18. 李怀祖. 管理研究方法论. 第2版. 西安: 西安交通大学出版社,2004.

19. 陈向明. 质的研究方法与社会科学研究[M]. 北京: 教育科学出版社,2001

20. [美]邓津,[美]林肯. 定性研究: 方法论基础(第1卷). 风笑天,等,译. 重庆: 重庆大学出版社,2007.

21. 文军,蒋逸民. 质性研究概论. 北京: 北京大学出版社,2010.

22. 方鹏骞. 医学社会科学研究方法. 北京: 人民卫生出版社,2010.

23. 袁方主. 社会研究方法教程. 北京: 北京大学出版社,1997.

24. 希尔弗曼(Silverman, D.). 如何做质性研究. 李雪,张劼颖,译. 重庆: 重庆大学出版社,2009.

25. 普拉尼·利亚姆帕特唐,道格拉斯·艾子. 质性研究方法(健康及相关专业研究指南). 郑显兰,等,译. 重庆: 重庆大学出版社,2009.

26. 劳伦斯·纽曼,拉里·克罗伊格. 质性和定量方法的应用. 刘梦,译. 北京: 中国人民大学出版社,2008.

27. 邱均平. 文献计量学. 北京: 科学技术文献出版社,1988.

28. 刘明. 护理质性研究. 北京: 人民卫生出版社,2008

笔记

29. 梁万年. 医学科研方法学. 北京: 人民卫生出版社. 2002.

30. 胡修周. 医学科学研究学. 北京: 高等教育出版社. 2006.

31. 王家良. 临床流行病学——临床科研设计、衡量与评价. 第3版. 上海: 上海科学技术出版社. 2001.

32. 徐云杰. 社会调查设计与数据分析——从立题到发表. 重庆: 重庆大学出版社, 2011.

33. 施榕. 预防医学. 第2版. 北京: 高等教育出版社, 2011.

34. 袁剑云, 英立平. 临床路径实施手册. 北京: 北京医科大学出版社, 2002.

35. 徐天和. 统计管理与健康统计分册. 北京: 人民卫生出版社, 2004.

36. 倪宗瓒. 卫生统计学. 第4版. 北京: 人民卫生出版社, 2000.

37. 孙振球. 医学综合评价方法及其应用. 北京: 化学工业出版社, 2006.

38. 方积乾. 生物医学研究的统计方法. 北京: 高等教育出版社, 2007.

39. 李立明. 流行病学. 北京: 人民卫生出版社, 2007.

40. 贲长恩. 医学科研思路方法与程序. 北京: 人民卫生出版社, 2009.

41. 关锡祥, 杨青, 严葳瑗. 医学科研课题选题与论文写作. 天津: 天津科学技术出版社, 2009: 14–17.

42. 郑国华. 中西医结合临床研究思路与方法. 北京: 北京科学技术出版社, 2011.

43. 新闻出版署图书管理司. 科学技术报告、学位论文和学术论文的编写格式的要求(GB7713-87). 北京: 中国标准出版社, 1997, 264.

44. 李秀惠, 胡建华, 刘翠娥, 等. 中西医结合治疗85例艾滋病患者临床疗效观察. 北京中医, 2007, 26(1): 11–12.

45. 梁颖文. 医药学术论文写作中常见问题案例分析(二)论文题目中常见的几个问题. 儿科药学杂志, 2007, 13(5): 2.

46. 马鸣岗. 医学科技论文撰写中常见差错实例分析第1讲——关于医学论文题目的撰写[J]. 中国临床医生杂志, 2007, 35(1): 21–22.

47. 张淑敏. 实验经济学的发展与经济学方法论的创新. 财经问题研究, 2004, (243): 80.

48. 李幼玲, 刘中国, 孙耀忠, 等. 浅谈医学科研选题及项目申报的方法. 护理研究(下旬版), 2006, (3).

49. 张梦中, 马克. 霍哲. 定性研究方法总论. 公共行政学研究方法, 2011, (11): 40.

50. 刘建国, 刘天佳, 谭红, 等. 医学研究生综述写作的方法. 中华医学写作杂志, 1998, 5(2): 17–19.

51. 刘润兰, 李俊德, 史明忠. 文献综述的特点及写作要领. 世界中西医结合杂志, 2007, 2(7): 428–431.

52. Tony Aspromourgos. New light on the economics of William Petty(1623–1687): some findings form previously undisclosed manuscripts. Contributions to Political Economy, 19, 53–70.

53. Catherine Marshall, Gretchen B Rossman. Designing Qualitative Research. 2nd edition. Thousand Oaks, CA: SAGE Publications, 1995.

54. Heike Hennig Schmidt, Reinhard Selten, Daniel Wiesen. How payment systems affect physicians's provision behavior-An experimental investigation. Journal of Health Economics, 30, 637–646.

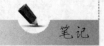

55. Deborah J Cook, Cynthia D Mulrow, R. Brian Haynes. Systematic Reviews: Synthesis of Best Evidence for Clinical Decisions. Annals of Internal Medicine, 1997, 126 (5): 376–380.

56. Salla Munro, Simon Lewin, Helen Simith, et al. Adherence to tuberculosis treatment: a qualitative systematic review of stakeholder perceptions. PLoS Medicine, 2007 July, 4 (7): e238.

57. Nicholas H. Steneck, Fostering Integrity in Research: Definitions, Current Knowledge, and Future Directions, University of Michigan, Ann Arbor, Michigan, USA, Science and Engineering Ethics, 2006 (12).

58. Meyer, Brown, Bromne & Kubasek. Do we really want more leaders in business？ Journal of Business Ethics, 1998, 17 : 17–27.

59. Brown, Budzek & Tamborsk. On the meaning and measure of narcissism. Personality and Social Psychology Bulletin, 2009, 35 : 951–964.

笔记

35. Dietrich T, Garcia R. Associations Between Periodontal Disease and Systemic Disease: Evaluating the Strength of the Evidence. Periodontol. 2005.
36. Scannapieco FA, Ho A W. Potential associations between chronic respiratory disease and periodontal disease: analysis of National Health and Nutrition Examination Survey III. J Periodontol. 2001, 72(1).
37. Joshipura K J, Rimm E B, Douglass C W, et al. Poor oral health and coronary heart disease. J Dent Res, 1996, 75(9).
38. Hujoel P P, Drangsholt M, Spiekerman C, et al. Periodontal disease and coronary heart disease risk. JAMA. 2000, 284(11).
39. Beck J, Garcia R, Heiss G, et al. Periodontal disease and cardiovascular disease. J Periodontol. 1996, 67(10 Suppl).

教学建议 ◀

一、教学目的

卫生管理科研方法是研究和探索卫生事业与发展规律及在管理卫生事业活动的过程中所形成的科学研究方法。卫生管理科研方法的教学目的是帮助学生发现、掌握和运用卫生管理活动中的客观规律、研究范式和基本理论,形成科学的研究理论和思维,为卫生事业管理相关的科研活动打下基础。

二、前期需要掌握的课程名称

卫生事业管理学、卫生统计学、社会医学

三、学时建议

教学内容	学习要点	学时安排
第一章	1. 卫生管理科研方法概念、特点和分类 2. 卫生管理科研方法的过程与步骤 3. 多学科交叉的卫生管理科研方法	2~4学时
第二章	1. 科学研究构成的理论要素 2. 科学研究各要素的含义、原则、方法和运用 3. 范式的含义、分类和作用 4. 科学研究各要素的分类和作用 5. 范式的提出与发展	2~4学时
第三章	1. 科研选题的原则、方法、题目的确定以及选题的注意事项 2. 科研的定义 3. 科研问题的产生 4. 科研的重要性	2~4学时
第四章	1. 文献的定义、种类及其特点 2. 文献检索的基本途径和方法 3. 科学有效管理文献的基本方法和技巧 4. 国内外常用的文摘和全文数据库 5. 文献管理软件的基本功能和应用	4学时
第五章	1. 文献综述的过程 2. 文献综述的概念、分类、作用 3. 文献综述的结构 4. 文献综述的技巧和评估	2~4学时

笔记

教学内容	学习要点	学时安排
第六章	1. 标书撰写的方法 2. 标书撰写的主要内容 3. 标书评审的一般标准	2~4学时
第七章	1. 定性研究方法的含义及特点 2. 观察法的基本内涵、实施步骤与操作技巧 3. 访谈法的基本内涵、实施步骤与操作技巧 4. 德尔菲法的基本内涵、实施步骤与操作技巧 5. 头脑风暴法的基本内涵、实施步骤与操作技巧 6. 常用定性研究方法的优缺点及其常见分类 7. 定性研究的基本特征以及发展趋势	4~6学时
第八章	1. 定性资料的含义、分析步骤以及常用的分析方法 2. 定性研究信度和效度的含义、分类以及提高定性研究严谨性的策略 3. 定性资料的类型、整理步骤、应注意问题及资料分析特点 4. NVivo软件的使用 5. 影响定性研究信度的因素 6. 排除效度威胁的策略 7. 评价定性研究方法的一般准则 8. 扎根理论 9. 计算机辅助定性分析的优缺点 10. 常用计算机辅助定性分析软件简介 11. 提高定性研究严谨性的策略	4~6学时
第九章	1. 定量研究的概念、特点 2. 实验设计的基本要素和基本原则 3. 常见的实验设计方案 4. 定量研究和定性研究的区别和联系	4~6学时
第十章	1. 问卷的结构 2. 问卷设计的程序 3. 问卷内容的设计 4. 问卷的功能与作用 5. 信度、效度的含义及评价方法	4学时
第十一章	1. 常用概率抽样的基本方法 2. 常用非概率抽样的基本方法 3. 抽样的概念、基本术语 4. 常用抽样方法的使用范围 5. 抽样的过程 6. 概率抽样和非概率抽样的区别	4~6学时
第十二章	1. 综合评价方法的概念、特点及一般步骤 2. 综合评价的指标筛选原则、方法 3. 层次分析法的基本思想和计算的基本步骤	4~6学时

笔记

续表

教学内容	学习要点	学时安排
	4. TOPSIS法的基本思想和计算的基本步骤 5. 秩和比法的基本思想和计算的基本步骤 6. 统计学的研究内容和研究方法类型	
第十三章	1. 误差和偏倚的概念 2. 偏倚的控制方法 3. 卫生管理科研过程中存在的问题 4. 科研质量的概念及其构成要素	2~4学时
第十四章	1. 科研诚信的概念 2. 科研伦理的基本概念与原则 3. 科研诚信问题的产生原因 4. 科研伦理的类别 5. 科研诚信问题的实现 6. 科研伦理学评估	4学时
第十五章	1. 研究报告和研究论文的概念 2. 定性、定量研究报告以及研究论文的撰写方法与技巧 3. 研究报告和研究论文的基本要求 4. 研究报告的类型 5. 研究论文的基本格式 6. 研究报告和研究论文的目的与意义	4学时

笔记

中英文名词索引

313

笔记

笔记